临床研究实用技能

科研新手蜕变工具书

CLINICAL RESEARCH PRACTICAL TECHNIQUE

王瑞平 李 斌 著

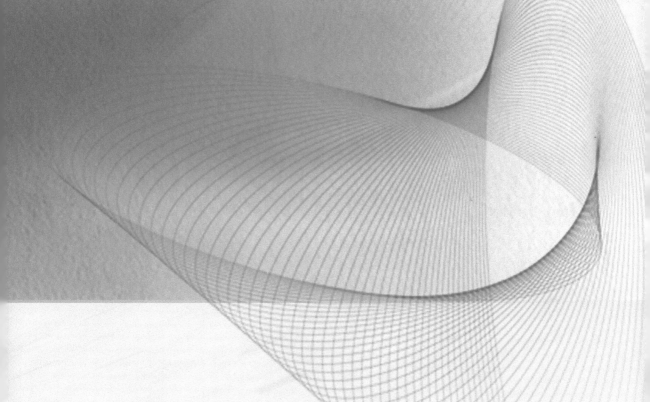

科学出版社

北京

内 容 简 介

近年来，临床研究逐渐受到广大医务人员、科研人员和临床研究辅助人员的关注和重视。值得注意的是，由于我国临床研究起步较晚，在资源配置、经费支持、专业人才培养和辅助人才配备等方面仍存在进步空间，同时我国医务人员和临床研究工作者对临床研究专业知识储备较少，缺乏临床研究专项技能提升的系统培训和学习。本书聚焦临床研究问题，以临床研究实践经验为基础，以临床研究案例为主线，共设置三十一章，内容由浅入深，涵盖了从事临床研究所需要的临床研究选题、临床研究设计、项目申请书撰写、数据库建立、数据质量控制、统计分析和文章撰写等各环节内容，可以为广大医务人员开展临床研究奠定基础，帮助大家实现从临床研究"新手"到"高手"的蜕变。

本书适合于从事临床研究的医务人员和科研人员，同时也可以为医学院校的本科生、硕博士研究生的学习提供参考。

图书在版编目（CIP）数据

临床研究实用技能：科研新手蜕变工具书 / 王瑞平，李斌著. -- 北京：科学出版社，2024.9. -- ISBN 978-7-03-079508-3

Ⅰ. R4

中国国家版本馆 CIP 数据核字第 2024ZH6745 号

责任编辑：刘　亚 / 责任校对：刘　芳
责任印制：赵　博 / 封面设计：陈　敬

科学出版社 出版
北京东黄城根北街16号
邮政编码：100717
http://www.sciencep.com

涿州市般润文化传播有限公司印刷
科学出版社发行　各地新华书店经销
*
2024 年 9 月第　一　版　开本：787×1092　1/16
2025 年 5 月第三次印刷　印张：16
字数：379 000
定价：146.00 元
（如有印装质量问题，我社负责调换）

前　言

　　临床医学研究近年来持续升温，特别是在我国科研政策导向和经费资助方向由基础研究逐步向临床研究倾斜的背景下，越来越多的临床医务工作者、专职科研人员和临床研究辅助人员投身临床研究，极大地推动了我国临床医学研究的进步和发展。近年来，中国学者陆续在 *The Lancet*、*JAMA* 和 *The New England Journal of Medicine* 等学术期刊发表临床研究成果，极大地提升了我国临床研究在国际临床医学研究领域的学术地位和声誉。

　　相比于西方国家成熟的临床医学研究体系，我国临床研究工作起步较晚。尽管近年来中国的临床研究取得了长足进步，但在资源配置、经费支持、专业人才培养和辅助人才配备等方面仍有较大的进步空间。编者团队在临床研究实践中发现，我国临床医务工作者和科研人员对临床研究相关专业知识了解相对较少，临床研究专项技能和能力仍有欠缺。开展临床医学研究过程中，许多医生特别是基层医院的医务工作者对临床医学研究选题、研究设计、项目实施、数据统计分析及文章发表等诸多方面存在疑问，普遍感觉临床医学研究较难实施。因此，为帮助临床医务工作者、科研人员和研究生高效开展临床研究，解答在临床研究选题、研究设计、数据采集、统计分析和论文撰写等方面的困惑，编者团队于2022年撰写《临床研究理论规范和实践》一书，并由上海科学技术出版社出版。该书出版上市以来，深受广大临床医务工作者、在读硕博士研究生和临床科研人员的喜爱，为临床研究提供了一本实用的工具书。近期，响应广大读者诉求，同时结合编者团队近两年的临床研究经验和培训心得等最新临床研究相关内容，再次整理编写为本书。

　　本书整体章节和内容设置与《流行病学》、《临床流行病学》、《卫生统计学》和《临床研究设计与实践》等教材注重"理论解读"不同，同《临床研究理论规范和实践》一样，更为关注临床研究的实践经验，以临床研究案例为主线讲解临床医学研究的各个环节和内容。本书共有三十一章，第一章和第二章介绍临床研究数据分类基础和临床研究数据采集策略和要点；第三章至第五章重点介绍临床研究数据库的创建和质控要点，并以 EpiData 软件为例介绍其在数据库建立和数据质控中的应用，然后介绍临床研究的数据质量核查；第六章至第十七章介绍临床研究设计的内容，包括临床研究选题的规范和要点、临床研究规范设计 PICO 原则、临床研究方案设计中的统计学要素、描述流行病学在临床研究中的应用、分析流行病学在临床研究中的应用、基于 HIS/LIS 开展临床研究的关键环节和要点、随机对照临床试验设计要点和规范、随机对照临床试验 CONSORT 声明解读、临床试验设计的新型方案、真实世界临床研究的分类和设计要点、诊断试验设计要点和规范、德尔菲专家会商法在定性研究中的应用等内容；第十八至二十章介绍临床研究的统计分析思路、临床试验研究统计分析计划撰写以及临床研究数据分析原则、要点和统计软件实现；第二十一章至第二十三章介绍 SPSS 软件在临床研究中的应用，包括 SPSS 软件在统计分析中的应用、倾向性评分匹配 PSM 应用条件及 SPSS 软件实现、最优尺度回归分析的应用及 SPSS 软件实现；第二十四至二十七章介绍目前比较热门的统计分析方法，包括限制性立方样条在临床研究数据分析中的应用、应用 WPS 办公软件表格模块绘制常用图形、医用评估量表的信效度评价方法和树模型在临床研究数据分析中的应用；第二十八章介绍临床研究中混杂偏倚的识别和控制策略；第二十九章介绍临床研究中交互作用、效应修饰的识别和评价；第三十章和三十一章介绍临床研究项目申请书的撰写与立项、科研论文的写作要点和注意事项。本书三十一章内容的设置由浅入深，涵盖了从事临床研究所需要的临床研究选题、临床研究设计、项目申请书撰写、数据库建立、数据质量控制、统计分析和文章撰写等各环节内容，可以为广大医务工作者开展临床研究奠定基础，实现从临床研究"新手"到"高手"的蜕变。

　　本书内容的成稿来源于编者多年的临床研究实践经验和临床研究专题培训，同时书中部分章节内容萌芽于国内临床研究学者发表的文章，部分案例来源于上海中医药大学、复旦大学、同济大学、上海市皮肤病医院、上海申康医院发展中心等学科团队的临床研究课题、硕士和博士研究生的毕业论文，以及编者团队发表在《世界临床药物》、《上海医药》杂志上的临床研究专题文章，在此对上述及未提及的为本书默默付出的研究者表达我们最真挚的感谢。

　　尽管组织者和编者竭尽心智、精益求精，本书难免仍存在一些疏漏之处，敬请读者提出宝贵的建议和意见，以便今后修改和提高。

《临床研究实用技能》编写组

2024 年 5 月

目　　录

第一章 临床研究数据分类基础

导言

近年来，随着我国科研政策导向和科研项目资助范围向临床研究倾斜，加上 *The Lancet*、*JAMA* 和 *The New England Journal of Medicine* 等国际学术期刊陆续刊发我国临床医务工作者的临床研究成果，临床医学研究越来越受到广大医务工作者的青睐。但在临床医学研究的实施过程中，许多医务工作者在临床研究的研究设计、项目实施、数据统计分析及文章发表等方面仍存在较多疑问，不少医务工作者反映临床研究实施较难。因此，为帮助临床医务工作者高效开展临床医学研究工作，解答大家在数据采集和统计分析等方面的困惑，本章将从最基础的数据分类开始，介绍临床研究数据分类的重要性和临床研究数据的具体分类，为医务工作者开展临床研究奠定基础。

第一节 认识临床研究数据分类的重要性

临床研究数据分类不仅是统计分析的基础，在临床研究设计阶段，病例报告表（case report form，CRF）的制作和调查问卷中的变量选择也同样发挥了重要作用。如图 1-1 所示，对于临床研究数据变量 "age"、"gender"、"pasi"，SPSS 软件分析给出全距、最小值、最大值、平均值、标准差和方差的描述结果，同时会给出频数和构成比的描述结果，但是对于每一个变量，选择正确的指标进行数据描述时需要研究人员熟悉临床研究的数据分类。

如图 1-2 中的表 1 所示，年龄、身高、体重和 BMI 均属于定量变量，需选择合适的指标描述定量变量的集中趋势和离散趋势。描述定量变量集中趋势的指标主要包括平均值、中位数和众数，描述定量变量离散趋势的指标包括标准差、方差、全距、四分位间距和变异系数等。因此，如何选择合适的指标进行描述，需事先知晓定量变量的分布情况，如果定量变量符合正态分布（或近似正态分布），如图 1-2 表 1 中的 BMI，一般采用"平均值 ± 标准差"表示；如果不符合正态分布，如图 1-2 表 1 中的年龄、身高和体重，采用中位数、全距和四分位间距（P_{25}，P_{75}）表示。

Descriptive Statistics

	N	Range	Minimum	Maximum	Mean	Std. Deviation	Variance
age	920	68	19	87	53.15	16.298	265.611
gender	920	1	1	2	1.35	.478	.229
pasi	307	57	1	58	15.16	10.187	103.766
Valid N (listwise)	307						

gender

		Frequency	Percent	Valid Percent	Cumulative Percent
Valid	1	595	64.6	64.7	64.7
	2	325	35.3	35.3	100.0
	Total	920	99.9	100.0	
Missing	System	1	.1		
Total		921	100.0		

SPSS软件分析结果中选择什么指标描述年龄(age)和性别(gender)?

图 1-1　基于 SPSS16.0 统计软件的数据分析结果解读

表1　研究对象的一般人口学特征描述及正态性检验(n=920)

项目	集中趋势和离散趋势指标					K-S test	P
	平均值	标准差	中位数	全距	P_{25}-P_{75}		
年龄/岁	53.15	16.29	56.00	68.00	26.50	0.09	<0.05
身高/cm	167.89	7.90	168.00	44.00	11.00	0.07	<0.05
体重/kg	67.47	11.89	67.00	68.00	16.00	0.05	<0.05
BMI	23.83	3.15	23.74	21.49	4.33	0.02	0.15

上述结果中选择什么指标描述年龄、身高、体重和BMI?

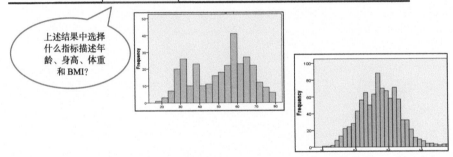

图 1-2　一般人口学特征描述指标的描述和正态性检验

　　临床研究中,统计分析方法的选择同样依赖数据分类的不同。图1-3是2017年发表于《中国中西医结合皮肤性病学杂志》的一篇临床研究文章,表1展示了治疗组(n=61)和对照组(n=62)银屑病患者治疗前,以及治疗后4周、8周和12周的PASI积分的差异。但图1-3的表1中数据存在以下问题:①PASI积分数据属于定量变量,但没有交代数据是否符合正态分布,直接用"平均值±标准差"描述是否合适?②PASI积分在不同时间点的比较均采用t检验,各评估时间点之间的相互影响没有考虑。③患者的PASI积分测量包括4个时间点(治疗前,治疗后4周、8周和12周),属于重复测量数据,应采用重复测量方差分析,探讨治疗因素、时间因素及治疗因素和时间因素的交互效应对PASI积分的影响。

中国中西医结合皮肤性病学杂志 2017 年第 16 卷第 5 期

回药活血消疕胶囊治疗寻常型银屑病血瘀证
123 例疗效观察

廉凤霞[1],高如宏[1],肖莉[2]
(1.宁夏回族自治区中医医院,银川 750021;2.四川省绵阳市人民医院,绵阳 621000)

表 1 治疗组和对照组患者治疗前后皮损 PASI 积分比较 例(%)

组别	n	治疗前	治疗后		
			4 周	8 周	12 周
治疗组	61	20.223±1.349	15.275±1.330	9.707±1.043	4.449±0.872
对照组	62	20.255±1.348	15.186±1.207	10.381±1.352	5.221±1.265
t			0.393	−3.093	−3.933
P			0.373	0.041	0.033

➢ 皮损 PASI 积分数据符合正态分布吗?
➢ 治疗组和对照组皮损差异用 t 检验合适吗?
➢ 重复测量问题。

图 1-3 识别数据分类重要性的举例

临床研究图形绘制的过程中,也需要根据数据类型和特点选择合适的表达形式。如图 1-4 所示,图 1-4(a)用直条图和误差线反映急性冠脉综合征 ACS 患者和稳定型心绞痛 EAP 患者外周血 sLOX-1 水平的比较,这是因为经正态性检验,外周血 sLOX-1 水平为符合正态分布的定量变量,用"平均值 ± 标准差"表示其集中趋势和离散趋势,绘图需要选择直条图和误差线表示。图 1-4(b)用箱式图反映急性冠脉综合征 ACS 患者和稳定型心绞痛 EAP 患者外周血 Lab 水平的比较,这是因为经正态性检验,外周血 Lab 水平为不符合正态分布的定量变量。因此,用"平均值 ± 标准差"表示其集中趋势和离散趋势不合适,应该选择中位数(median)和四分位间距(interquartile range,IQR)表达,绘图则需要选择箱式图,而不是直条图和误差线。由此可见,在临床研究图形绘制的过程中,应该根据数据的类型选择合适的图表。定性变量可选择百分条图、饼图等表示;定量变量常规用直方图绘图,当涉及两组或多组定量变量比较时,定量变量若符合正态分布,则选择直条图和误差线组合表示;定量变量若不符合正态分布,则选择箱式图表示。

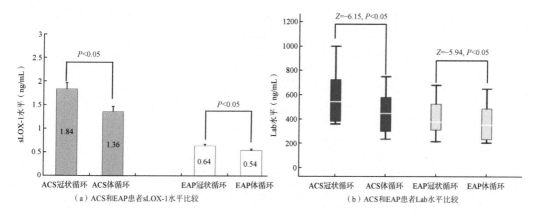

图 1-4 直条图和箱式图的应用举例

开展数据统计分析时，如图1-5中表2所示，对于多分类定性变量低密度脂蛋白LDL-C，组间比较采用卡方检验；但进行多因素logistic回归分析时，如图1-5中表4中的低密度脂蛋白LDL-C就需要设置哑变量进入回归模型，否则分析结果就会出现错误。

中华心血管病杂志2014年4月第42卷第4期　Chin J Cardiol, April 2014, Vol. 42 No.4

急性冠状动脉综合征患者介入治疗后
低密度脂蛋白胆固醇达标率
及影响因素分析

张波　董馨　张研　黄榕翀　尹达　郑振国　刘玉果　朱皓　周旭晨

表2 PCI术后1,9个月LDL-C达标
情况[例(%)]

项目	例数	术后1个月		术后9个月	
		LDL-C达标	P值	LDL-C达标	P值
性别			0.000		0.000
男性	657	329(50.1)		294(44.7)	
女性	175	58(33.1)		58(33.1)	
年龄(岁)			0.001		0.777
<60	353	188(53.3)		147(41.6)	
≥60	479	199(41.5)		205(42.8)	
高血压病史			0.003		0.424
是	486	205(42.2)		200(41.2)	
否	346	182(52.6)		152(43.9)	
基线 LDL-C 水平			0.000		0.000
(mg/L)					
<800	155	109(70.3)		96(63.9)	
800~990	240	118(49.2)		117(48.8)	
1 000~1 190	243	103(42.4)		92(37.9)	
≥1 200	194	57(29.4)		47(24.2)	

表4 PCI 术后1个月 LDL-C 达标率(中国指南)
影响因素的多因素 logistic 回归分析结果

项目	回归系数	OR 值	95% CI	P 值
性别	-0.431	0.650	0.442~0.956	0.029
年龄	-0.465	0.628	0.464~0.850	0.003
高血压	-0.305	0.737	0.547~0.994	0.046
既往心肌梗死史	-0.363	0.696	0.511~0.948	0.021
既往 PCI 史	-0.553	0.575	0.339~0.974	0.040
基线 LDL-C 水平 (mg/L)				
<800		1		
800~999	-0.972	0.378	0.244~0.587	0.000
1 000~1 199	-1.265	0.282	0.181~0.440	0.000
≥1 200	-1.862	0.155	0.096~0.252	0.000

- 年龄和LDL-C是同一类变量吗？

- logistic回归分析中，年龄和LDL-C展现形式为什么有区别？

图1-5　多分类变量设置哑变量问题的应用举例

综上，识别数据分类对于开展临床研究十分重要。数据分类在研究设计、调查问卷CRF制作、统计分析等过程中均起到了重要作用，需要认真领会和掌握。

第二节　临床研究数据分类

临床研究中，数据整体上可以分为定量变量（quantitative variable）、定性变量（qualitative variable）和日期型变量（date variable）。日期型变量在数据统计分析中一般不能直接分析，需通过变量变换为定量变量或定性变量后进行统计分析。

一、定量变量

定量变量又称为计量资料变量，是指连续的数据，如临床研究中受试对象的年龄、身高、体重等人口学信息，采集血液指标中红细胞计数、血小板计数、血红蛋白测量值等。定量变量根据其取值情况可划分为连续型定量变量和离散型定量变量。连续型定量变量为可以取实数轴上任何值的变量，如身高（173.5cm）、体重（55.2kg）和BMI值（23.88）。离散型定量变量为只能取整数值的变量，如医生每月的门诊量、完成的手术台数、病人血

常规检查的次数等。通常情况下，连续型定量变量通过四舍五入可以转换为离散型定量变量，而离散型定量变量可以通过科学记数法转换为连续型定量变量（某科室年手术台数13000台，转换为$1.30×10^4$），见图1-6。

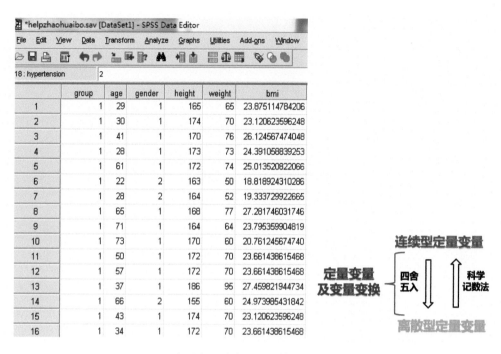

图1-6　定量变量分类及相互转换的关系和方式

二、定性变量

定性变量又称为计数资料变量、分类变量，通常以类别来区分变量的属性。根据分类的不同以及类别的特征，可以将定性变量划分为二分类变量、多分类无序变量和多分类有序变量。二分类变量是指分类只有两个互斥类别的定性变量，如性别（男、女）、考试成绩（及格、不及格）、手术（成功、不成功）等。多分类无序变量是指分类类别个数不小于3的定性变量，并且不同类别之间无顺序、好坏、优劣之分，如血型（A、B、AB、O）、职业（公务员、商业服务、自由职业、企事业单位等）、民族（汉族、回族、满族、维吾尔族等）等。多分类有序变量是指分类类别个数不小于3的定性变量，并且不同类别之间有顺序、优劣等方面的差异，如文化程度（文盲、小学、初中、高中、大学及以上）、考试成绩（不及格、良好、优秀）、BMI分类（体重过轻、正常体重、超重、肥胖）等。

如图1-7所示，定性变量中的多分类变量可以通过分类之间的合并转换为二分类变量，例如，多分类有序变量考试成绩（＜60分、（60～80）分、＞80分），如果将"（60～80）分"和"＞80分"合并为"≥60分"，则可以转换为二分类变量（＜60分、≥60分）。

- 定性变量
  - 二分类变量（sex）
  - 多分类无序变量（blood type, nationality, occupation）
  - 多分类有序变量（education, score evaluation）

表2　银屑病患者和正常对照组的一般人口学特征比较

变量名	患者组(n=307)	对照组(n=613)
年龄（岁）	55.00	57.00
性别（男/女）	212/95	383/230
身高（cm）	170.00	168.00
体重（kg）	70.00	65.00
BMI	24.19±2.98	23.64±3.22
体重过轻（bmi<18.5），n（%）	11(3.58)	27(4.40)
体重正常（18.5≤bmi<24），n（%）	132(43.00)	317(51.71)
超重（24≤bmi<28），n（%）	138(44.95)	220(35.89)
肥胖（bmi≥28），n（%）	26(8.47)	49(7.99)

图1-7　定性变量分类及相互转换的关系

三、日期型变量

临床研究中，我们往往需要采集患者的出生日期、入组时间、干预结束时间等变量信息，这些以"年/月/日"格式记录的变量即为日期型变量。日期型变量通常有两种采集形式："YYYY/MM/DD"和"MM/DD/YYYY"，如出生日期可以记录为"1983/09/01"或"09/01/1983"，两种形式在临床研究中均可以接受。值得注意的是，日期型变量一般不

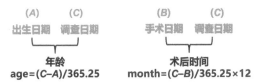

图1-8　日期型变量转换为定量变量的方式

能直接统计分析，需要通过变量变换的形式转换为定量变量或定性变量后才可以用统计分析软件进行处理。如图1-8所示，可以用"（调查日期-出生日期）/365.25"得到年龄（岁）；用"（调查日期-手术日期）/365.25×12"得到术后时间（月）。

四、变量变换的原则和应用

前面介绍了临床研究数据的分类包括定量变量、定性变量和日期型变量。在实际应用和统计分析时，往往需要将变量进行转换后才可以进行统计分析。例如，如果"年龄"这个数据在采集的时候选择的是日期型变量，则首先需要将其转换为定量变量，再进行统计分析，或者再进一步转换为定性变量进行统计分析。同时，在进行变量转换时，要注意"高级别→低级别"的变化规律。如图1-9所示，日期型变量级别高于定量变量，定量变量级别高于定性变量，多分类变量级别高于二分类变量。因此，日期型变量可以转换为定量变量，定量变量可以转换为定性变量，多分类变量可转换为二分类变量，反之则不行。同时，在定量变量转换为定性变量时，分类的选择要遵从分类标准化和可比性原则。例如，将定量变量"年龄"转换为定性变量中的分类变量时，根据寿命表编制规则，年龄组

的选择可以是"5岁"或"10岁"每组,而不能随便分组;在将定量变量BMI转换为定性变量中的分类变量时,应参考世界卫生组织（World Health Organization,WHO）的规定,划分为"体重过轻（BMI＜18.5）"、"体重正常（18.5≤BMI＜24）"、"超重（24≤BMI＜28）"和"肥胖（BMI≥28）"四组。

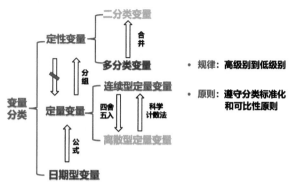

图 1-9　变量之间相互转换的规律和原则

在临床研究的数据采集和统计分析过程中,识别变量类别并合理设置变量,灵活掌握变量之间的变换规律十分重要。在CRF问题设计时,能用定量变量收集的就不要选择定性变量,能用多分类变量将分类做得更细的时候,就不要选择二分类变量采集数据。例如,在采集患者年龄时,将问题设置为"您的实足年龄为_____岁?",优于将问题设置为"您的实际年龄为几岁?A.＜18岁　B.18～25岁　C.26～30岁　D.＞30岁",因为定量变量收集的数据资料可以转换为定性变量进行分析,但定性变量不能转换为定量变量分析。因此,在设计调查问卷时,一定要整体把控,考虑具体情况设置最合理的变量类别来采集数据。同时,在统计分析时,综合灵活运用变量之间相互转换的规律和原则,选择合适的变量转换类型,进而选择合适的统计分析方法。

第二章 临床研究数据采集策略和要点

📑 导言

临床研究（clinical research，CT）的数据质量关乎整个临床研究的成败，是一个值得所有从事临床研究的人员关注的核心问题。如果将研究方案设计比喻为临床研究的骨骼，那么数据质量就是临床研究的经脉和血肉，是描述和呈现研究结果的基础和支撑。数据质量是临床研究的核心和灵魂，是评估临床研究中干预措施实施效果的数据基础，关乎着整个临床研究的成败。本章从临床研究数据采集策略和要点入手，介绍临床研究数据来源、临床研究数据采集工具、临床研究数据存储方案、临床研究数据清理和质控四个方面的内容，以期为临床研究人员掌握临床研究数据采集和质控的全过程，以及今后实施临床研究数据采集提供参考。

一、临床研究数据来源

临床研究人员在开展临床研究前，首先需要全面了解和思考本次开展的临床研究可使用的数据来源，这不仅可以帮助研究人员梳理和优化数据采集思路，还可以提高后续数据获取的便捷性，往往可以起到事半功倍的效果。整体上看，目前研究人员开展临床研究的数据来源主要包括：①应用根据临床研究目标而设计的CRF来记录数据；②医疗机构的健康信息系统（health information system，HIS）、实验室信息管理系统（laboratory information management system，LIS）和病案信息系统（electronic medical record information system，MRIS）的电子诊疗数据；③疾病预防控制中心、妇幼保健机构、统计局、环保局、气象局等单位通过主动或被动监测所采集的数据；④政府机构、专业研究机构和国内外研究人员所建立的注册登记研究数据库和大型队列数据库；⑤国内外开源的人口学和基因组学数据；⑥互联网检索、药店药品购买记录登记等途径所获取的数据。

CRF和调查问卷（questionnaire）是一种印刷的、可视的或者是电子版的文件，用于记录和报告每位受试者（调查对象）的依据研究方案所要求采集的所有信息。如图2-1（a）所示，纸质版调查问卷和CRF是记录患者或研究对象信息的最常用形式，是临床研究数据来源的重要载体。近年来，随着电子信息和网络技术的飞速发展，电子数据库、互联网数据平台逐渐得到了大家的认可，在临床研究中的应用越来越多。图2-1（b）所示的问卷星、图2-1（c）所示的EpiData数据库就是目前在临床研究中得到广泛应用的电子数据库和网络平台数据库案例。

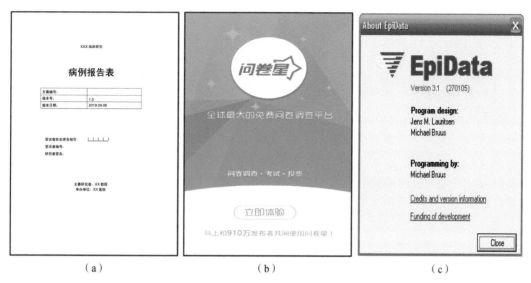

（a）　　　　　　　　　（b）　　　　　　　　　（c）

图 2-1　临床研究病例报告表和调查问卷的分类

如图2-2所示，HIS、LIS、MRIS等来源于医院记录患者诊疗、用药、花费等信息的电子数据库也是研究人员开展临床研究的重要数据来源。通过上述信息系统可以很便捷地获取患者的诊疗信息，做到无缝衔接，降低数据输入和数据清理的成本，同时还可以缩短研究周期。

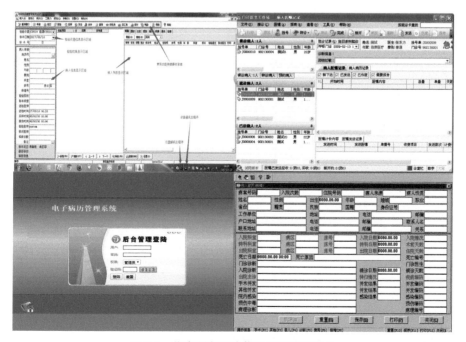

图 2-2　临床研究医院信息系统来源分类

　　有些政府机构和事业单位，如疾病预防控制中心、妇幼保健机构、统计局、环保局、气象局等，平时会采用主动监测或被动监测的方式采集居民健康状况、气象和环境等方面的数据，这些数据也是研究人员开展临床研究的重要数据来源。例如，编写团队前期开展的国家传染病自动预警信息系统的优化研究就是基于中国疾病预防控制中心开发的中国疾病预防控制信息系统和国家传染病自动预警信息系统所采集的传染病数据开展的系列研究。

　　近年来，随着网络信息技术的快速发展，临床研究的规模和范畴突破了空间地域限制，越来越多的跨院区、跨地域、跨国界的多中心临床研究在全球范围内开展，积极推动了临床研究的发展。特别是研究机构所建立的临床注册登记研究数据库、大型队列数据库、肿瘤基因图谱数据库等，多数为开源数据库，研究人员可以向这些开源数据库负责人提出申请，审批通过后来获取现成的数据库资料，开展Pooled Analysis分析，往往可以取得很好的研究成果，见图2-3。此外，有些研究人员利用互联网数据库检索、药店药品购买记录登记等途径获取数据，开展基于综合数据源的传染病早期预警、慢性病干预措施综合评价Meta分析等研究，也逐步得到了广大研究者的认可。

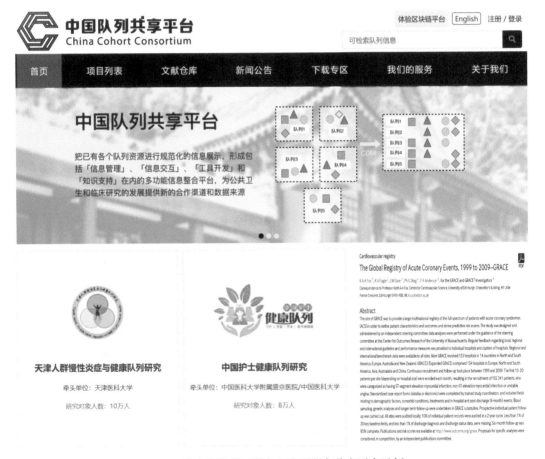

图2-3　临床注册登记研究和队列研究共享平台示例

二、临床研究数据采集工具

当研究人员全面了解临床研究数据的可能来源后，需根据研究目标及自身所能获取的数据资源，选择合适的数据采集工具来收集拟开展的临床研究项目数据。目前，临床研究常用的数据采集工具包括：纸质版数据采集工具（CRF、调查问卷）和电子数据采集工具（问卷星、申康CRIP、医路云）。

CRF和调查问卷是最经典的数据采集工具，在临床研究中应用广泛。这类数据采集工具填写方便，出现填写错误后易于修正并留痕，同时在后续随访患者时可便捷地查看前期诊疗记录，利于研究人员及时掌握受试者的情况。但纸质数据采集工具具有存储条件要求高、易潮湿霉变不利于长期保存、占用空间大、数据需进行数据库录入才能进行统计分析等缺点，研究人员在选择时应进行综合考量。CRF和调查问卷没有本质上的区别，都是记录研究对象信息的载体。通常情况下，CRF常用于临床试验研究，主要内容包括受试者基本信息、受试者筛选信息（诊断标准、纳入标准和排除标准）、受试者一般人口学特征和既往疾病疫苗接种史、基线数据、试验期不同观察时点数据、随访期数据、安全性评价指标等。调查问卷一般用于横断面研究、病例对照研究和队列研究等临床研究类型，主要内容包括一般人口学特征、基础疾病和疫苗接种史、个人习惯和生活方式（吸烟、饮酒、饮茶、体育锻炼、睡眠等）、暴露因素和潜在混杂因素信息、研究结局变量信息采集、调查员和研究对象联系方式等内容。需要特别说明的是，研究人员应用CRF或调查问卷采集数据时，不能把既往别人设计使用过的CRF或调查问卷拿来直接使用，而应该根据自己的研究目标和研究内容，创建新的CRF或调查问卷。在这个过程中可以参考既往使用过的纸质问卷。每个临床研究项目的CRF或调查问卷都应该先通过项目组专家会议讨论制定修改，经预调查合格后才能正式使用。对于大规模的临床研究，特别是流行病学调查或队列研究，在正式调查开始前应对CRF或调查问卷进行信度和效度的评估，以保证后续数据采集的高质量。

相比于纸质数据采集工具，电子数据采集工具同时具备易存储、不受储存空间限制、不需要二次数据录入即可使用、可长期保存等优势，近年来越来越受到研究人员的青睐。但电子数据采集工具需要电子设备如计算机、手机或平板电脑的辅助，而且通常需要网络支持并需支付电子数据平台维护费用，导致临床研究成本高，很大程度上限制了其在小型临床研究中的应用。目前，生物医药公司开发了众多临床研究电子数据采集工具，并投入市场使用。尽管有一些电子数据采集工具应用方便，而且免费使用，但从数据安全的角度考虑，研究人员需选择那些有资质、数据安全有保障的正规电子数据采集工具，并在使用前签订正规合同，保证临床研究数据的安全性。综合来看，临床研究人员目前使用比较广泛的电子数据采集工具包括问卷星、上海华璟科技有限公司的CRIP电子数据平台和江苏法迈生医学科技有限公司开发的医路云数据平台等，其中问卷星有免费试用版和正式收费版，CRIP电子数据平台和医路云数据平台（图2-4）均为收费平台，研究人员可以根据自己的实际情况选择使用。

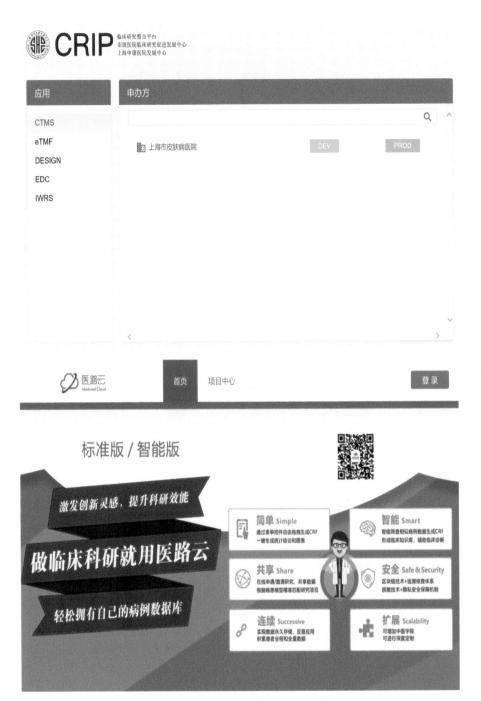

图 2-4　常用的电子数据采集工具示例

三、临床研究数据存储方案

临床研究团队选择合适的数据采集工具完成临床研究数据采集后，须考虑数据的存储方案。临床研究数据需要长期存储，数据存储的物理空间应满足安全、稳定、提取便捷等要求，以方便数据的后期提取利用和溯源。

通过CRF和调查问卷等纸质数据采集工具所收集的数据，首先需要将采集的纸质版数据信息录入电子数据库才可以使用，常用的数据库录入软件包括EpiData、EpiInfo、Excel办公软件等，其中EpiData为专业的免费数据录入软件，具有存储量大、使用便捷、录入可质控等优点，是一款值得推荐的临床研究数据录入和存储软件。需要强调的是，研究人员将纸质版问卷内容录入电子数据库后，除需要完成电子版数据的安全备份保存外，纸质版问卷也需要长期保存，保存年限要求不少于10年，以便后期数据核查和溯源。

电子数据采集工具本身具备数据存储功能，通常可以满足临床研究团队对数据存储的要求。需要强调说明的是，研究人员如果对数据的保密级别及数据存储空间有特殊要求，需要事先与电子数据采集工具平台责任方进行协商，签订保密协议和相关合同，确保临床研究数据的安全性。此外，临床研究内容如果涉及大容量存储空间需求时，如对视频、影像学资料存储，需要对物理存储空间进行本地化扩容部署，或选择云空间储存，但均要保证存储数据的安全性。另外，应用电子数据采集工具的临床研究项目，如果研究内容涉及患者的就诊信息、实验室检查信息和临床用药信息，研究人员可以利用医院现有的HIS、LIS、MRIS等数据（图2-2），通过数据治理和系统对接后，直接导出并轨到电子数据采集平台进行统一存储和使用。需特别提醒的是，尽管电子数据采集平台有很多优势，但也存在数据丢失无法恢复的风险，因此研究人员平常做好数据备份，以使意外情况发生后可以及时恢复。

四、临床研究数据清理和质控

无论是通过纸质数据采集工具还是电子数据采集工具收集和记录的数据，均需要对数据进行清理、核查和质控，其中在数据采集过程中开展的工作主要为数据核查和质控，而数据采集结束后通常需要对数据进行一次彻底的清理和质控，保证研究数据的完整性、准确性和可靠性。临床研究数据的清理、核查和质控为一项专题工作，需要花费较多的时间和精力，同时需要富有经验的专业统计人员开展，研究人员要给予充分重视。

临床研究项目开展过程中，项目团队应提前建立数据质控小组对数据采集的质量进行核查和质控。数据质控小组可以由项目组成员组成，多中心临床研究可以采取各分中心互查的方式开展，也可以邀请学科领域的专家成立数据安全监察委员会（Data and Safety Monitoring Board，DSMB）负责，或者邀请独立的第三方数据公司开展数据核查。数据核查和质控的核心内容包括：①CRF或调查问卷填写的完整性；②数据修正是否留痕并签名；③数据填写是否有逻辑错误或异常值；④队列研究随访或临床试验开展进度是否与调查问卷填写的进度一致；⑤随机抽取5%～10%的CRF或调查问卷进行重新调查，核查数据填写的准确性；⑥核查纸质版问卷记载的内容是否与数据库内容一致，以及核对数据库内容是否与HIS、LIS、MRIS来源的数据一致。在临床研究数据核查和质控形式上，通常采取现场调研的方式开展，研究团队需根据数据核查方案提前准备好计算机和相关材料供数据质控小组工作人员使用。数据质控小组应根据核查方案逐项开展数据核查工作，并做好记录，核查完毕后进行现场统一反馈，发现问题及时解决。

　　临床研究项目结束后，在开展数据统计分析之前需要对采集的数据资料进行质控和清理，完成后锁库再交付项目团队或第三方数据公司开展统计分析。项目结束后的数据质控和清理与项目开展过程中的数据核查和质控类似，但不完全相同。该阶段的数据质控和清理的主要内容包括：①数据库中各数据变量的完整性，重点核查数据缺失的情况，查找缺失原因，翻阅原始记录，若发现因数据遗漏导致时需进行及时补充；如果数据缺失是由研究对象失访导致，可以采取数据填补技术对缺失的数据进行补充，具体数据填补方法参考本书后续章节的专题介绍或参考专业的文献资料。②检查数据库中各数据变量的逻辑性和合理性，重点核查异常值和逻辑错误，对数据库出现的极大值或极小值给予关注，同时关注数据库中各变量之间的逻辑关系，查找原始记录时发现错误应及时修正。如图2-5所示，在一项上海居民吸烟、饮酒生活习惯流行病学调查研究中，研究人员应用调查问卷采集居民的吸烟和饮酒行为数据，如果某调查对象对问题B1的回答是"否"，那么数据库中B1a、B1b、B1c、B1e、B1f五个变量应该是缺失值，如果出现数据就判定为存在逻辑错误，需要清除这些数据。此外，逻辑核查重点变量为"性别"、"年龄"、"日期"与数据库中其他变量之间的逻辑关系，如"男性"患者不可能患"卵巢癌"、"疾病病程"不会长于"患者年龄"等。③数据录入的准确性核查，对于纸质调查问卷采集的数据，后续需要录入电子数据库，为降低录入的错误，在建立电子数据库时可以应用check文件进行质控，同时采用双录入后的一致性检验开展数据录入质量的评价和质控，推荐研究者使用EpiData"数据库软件建立数据库，方便后续的数据录入质控。同样，该阶段的数据清理和质控也需要经验丰富的专业人员开展，对整个数据清理和质控过程进行记录，完成后开展交流会，确认无误后锁定数据库，最后交付项目研究团队或第三方数据公司开展数据统计分析和报告撰写等工作。

B 生活习惯情况（在选项上画"○"或填写具体数字）

B1.您是否曾经每天至少一支烟、连续吸烟6个月以上？

　　1.是 ⟶　　B1a. 您几岁开始每天至少吸一支烟？ ＿＿＿岁
　　2.否　　　　B1b. 在您经常吸烟时，一般每天吸多少支烟？ ＿＿＿支/天
　（跳转至B2）　B1c. 您现在是否吸烟？ 1. 是　2. 否（跳转至 B1f）
　　　　　　　　B1e. 您目前每月花费多少钱购买卷烟？ ＿＿＿元
　　　　　　　　B1f. 您目前戒烟持续时间是多久？ ＿＿＿年 ＿＿＿月

B2.您是否曾经每周至少3次、连续喝酒6个月以上？

　　1.是 ⟶　　B2a. 您几岁开始经常喝酒（≥2次/周）？ ＿＿＿岁
　　2.否　　　　B2b. 在您经常喝酒时，一般每天喝多少酒？
　（跳转至B3）　　　白酒＿＿＿两 黄酒＿＿＿两 红酒＿＿＿两 啤酒＿＿＿瓶（500ml）
　　　　　　　　B2c. 您现在是否喝酒？ 1. 是（跳转至 B3）　2.否
　　　　　　　　B2d. 您目前戒酒持续时间是多久？ ＿＿＿年 ＿＿＿月

图 2-5　上海居民吸烟饮酒生活习惯流行病学调查问卷摘录

第三章　临床研究数据库的创建和质控

📝 导言

　　标准规范、高质量的数据库是临床医学研究的重要环节，是后续数据统计分析和成果呈现的基础，是发表高质量科研论文的核心和保障。本章介绍临床研究常用的数据库类型（Excel 数据库、EpiData 数据库、SPSS 数据库、electronic data capture，EDC 电子数据库等）和创建方法，重点介绍数据库变量设置、数据录入规则和数据质量控制要点等内容，为临床医务人员开展临床研究数据库创建提供参考。

第一节　临床研究数据库分类和特点

　　临床医学研究实践中，研究人员和医务工作者经常使用的数据库包括 Excel 数据库、dBase 数据库、EpiData 数据库、SPSS 数据库、EpiInfo 数据库、EDC 数据库等多种类型（图3-1），总结归纳起来可以分为四类。

　　第一类为基于 Office 办公软件创建的数据库，包括 Excel 数据库、dBase 数据库。该类数据库的特点是容易上手、创建简单，数据录入方便，适合于小规模临床试验。

　　第二类为基于统计分析软件创建的数据库，包括 EpiInfo 数据库、SPSS 数据库、该类数据库需要使用者有前期应用统计分析软件的基础和经验，需要使用者熟悉数据库的架构和设置要求。例如，在应用 SPSS 软件建立数据库时，需要使用者先在"变量窗口"建立变量名，然后在"数据窗口"录入数据来建立数据库。

　　第三类为辅助临床研究而开发的专业软件创建的数据库，以 EpiData 软件建立的数据库为代表。EpiData 为专业的数据库软件，由丹麦的 Jens M. Lauritsen、Mark Myatt 和 Michael Bruus 组成的研发小组开发而成。该软件具有数据库创建、质控设置、数据录入、数据库合并、一致性检验、数据导出等功能。由于功能强大、操作使用方便、开源免费等优势，其受到越来越多的临床研究工作者的青睐，近年来在临床研究和流行病学调查中的应用越来越广泛。

　　第四类为电子数据捕获系统，是适用于临床试验研究数据采集、传输和管理的平台软件，以 EDC 数据库为代表。该类数据库的优势是依托信息化平台，采用国际通用的临床数据交换标准协会（clinical data interchange standards consortium，CDISC）的标准创建数据库,实现EDC数据库与医院HIS/LIS等电子病历的互联互通,直接获取研究所需要的数据,同时具备异地开展多中心临床研究的数据同质化录入和数据抓取功能。目前在Ⅰ～Ⅲ期临床试验特别是多中心临床试验研究中应用广泛。

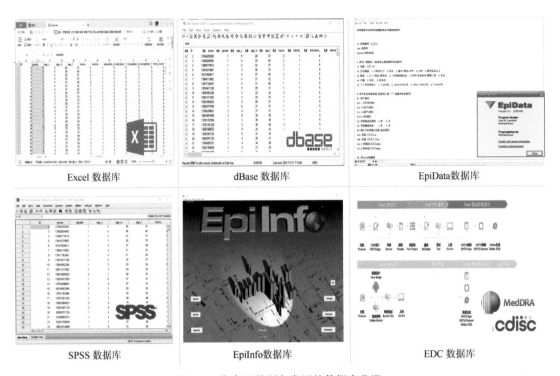

图 3-1　临床医学研究常用的数据库分类

第二节　临床研究数据库的创建方法

临床研究数据库的创建基本上包括变量名设置、定义变量属性、设定变量内部关联三个部分。根据四类临床研究数据库的内部架构、特点和核心要求,其创建方法和操作步骤有所差异和区别,下面逐一进行介绍。

一、基于 Office 办公软件创建的数据库

以Excel数据库为例,假设研究人员要根据CRF创建一个临床研究数据库,设定CRF中的主要内容包括:①一般人口学特征:年龄、性别、文化程度、调查日期;②烟草暴露情况:是否吸烟、每天吸烟量、吸烟年数;③疾病情况:肿瘤、高血压、糖尿病。首先,研究人员应根据调查问卷中的内容设置变量名,变量名的命名包括英文直接命名和英文字母与数字组合命名两种方式。例如,对于年龄,可以设置变量名为"age"或"A1",一般推荐使用英文直接命名,如"age",如果将变量名设置为英文字母与数字组合的形式如"A1"时,应做好详细备注,方便后期数据录入时的识别。将所有设置好的变量名录入

Excel数据库的第一行，见图3-2。其次，定义每一个变量的属性，上述举例中年龄、每天吸烟量、吸烟年数为定量变量，需标记清楚变量的单位；性别、文化程度、是否吸烟、肿瘤、高血压和糖尿病为定性变量，需标记清楚变量的分类；最后，统一设置变量间的内部逻辑关联，例如，患者在"是否吸烟？"选择为"否"，其后面的"每日吸烟量"和"吸烟年数"均应该跳过不填，直接填写肿瘤、高血压和糖尿病的信息。完成上述三步后，基于Excel的数据库创建完成，可以进行数据录入。

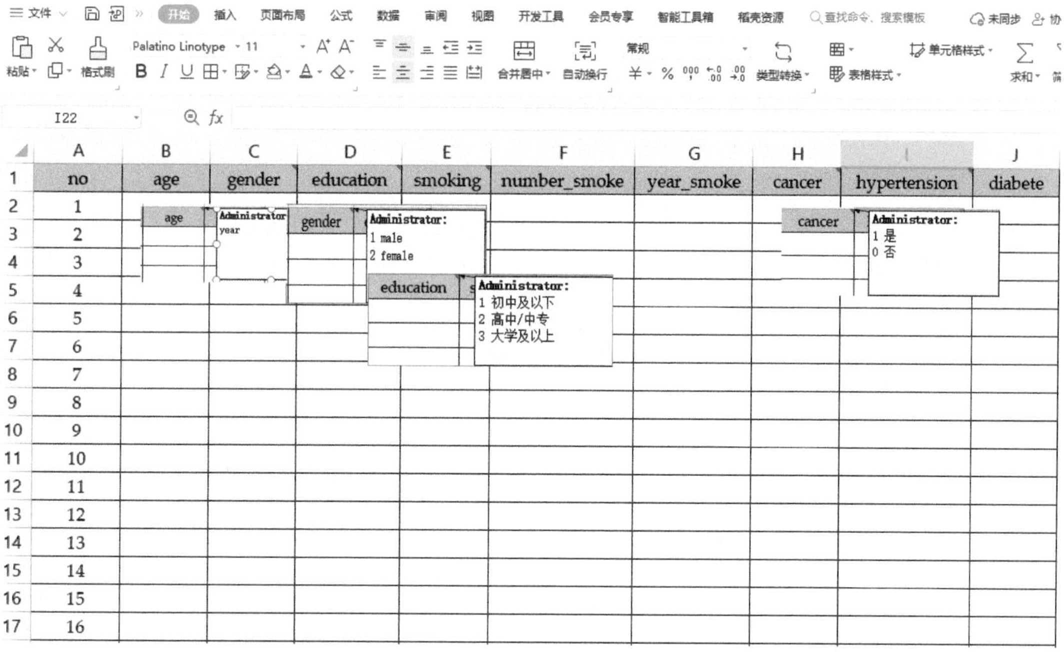

图 3-2　临床研究 Excel 数据库的架构和特点

二、基于统计分析软件创建的数据库

以统计分析软件SPSS16.0为例，如果研究人员要将图3-2中的CRF内容信息创建为SPSS临床研究数据库。第一步，研究人员应根据CRF中的内容设置变量名，变量名需要在SPSS软件中的"变量窗口"（Variable View）设置，变量名的命名同样可以选择英文直接命名或英文字母与数字组合命名两种方式。例如，对于性别，可以设置变量名为"gender"或"A2"，一般推荐使用英文直接命名如"age"、"gender"、"cancer"，如果变量名设置为英文字母与数字组合的形式，如"A2"时同样要做好变量的详细备注工作，方便后期识别。第二步，在"变量窗口"的"Values"中定义性别、文化程度、是否吸烟、肿瘤、高血压和糖尿病等定性变量的分类类别；在"Label"中定义年龄、每天吸烟量、吸烟年数等定量变量的单位。第三步，统一设置变量间的内部逻辑关联，注意变量之间的跳转问题。完成上述三步后，基于SPSS软件的临床研究数据库创建完成，见图3-3。

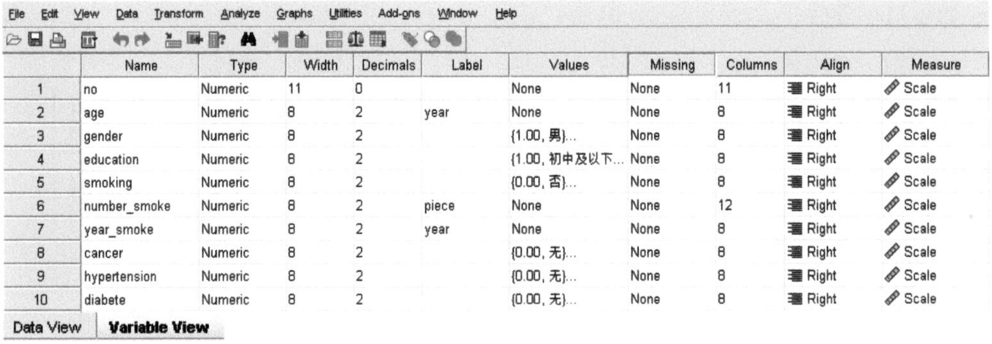
File Edit View Data Transform Analyze Graphs Utilities Add-ons Window Help
Name Type Width Decimals Label Values Missing Columns Align Measure
1 no Numeric 11 0 None None 11 Right Scale
2 age Numeric 8 2 year None None 8 Right Scale
3 gender Numeric 8 2 {1.00, 男}... None 8 Right Scale
4 education Numeric 8 2 {1.00, 初中及以下... None 8 Right Scale
5 smoking Numeric 8 2 {0.00, 否}... None 8 Right Scale
6 number_smoke Numeric 8 2 piece None None 12 Right Scale
7 year_smoke Numeric 8 2 year None None 8 Right Scale
8 cancer Numeric 8 2 {0.00, 无}... None 8 Right Scale
9 hypertension Numeric 8 2 {0.00, 无}... None 8 Right Scale
10 diabete Numeric 8 2 {0.00, 无}... None 8 Right Scale
Data View Variable View

变量窗口

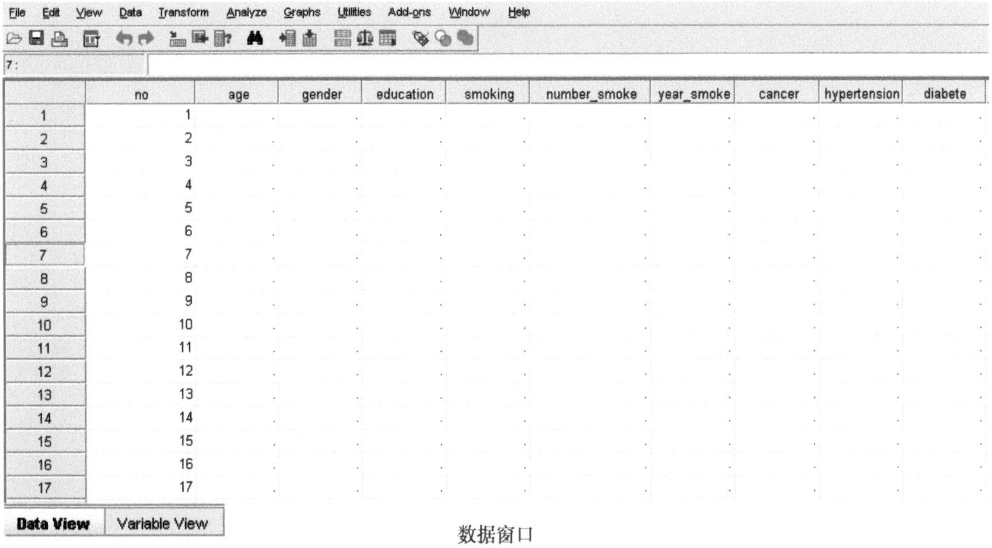
File Edit View Data Transform Analyze Graphs Utilities Add-ons Window Help
7:
no age gender education smoking number_smoke year_smoke cancer hypertension diabete
1 1
2 2
3 3
4 4
5 5
6 6
7 7
8 8
9 9
10 10
11 11
12 12
13 13
14 14
15 15
16 16
17 17
Data View Variable View

数据窗口

图 3-3 临床研究 SPSS 数据库的架构和创建要点

三、辅助临床研究而开发的专业软件创建的数据库

EpiData是一个专门为数据录入和数据质量控制建立的数据库软件，可以实现数据库构建、数据录入、数据合并、一致性检验和数据导出等功能。应用EpiData软件建立临床研究数据库，一般需要三个步骤。首先，根据调查问卷在EpiData软件中建立QES文件[图3-4（a）]，其中变量名可以选择英文直接命名或英文字母与数字组合命名两种方式。例如，对于年龄，可以设置变量名为“age”或“A1”。因为EpiData在数据录入时有变量的问题提醒，因此一般推荐使用英文字母与数字组合设置变量名，方便后期数据管理和统计分析。值得注意的是，变量名与后面的问题提醒部分要用空格隔开，如“A1　年龄（岁）”而不能“A1年龄（岁）”，防止变量名设置出错。其次，根据变量类型的不同设置数据录入格式，数值型变量用“##”表示，一个“#”代表一个数字，字符型变量用“_____”表示，每两个字符代表一个汉字，日期型变量用“＜yyyy/mm/dd＞”或“＜mm/dd/yyyy＞”表示。再次，将设置好变量名和数据录入格式的QES文件存盘，然后根据QES文件生成REC文件[图3-4（b）]并存盘，这时就已经可以进行数据信息录入了

[图3-4（c）]。最后，为保证数据录入的准确性和录入效率，需要对数据库设置CHK文件，如图3-4（d）所示，数据录入质控的设置主要包括Range/Legal（合法录入值）、Jump（跳转）、Must enter（必须录入）和Repeat（重复）四块内容。根据需要，研究人员对QES文件中的每个变量设置质控条件，可以提高录入准确性，提高录入效率。鉴于EpiData软件的专业性和重要性，本书第四章将详细介绍EpiData软件的数据库构建、数据录入、数据合并、一致性检验和数据导出等功能。

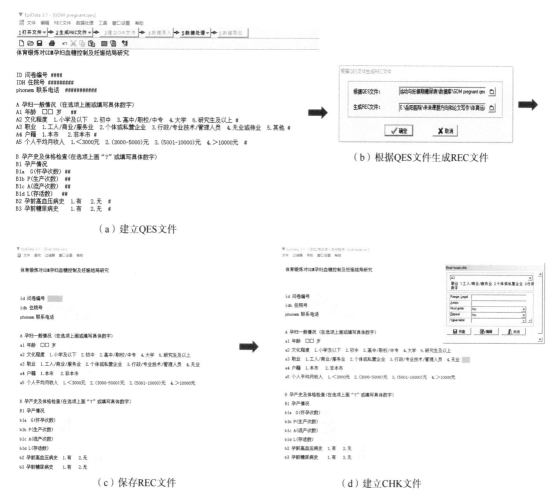

（a）建立QES文件

（b）根据QES文件生成REC文件

（c）保存REC文件

（d）建立CHK文件

图 3-4　EpiData 数据库创建过程和要点

四、电子数据捕获系统

随着信息化技术的迅猛发展，适用于临床试验研究数据采集、传输和管理的电子数据捕获系统逐渐走入临床研究工作人员的视野。以EDC为代表的电子数据平台采用国际通用的CDISC标准创建电子数据库，同时实现数据库与医院HIS/LIS等电子病历互联互通，可以直接获取研究所需要的数据，支持异地开展的多中心临床研究的数据同质化录入和数据抓取功能，受到了临床研究人员的青睐。但由于其价格相对较高，一般项目难以支持，目前在国内的推广度还有待提高。

EDC数据库的创建方式与上述三种临床研究数据库的创建方式一样，主要包括变量名设置、定义变量属性、设定变量内部关联三个部分。以上海申康医院发展中心开发的CRIP数据库（图3-5）为例，首先该EDC数据库采用CDISC标准在开发环境中创建变量名，保障变量名的国际通用，方便开展国际/国内多中心研究数据拼接，以及后续开展汇集分析；其次，在开发环境中创建变量名，如同EpiData软件建库一样，对每个变量进行录入质控设置，主要包括Range/Legal（合法录入值）、Jump（跳转）和Must enter（必须录入），并进行试运行模拟测试。最后，模拟测试无误后，锁定数据库，并推送到生产环境正式使用。因创建EDC数据库需要专业知识和技能，一般EDC数据库需委托公司开发，这里不做过多介绍，研究人员若用到EDC数据库，需联系相关公司进行业务咨询和合作。

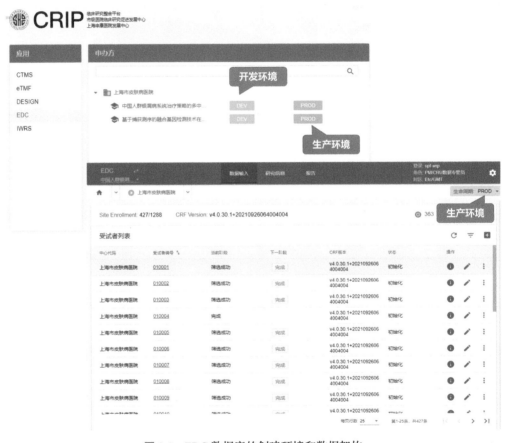

图 3-5　EDC 数据库的创建环境和数据架构

第三节　临床研究数据库的质控要点

为保证能够获取高质量的临床研究数据库，研究人员无论选择上述四种数据库中的哪种类型，均需要按照一定的原则和要求创建数据库，规范数据录入，同时对数据库中的数据进行质量控制。

　　首先，对于小规模的临床研究，优先选择 EpiData 建立数据库，通过设置 CHK 文件保障数据录入的准确性和高效性，同时还能对双遍录入的数据开展一致性检验，保证数据的准确性。如果数据量较小，也可以考虑选择基于 Office 办公软件创建数据库，或者基于统计分析软件创建数据库，这样可以节约建库所花费的时间。但研究人员应注意，基于 Office 办公软件创建的数据库和基于统计分析软件创建的数据库在数据录入时无法进行逻辑校对和质控，研究人员录入数据时一定要认真，避免发生数据错误。对于规模较大，变量多的临床研究，特别是多中心临床研究，在经费允许的情况下，建议创建 EDC 数据库。

　　其次，在数据录入时，四种类型的临床研究数据库均要求录入阿拉伯数字，不能录入汉字（如男/女、是/否等），因为统计分析软件无法对汉字进行计算，如果录入了汉字，后续仍需要转换为阿拉伯数字才能进行统计分析。在数据录入前，研究人员应对调查问卷进行逐一审核，保证调查内容的清晰和逻辑正确性，以防在后续录入时不同录入人员对同一个数据的不同理解，导致录入错误。同时，对于样本量比较大的临床研究，应在数据录入开始前对数据录入员进行统一培训，保证数据录入的一致性。

　　再次，对于完成录入的数据库，在正式统计分析前应开展数据质控。数据质控的主要内容包括：①数据的完整性，研究人员应全面核查数据库变量的缺失值情况，对于主要结局变量，争取做到无缺失值发生，例如，主要结局指标和核心变量发生数据缺失，应采用数据填补技术（均值填补、K 紧邻填补、回归填补、随机森林填补、多重插补和热卡填充、末次观察值结转法（last observation carried forward，LOCF）进行数据填补；②数据逻辑性，重点核查涉及数据录入时的跳转问题（出现跳转后，后续相应变量的数据应该为缺失值）；身高、体重、年龄等一般人口学特征是否存在异常数据，以及异常数据的逻辑性问题（如成年人身高1.7cm、幼托儿童身高180cm等）；不同性别研究对象数据填写的逻辑性问题（例如，男性研究对象的生育史应为缺失值，如出现G[2]、P[1]、A[1]、L[1]的数据即表明出现逻辑性错误）；时间变量的逻辑性（如研究的调查时间早于患者发病时间等）。

　　最后，为保证数据录入的真实性，需抽取一定比例的原始调查问卷（一般为 5%～10%）与数据库中录入的数据进行逐一核对，评价整个数据库的录入质量。如果抽取问卷录入正确率低于80%，则该数据库的数据录入质量较差，一般建议需对数据重新录入。在完成上述所有质控步骤后，若经评价数据库质量良好则可以锁库，后续基于锁定的数据库开展统计分析。

第四章　EpiData 软件在数据库建立和数据质控中的应用

📑 导言

　　本书第三章介绍了临床研究常用数据库类型（Excel 数据库、EpiData 数据库、SPSS 数据库、EDC 电子数据库等）的特点，并概述了四类数据库的创建方法。在临床研究应用实践中，考虑到大多数临床研究人员的项目经费问题，往往不能应用 EDC 数据库开展临床研究数据输入和数据管理。因此，EpiData 这种开源、免费的数据库软件便脱颖而出，受到越来越多的临床研究团队青睐。本章将在第三章概括介绍的基础上，专题详细介绍如何应用 EpiData 软件建立数据库，同时介绍数据库横向合并和纵向合并要点，数据库双遍录入的一致性检验和数据清理的操作方法等内容。

第一节　应用 EpiData 软件建立数据库

　　EpiData 由丹麦欧登塞（Odense，Denmark）的一个非营利组织开发并推广，该数据库软件的程序设计者是 Jens M.Lauritsen、Michael Bruus 和 Mark Myatt。EpiData 是一款免费的数据管理软件，可以从 http：//www.EpiData.dk 网站下载。EpiData 软件目前最高版本为 EpiData 3.2，有中文和英文两个版本供大家选择。EpiData 软件数据库可承载 200 000～300 000 条记录，每条记录的界面可以录入 999 个问题（变量），因此可以满足 99% 以上的临床研究对数据录入的要求。研究人员在 EpiData 软件官方网站完成软件下载后，可以通过 setup.exe 在计算机中安装，也可以通过复制 EpiData.exe 文件到计算机桌面，直接运行便可打开 EpiData 软件，见图 4-1。

一、创建数据库前的准备

　　在第三章中曾提到，一个完整的 EpiData 数据库至少应包括：调查表文件（*qes，questionnaire）、数据库记录文件（*rec，record）和逻辑核查文件（*chk，check）。因此，研究人员应用 EpiData 完成数据库建立后，应审核数据库文件夹中的文档情况，查看新建立的数据库是否包含 "qes"、"rec"、"chk" 三个文档，以判断数据库的完整性。

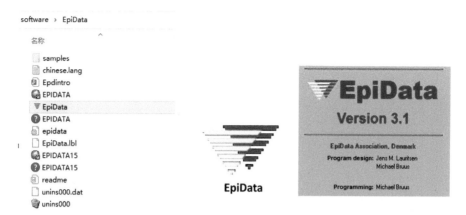

图 4-1　EpiData 软件数据库的打开方式示意图

打开 EpiData 软件后，其界面如图 4-2 所示，包括标题列、菜单列、过程工具条和编辑工具条。标题列仅显示"EpiData 3.1"提示研究人员所使用的版本；菜单列类似于 Office 办公软件，包括"文件"、"数据录入质控"、"数据导入/导出"、"数据处理"、"工具"、"窗口设置"和"帮助"菜单栏，可以根据需要选择。过程工具条是 EpiData 软件建立数据库的核心提示内容和操作步骤，包括"1 打开文件"、"2 生成 REC 文件"、"3 建立 CHK文件"、"4 数据录入"、"5 数据处理"和"6 数据导出"，初学者仅需要根据这些步骤提示，就可以完成数据库的建立和数据录入。编辑工具条主要是数据库建立中的"打开文档"、"复制/粘贴/剪切"等功能，方便数据库创建。

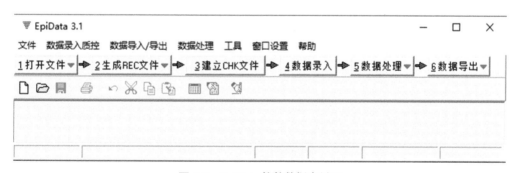

图 4-2　EpiData 软件数据库界面

在创建 EpiData 数据库前，研究人员需要熟悉常用的变量类型。临床研究中常用的数据变量类型包括数值型变量、字符型变量和日期型变量。数值型变量用"#"表示，一个"#"可以录入一个数字；字符型变量用英文状况下的下画线"_"表示，两个字符"__"为一个汉字，最多可以录入 80 个字符或 40 个汉字；日期型变量用"＜ yyyy/mm/dd ＞"或"＜ mm/dd/yyyy ＞"表示。另外，还有逻辑型变量"＜ Y/N ＞"和自动 ID 号，研究者可以根据实际情况选用。

如图 4-3 所示，以"流动人口特应性皮炎患病现况调查问卷"为例。示例共摘录了 7

个变量，包括问卷编号，A1～A6问题；从变量类型看，ID问卷编号、A2性别、A3最高学历、A4工作场所、A5平均月收入均为数值型变量，后续建库用"#"表示，A1出生年月为日期型变量，后续建库用"＜yyyy/mm/dd＞"表示，而A6省份为字符型变量，后续建库用"___"表示。

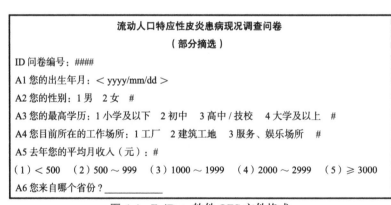

流动人口特应性皮炎患病现况调查问卷
（部分摘选）

ID 问卷编号：□□□□

A1 您的出生年月： _____ 年 __ 月 __ 日

A2 您的性别：1 男　2 女

A3 您的最高学历：1 小学及以下　2 初中　3 高中／技校　4 大学及以上

A4 您目前所在的工作场所：1 工厂　2 建筑工地　3 服务、娱乐场所

A5 去年您的平均月收入（元）：

（1）＜ 500　（2）500 ～ 999　（3）1000 ～ 1999　（4）2000 ～ 2999　（5）≥ 3000

A6 您来自哪个省份？ _____

图 4-3　纸质调查问卷示例

二、创建 EpiData 数据库

在识别清楚调查问卷中每个问题的变量类型后，打开EpiData软件，鼠标依次单击【打开文件】→【建立新QES文件】，新建一个空白QES文档，把图4-3所示的调查问卷内容直接复制粘贴到QES文档中，保存到自己在计算机中提前建好的EpiData数据库文件夹即可。

流动人口特应性皮炎患病现况调查问卷
（部分摘选）

ID 问卷编号：####

A1 您的出生年月：＜ yyyy/mm/dd ＞

A2 您的性别：1 男　2 女　#

A3 您的最高学历：1 小学及以下　2 初中　3 高中／技校　4 大学及以上　#

A4 您目前所在的工作场所：1 工厂　2 建筑工地　3 服务、娱乐场所　#

A5 去年您的平均月收入（元）：#

（1）＜ 500　（2）500 ～ 999　（3）1000 ～ 1999　（4）2000 ～ 2999　（5）≥ 3000

A6 您来自哪个省份？ _____

图 4-4　EpiData 软件 QES 文件格式

在前面新建的QES文档中，如果原始调查问卷（图4-3）有每个问题的变量名称，就不需要在QES文档中设置变量名，如果原始调查问卷中没有设置变量名称，研究人员需要在建立数据库时给每一个问题指定一个变量名。变量名命名有一定的规则和要求：①变量名不能是汉字；②变量名的第一个字符一定是字母（A～Z），之后可以含字母（A～Z）和数字（0～9），如"a1b"、"ab1"、"a1a2"等；③变量名最多有10个字符，不能过长，否则系统不识别；④变量名要与后面的问题之间留有空格，如图4-4中的"A1　您的出生年月"，不能写成"A1您的出生年月"，否则汉字与字母和数字连在一起，违反了命名规则，系统会出现错误；⑤注意唯一编码变量（key unique）的重要性，每一个数据库务必要至少指定一个唯一编码变量，这个变量在后续的数据库合并、双录入一致性检验时都必不可少，很重要。研究人员对每一个问题进行变量名设置后，接下来就是根据变量的不同类型来分别设置每一个变量名对应问题的数据输入格式。如图4-4所示，ID问卷编号为4位数的数值型变量，因此录入格式设置为"####"；A2～A5四个问题全部为数值型变量，问题选项个数全部为个位数，因此录入格式设置为"#"；A1出生年月为日期型变量，其录入格式设置为"＜yyyy/mm/dd＞"；A6户籍地为字符型变量，其录入格式设置为"＿＿＿＿＿＿"。完成上述设置后，单击【保存】按钮，一份合格的QES文档就建好了。

建好QES文档后，接下来就是根据建立好的QES文档自动生成REC文件。如图4-5所示，在EpiData软件过程工具条中，单击【2生成REC文件】按钮后，软件会弹出"根据QES文件生成REC文件"对话框，直接单击【确定】按钮即可。

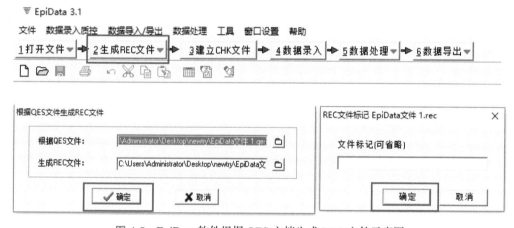

图 4-5　EpiData 软件根据 QES 文档生成 REC 文件示意图

此时，在EpiData软件过程工具条中，单击【4录入数据】按钮后，软件会弹出"打开"对话框，选择刚刚建好的REC文件，即进入数据录入界面。如图4-6所示，EpiData软件已打开REC文档，研究人员可以进行数据录入了。但是，由于没有添加"质控"命令，这时候录入数据时是没有限制的。例如，A2性别，根据选项"1男 2女"，研究人员期望的正确录入数字是"1"或"2"，但由于没有添加质控命令，这时候录入0～9中的任何一个数字都可以，增加了录入错误的概率。为了降低和避免这样的错误，需要建立CHK文件，对REC文件中每个变量的录入进行限制和控制，提高录入的准确度和效率。

建立数据库录入的CHK文件，首先在EpiData软件过程工具条中，单击【3建立CHK文件】按钮，软件会弹出"请选择REC文件"对话框，选择刚刚建好的REC文件后单击【确定】按钮，打开CHK文件设置对话框，如图4-7所示，CHK文件设置的主要类别包括"Range，Legal"、"Jumps"、"Must enter"、"Repeat"和"Value label"，研究人员根据需要，可以对数据库中的每一个变量进行CHK不同类别的设置。

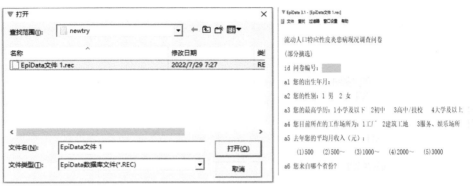

图 4-6　EpiData 软件 REC 文件录入界面示意图

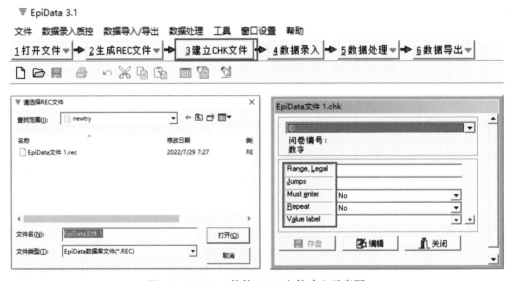

图 4-7　EpiData 软件 CHK 文件建立示意图

"Range，Legal" 主要是限定变量的数据录入合法值。例如，"Range　–15　15"表示允许录入–15～15的数据；"Range　2005/01/01　2005/12/31"表示允许录入的日期范围；"Range 1-5"表示允许录入1～5的数据；"Range　1，2，9"表示允许录入1，2和9三个数据。

"Jumps"表示跳转，因为有些调查问卷会有选择某个选项后，跳转到规定的后续问题继续回答的情况，这时候可以通过设置跳转来方便后续问卷的录入。需注意的是，在设置跳转时应指定当前变量的某个可能录入的数值与对应的跳转目标变量名对应起来。在图4-6中，可以指定当"A2 性别"为"2女"时，跳转到"A6"。那么，这时候在A2这个变量中，Jumps设置"2 > a6"即可实现。

　　"Must enter"定义一些必须录入的变量。研究人员可以将数据库中所有核心的变量全部设置"Must enter"为"Yes"，这样在数据录入时就不会遗漏。"Repeat"命令表示指定一些变量的数量是可以重复的，即完成第一份数据录入后，录入的内容会直接复制到下一份数据该变量的位置，数据录入者不需要重新录入内容，除非录入者需要更新录入的内容再进行修改，这样可以加快录入的速度，常常适合于字符型变量大量重复出现的情况。"Value label"表示变量名标签，可以用中文对变量名进行标注，便于研究人员识读，如变量名"gender"可以在"Value label"处设置：性别，1"男"，2"女"。

　　另外，最后一个也是最重要的一个设置就是唯一变量"key unique"。前面内容也强调过，一个EpiData数据库中务必至少包含一个唯一变量。唯一变量是数据库横向合并和双遍录入数据进行一致性检验时的识别变量，同时也是数据质量控制，避免重复录入的关键控制点，具有不可或缺性。如图4-8所示，首先，研究人员需确定唯一变量（ID），然后选择该变量对应的chk设置窗口，单击【编辑】按钮，打开"对该字段的录入质控程序进行编辑"窗口，将"key unique"单词录入编辑窗口，单击【确定并关闭】按钮即可。

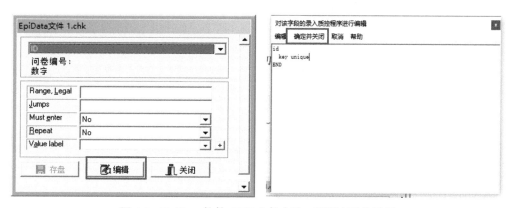

图 4-8　EpiData 软件 CHK 文件中唯一识别变量的设置

　　完成上述CHK文件对所有变量的设置后，保存数据质控核查文件。这时研究人员事先建立的数据库文件夹中应该包括QES、REC和CHK三个文件，是一个完整的数据库。接下来，研究人员需要测试新建的数据库，通过录入5~10份问卷来测试和发现可能存在的问题，并进行针对性的修改完善。最后，把修改好并最终确定的数据库保存并备份备用。

第二节　应用 EpiData 软件开展数据库合并和质控

　　应用EpiData软件完成数据库建立后，研究人员就可以使用这个EpiData数据库进行数据录入。考虑到有些调查研究的样本量比较大，因此在数据录入时需要邀请多名数据录入员完成纸质版数据的录入；另外有些研究的数据来源多样，有时候需要把不同来源的数据合并在一起。上述情况就需要应用到数据的纵向合并和横向合并功能。此外，为了提高数据录入的质量并能够检测出录入错误，许多情况下需要将纸质版问卷数据信息进行双人双遍录入，将双遍录入的结果进行一致性检验，便可以发现录入不一致的地方，这时候会用到EpiData软件的一致性检验功能。因此，本节将在前期数据库建立的基础上，重点介绍EpiData软件在数据库合并和一致性检验中的应用方法和注意的细节。

　　数据的纵向合并是指用于连接数据结构相同或相似的两个数据文件，操作过程中两个文件不发生任何变化，只是把两个数据文件的"合集"内容的数据合并在一起，增加数据的份数。例如，前面建立的流动人口特应性皮炎患者现况调查数据库，后面邀请了A/B/C三名数据录入员进行数据库录入，其中A录入员完成800份问卷，B录入员完成1000份问卷，C录入员完成700份问卷，通过数据的纵向合并，最后得到包括共计2500（800+1000+700）份数据的数据库。数据库纵向合并的操作方法为，依次单击EpiData菜单列【数据导入/导出】、次级菜单【纵向追加记录/横行合并字段】，打开对话框，如图4-9所示，然后打开要合并的REC文件A（崔亮亮.rec）和REC文件B（马兵成.rec）后，单击【确定】按钮打开新的对话框，根据提示选择纵向连接【追加】的类型，把合并后的目标文件保存在REC数据文件C（自己指定位置，自行定义合并后文件的名称，如"合并1"），单击【追加/Append】按钮，完成操作。后续，重复上述操作，将"合并1.rec"和"谢荣恒.rec"合并，直到把全部数据库合并为一个完整的数据库为止。

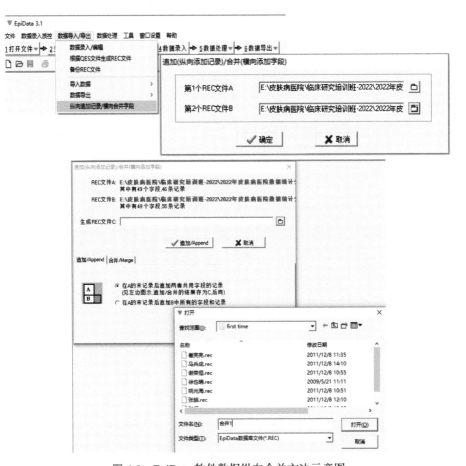

图 4-9   EpiData 软件数据纵向合并方法示意图

数据的横向合并是两个数据库结构不同的文件横向连接，但前提是两个文件中必须有相同的标识变量或关键变量。为了提高连接的成功率，用户最多可以指定3个指示变量，指示变量不一定是在核对文件中指定为key或key unique，但必须保证两个文件中都存在，同时指示变量在数据文件中不能有重复。为了方便大家的操作，建议指定"key unique"变量为指示变量。例如，前面建立的流动人口特应性皮炎患者现况调查数据库，如果一般人口学特征信息为数据库A，共2500份记录，而实验室检测指标为数据集B，同样是2500份记录。如果要把数据库A和数据库B中每一个人的信息合并在一起，就会用到横向合并，最后得到一个同时包含A/B数据库信息的2500份记录的数据库。数据库横向合并的具体操作方法为，依次单击EpiData菜单列【数据导入/导出】、次级菜单【纵向追加记录/横行合并字段】打开对话框，如图4-10所示，然后打开要合并的REC文件A和REC文件B，单击【确定】按钮打开新的对话框，根据提示选择横向连接【合并】的类型，选择合并所必需的匹配字段，把合并后的目标文件保存在REC数据文件C（自己指定位置），单击【合并/Merge】按钮，完成操作。

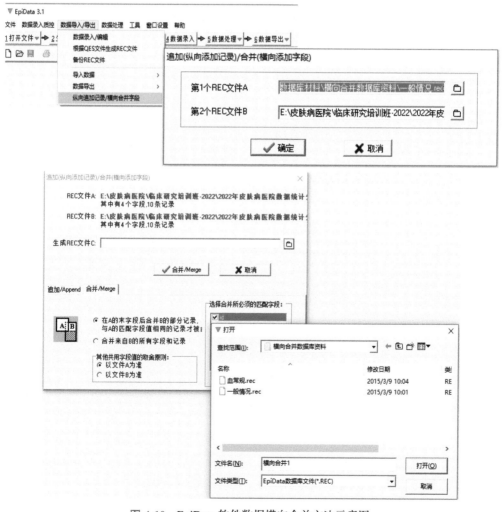

图 4-10　EpiData 软件数据横向合并方法示意图

数据库的一致性检验是将同一个研究中的纸质版问卷内容进行双遍录入,完成后进行一致性检验,其目的是对录入的数据进行质量控制,进而提高数据库的正确性。以江西省萍乡市一起集体发热疫情数据库为例,该调查共采集98名发热并伴有呼吸道症状患者的信息。该调查应用EpiData软件建立数据库,然后将98名发热患者的信息进行了双人双遍录入,最后应用一致性检验对数据录入质量进行质控。EpiData软件开展一致性检验的步骤如下:在EpiData软件过程工具条选择【5数据处理】,打开次级菜单一致性检验对话框。如图4-11所示,在第1个REC文件A中选择第一遍录入的数据库,在第2个REC文件B中选择第二遍录入的数据库,然后单击【确定】按钮打开新的对话框,根据提示选择匹配字段(key unique变量),根据自己的需要勾选(不考虑已被删除的字段、不考虑文本字段、报告字段类型的区别,不考虑REC文件中的缺失记录选项),单击【确定】按钮,打开一致性检验报告,完成操作。

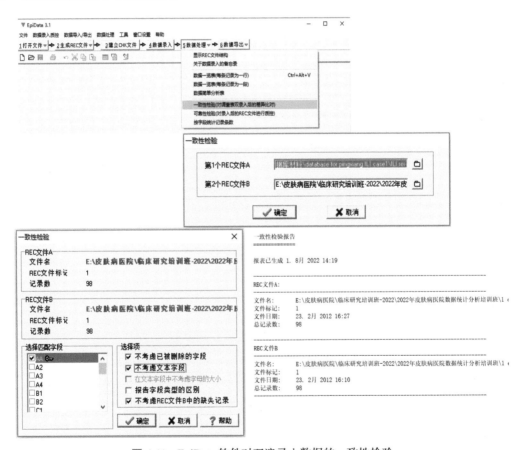

图 4-11　EpiData 软件对双遍录入数据的一致性检验

为方便双遍录入后的一致性检验,研究人员需保证双遍录入的数据库中至少有一份数据库的录入顺序是从编号为"0001"的第一份问卷开始依次录入的,这样在后续根据一致性检验报告修改数据库时方便查阅原始数据,并利于查找数据库中的每一份记录。其次,在根据一致性检验报告修改调整录入的数据库时,建议由三个人组成一个数据库修改质控小组。质控小组成员A负责第一遍录入的数据,质控小组成员B负责第二遍录入的数据,质控小组成员C负责审阅一致性检验报告和查阅原始数据。质控开始时，质控小组成员C查看一致性检验报告，找出两遍录入不一致的问卷编号及报告提示的每一个不一致的变量，然后翻阅原始记录，核对该变量正确的选项，如果是第一遍录入出错，则告知质控小组成员A修改；如果是第二遍录入出错，则告知质控小组成员B修改；如果第一遍和第二遍录入的结果都不正确，质控小组成员C将同时告知质控小组成员A和质控小组成员B修改。根据上面的规则，完成一致性检验报告中所有错误信息的质控核对和修改。最后，将修正后的第一遍数据库和第二遍数据库再次进行一致性检验，如果还有错误则继续修改；如果没有错误，则完成这项工作。

完成数据库一致性检验后，研究人员最后一步工作就是将数据库导出，然后应用常用的统计分析软件进行数据分析并撰写报告。目前，EpiData数据库支持导出的格式包括TXT文件（文本文件）、DBF文件（dbaseIII文件）、XLS文件（Excel文件）、DTA文件（Stata文件）、SPS文件（SPSS文件）和SAS文件（SAS文件），研究人员可以根据自己的需要选择具体的导出格式。操作步骤如图4-12所示，在EpiData过程工具条选择【6数据导出】，选择导出格式，然后打开需要导出的数据库，打开新的对话框，然后单击【确定】按钮即可。

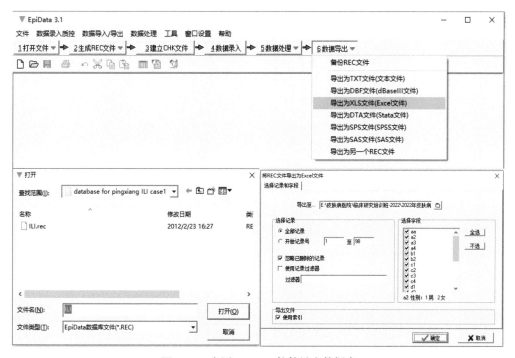

图 4-12　应用 EpiData 软件导出数据库

第五章 临床研究的数据质量核查

📝 **导言**

　　临床研究数据质量是关系整个临床研究项目成败的关键和核心。在前期制定的临床研究方案指导下，临床研究项目组成员在完成研究对象的招募、干预措施实施、疗效评估以及全程同质化的数据采集过程中和数据采集结束后，均需要开展一项重要的工作任务，即临床研究数据核查工作。特别是在项目进展过程中，适时地开展临床研究数据核查可以及时发现数据采集过程中存在的问题并即刻整改可以提高研究的数据质量。此外，在临床研究项目组完成所有的数据采集工作后，对数据库开展整体的数据核查可以发现数据库中存在的异常值、逻辑错误和缺失值等问题，并针对存在的问题对数据库进行清理和数据填补，可以保障后续统计分析的高效性和正确性，也是临床研究项目最终获得合规合法的高质量研究结论的重要保证。

一、临床研究数据核查的重要性

　　临床研究数据是药物研发、干预措施疗效评价过程中最重要、最有价值的产出之一，是整个临床试验过程中的核心内容。临床试验数据的采集、报告和处理过程中均可能存在错误，数据管理和数据核查是确保临床研究数据完整和准确的重要程序，是最终评估药物或干预措施疗效和安全性，评估结果的可靠性和可信性的重要保证。对于以注册为目的的药物或器械临床试验（industry sponsored clinical trial，IST），数据核查的另一个重要目的是为后续申报过程的审评审批服务，是确保申报数据材料的真实、可靠、完整和准确的重要保障。

　　临床研究的研究对象为患者或健康受试者，研究过程中往往需要给予患者或健康受试者药物治疗或实施干预措施，特别是实施有创性干预措施或设置安慰剂对照时，往往涉及医学伦理学问题和患者的知情同意。因此，临床研究数据核查也可以保障受试者的权益，确保临床研究过程数据采集和管理按照《临床数据质量管理规范》、《药物临床试验质量管理规范》（GCP）、《临床试验数据核查指导原则》、《临床试验数据管理工作技术指南》等文件或规范实施和开展，保障临床研究的合法性和合规性。

　　作为临床研究数据核查的重要组成部分，临床数据管理工作的开展需要有严谨的科学态度、坚实的医学知识和统计学知识、对数据管理软件的熟练掌握和较好的沟通能力。因此，临床研究团队通过建立临床数据管理小组，明确每个人在项目管理过程中承担的职责，并依据临床研究项目进度开展数据管理和数据核查工作，是对临床科研团队整体能力的锻炼和提升。因此，数据核查不仅是对数据的管理，还在于对项目团队成员的培养，加强对数据核查人员的培训和队伍建设是保证临床试验数据管理实施的重要手段，也是解决临床试验数据管理问题的重要基础。

传统临床研究中，临床数据的记录载体是纸质CRF，并通过CRF来展示数据的真实性，临床观测数据及实验室检测数据经由研究人员根据研究病历进行人工抄写，然后经由数据录入员录入电子管理系统。在整个过程中，人为环节多，虽然通过对数据录入采取双人、双次的录入方式减少误差，但在实际操作过程中，仍有很多人为错误出现，既增加了数据管理的成本，又降低了研究的效率和质量。近年来，随着电子信息技术的日益发展，越来越多临床试验的数据采集、录入、核查、分析已不再采用CRF，而是逐渐采用电子采集系统（electronic data capture，EDC）。EDC实现了临床试验全程信息管理的自动化，不仅节省临床试验的时间和成本，还更好地保证了数据的质量和完整性，极大地提高了临床研究效率。我国临床试验还处于从纸质CRF向EDC过渡的阶段，相关数据管理法规有待完善。采用EDC不仅是简单的数据获取形式的转变，还涉及立法、制度、工作流程、人员角色与职责分工的改变，以及电子数据采集、存档、传输、递审标准的建立等，在这个过程中也存在数据转录错误的风险。因此，在纸质CRF向EDC过渡的重要阶段，开展临床研究数据核查也是临床研究项目数据管理顺利转型的重要保障，确保研究数据的可靠性和合法性。

二、临床研究数据核查的指导原则

临床研究数据核查是保障临床试验过程合法规范，临床试验数据完整、清洁、真实可信的重要措施。因此，临床研究数据核查应遵循如下指导原则。第一、临床研究数据核查过程应做到公平、公正和公开。临床研究数据核查员应该由临床试验非利益相关者承担，最好是第三方人员，数据核查员应秉承独立、公正的原则开展数据核查工作，同时做到数据核查过程公开透明、全程有详细的核查数据记录，强调数据的可溯源性。第二、临床数据核查的专业性。临床试验数据核查工作需要严谨的科学态度、扎实的医学知识和统计学知识、丰富的数据核查经验，以及对数据管理软件的熟练掌握和较好的沟通能力。因此，应组建或聘请专业的团队开展临床研究数据核查工作。数据核查团队一般由2～4人组成，数据核查员的遴选应注重是否具有数据核查经验，是否接受过正规培训，工作能否做到认真负责等。第三、临床研究数据核查应确保受试者的安全和权益受到保护。数据核查应关注临床试验方案，重点核查临床试验方案的违背情况以及修改情况，确保所有的试验方案及其修改经伦理委员会的审定和通过后方可实施，同时要保证临床试验的实施首先得到受试者候选人或其合法代表人的知情同意签字方可开展。第四、确保试验数据的真实性和可靠性。临床研究数据核查应关注数据的真实性问题，确保数据库记录数据资料与原始数据的一致性，同时查看原始数据的记录情况，确保其真实性，禁止任何形式的弄虚作假。同时，关注临床研究数据的可靠性，应标准一致地评价临床试验数据的记录和管理，保证数据记录的真实准确、清晰可溯源、原始一致、及时同步记录、能归属到人、数据完整持久，并且采取必要的措施确保数据完整性。第五、确保临床试验开展的合规性。数据核查过程中，应对标临床研究数据管理和数据核查相关的文件，如《临床数据质量管理规范》、《药物临床试验质量管理规范》（GCP）、《临床试验数据核查指导原则》等，按照文件精神开展数据核查工作，保障临床研究实施的合法性和合规性。

三、临床研究数据核查的分类

临床研究数据核查可划分为研究数据合规性核查和数据逻辑性核查。临床研究数据合规性核查过程应重点关注临床试验是否确保了受试者的安全和权益保护，是否确保临床试验开展的合规性等问题。在数据核查过程中，应查阅临床试验伦理委员会审批情况、知情同意书签署情况，同时对标临床研究数据管理和数据核查文件，如《临床数据质量管理规范》、《药物临床试验质量管理规范》（GCP）、《临床试验数据核查指导原则》等，认真核查数据记录的合规性，保证数据记录的真实准确、清晰可溯源、与原始材料一致、及时同步记录、能归属到人、数据完整，保障临床研究实施的合法性和合规性。数据逻辑性核查重点关注临床试验数据质量，保证试验数据完整、准确、可靠、清洁、真实可信，是临床研究数据核查的核心内容。

临床研究数据逻辑性核查中通常会涉及缺失值、极端值、异常值、逻辑嵌套等情况的核查和处理。临床研究数据逻辑性核查的分类方式多样，如根据数据逻辑质疑产生方式的不同，可以将试验数据逻辑性核查划分为系统核查、人工核查等；如根据系统内核查撰写方式的不同又分为系统内置核查、人工撰写的逻辑核查等。如图5-1所示，为便于临床研究人员和数据核查员的理解和操作，可将临床研究数据逻辑性核查划分为五类，包括①窗

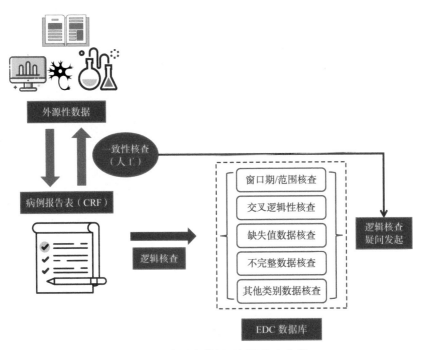

图 5-1 临床研究数据逻辑性核查分类

口期/范围核查：因为临床试验研究中涉及的日期通常具有一定的前后逻辑关系并且大部分日期需要在一定的访视窗范围内完成。②交叉逻辑性核查：临床试验研究中各个数据点并不是独立存在的，其通常与其他数据点具有一定的逻辑关系，需在某一数据点的条件下考虑另一数据点的数据情况，如受试者性别与妊娠试验的关系。③缺失值数据核查：临床试验中一些数据点的缺失情况，如人口学资料、知情同意日期等。④不完整数据核查：临床试验过程中，可能会存在数据记录不完整的情况，如性别、出生日期、身份证号等信息记录不完整，需在数据核查中识别并校正。⑤其他类别数据核查：不同的临床试验项目可能具有一些不同的数据核查要点，大部分不具有共通性。同时临床试验中还有一部分外源性数据，如实验室检查、严重不良事件等，需要对临床数据库中的数据进行人工的一致性检验。

（一）临床研究数据的范围及窗口的逻辑核查

临床试验研究方案通常会对临床试验期间的各个时间点有着严格的规定，各日期之间有一定的前后关系且有固定的窗口期，规范的临床试验研究程序会严格按照事先设定的时间节点和窗口期开展。临床试验研究实施过程中，研究人员一般采用CRF或EDC对这些日期进行收集。因此，数据管理员和数据核查员需要对这些日期、时间点进行认真核查，以确认各访视、检查研究过程等确实按照方案进行执行，而违反方案的日期确实是操作中的实际情况而非填写错误等。通常情况下，临床试验各个访视期内的各检查日期均应在本次访视及下次访视之间开展。数据核查员应重点检查这些记录，发现异常情况及时登记在数据质量核查表上。另外，临床试验受试者的知情同意书的填写时间需要是临床试验中最早的一个日期（既往史除外），同时数据核查员还需要关注临床试验中所有临床操作是否都在受试者签署知情同意书之后进行，发现异常及时登记。在肿瘤类临床研究项目中，由于无进展生存期（progression free survival，PFS）、总生存期（overall survival，OS）等常常被用来作为主要结局指标或次要结局指标，其时间记录的完整性和准确性往往决定着临床试验的成败。因此，数据核查时核查员应对受试者的疾病进展日期、死亡日期等尤为敏感，需要对其进行细致的确认及核对，如进展日期与死亡日期的一致性检验等，确保数据记录的真实性和准确性。

（二）临床试验模块间的交叉逻辑核查

临床试验研究中，研究方案所涉及的各个数据点之间并不是独立存在的，其通常与其他数据点之间具有一定的逻辑关系，需在某一数据点的条件下考虑另一数据点的数据情况。例如，受试者性别与妊娠试验的关系模块间的交叉逻辑核查，数据核查员需特别关注选项为"男"的受试者，其后面的"妊娠试验"部分的数据是否填写，如果填写情况为"空缺"表示数据记录合理；如果出现任何形式的数据记录，表示该处的数据记录不符合逻辑性，需要开展合规的数据清理。

临床研究数据逻辑核查的实践过程中，最常见的临床试验模块交叉核查内容包括病史、不良事件、合并用药及实验室检查之间的关系核查。病史通常记录的是受试者在进入试验前存在过或仍存在的疾病，通常与试验目的、适应证及药物特点有关。当病史中存在一些慢性病（如高血压、糖尿病）时，这类疾病通常是难以治愈且需要持续用药控制的，这时注意核查合并用药中是否记录了相应的药物。不良事件作为药物安全性的重要佐证，是临床试验数据极为重要的一部分，不良事件的出现意味着可能出现的实验室检查异常及相应的合并用药及治疗。合并用药记录中包括针对既往病史及不良事件的药物情况，可能还会存在一些预防用药。需要对病史及不良事件进行核查，以防漏记或错记等情况发生。同时合并用药对后续方案中违禁用药的判断、分析集的划分而言是非常重要的。实验室检查（生命体征、体格检查）通常与不良事件相对应，两者之间互为因果关系，需要对其进行一致性检验。

此外，在数据模块交叉逻辑核查时，还需要关注数据模块间涉及数据录入时跳转的问题（出现跳转后，后续相应变量的数据应该为缺失值）；身高、体重、年龄等一般人口学特征是否存在异常数据，以及异常数据的符合逻辑性问题（如成年人身高1.7cm，幼托儿童身高180cm等）；不同性别研究对象数据填写的逻辑性问题（如男性研究对象的生育史应为缺失值，如出现G（2）、P（1）、A（1）、L（1）等数据即表明出现逻辑错误）等。临床试验模块间的交叉逻辑核查通常需要耗费大量时间来完成，基于目前临床试验数据管理趋势，今后可考虑通过应用CDISC标准开展标准化、模块化CRF及前期数据管理等工作来减轻后期数据核查的工作量，进而提高工作效率及数据质量。

（三）临床研究数据缺失或不完整的核查

临床试验中往往存在一些数据点的缺失及日期数据不完整的情况。数据缺失及不完整的核查在数据清理过程中占很大比重。对于已完成数据录入数据库的完整性，研究人员应全面核查数据库变量的缺失值情况，对于主要结局变量，争取做到无缺失值发生。同时，在临床试验数据收集时，有些数据点是必须收集的，如患者或受试者的知情同意书签署日期、性别、年龄等。在数据采集过程中，需要注意区别数据确实未采集与数据漏填的情况，较好的方法是规定单个独立的数据点都需要填写数据，如数据未知或不适用，则填写UK（unknown）或NA（not available），以便进行清晰明确的区分。此外，当主要结局指标和核心变量发生数据缺失时，后续应采用数据填补技术（均值填补、K紧邻填补、回归填补、随机森林填补、LOCF、多重插补和热卡填充等）进行数据填补。除单个数据点外，临床试验中收集的数据通常具有一定的前后关联，CRF中一般会收集一些提示性变量，这些变量并非均为关键性数据点，其主要作用在于：①提示研究人员注意此处是否进行了检查，以及是否检查了但未填写至CRF；②用于数据管理核查，如无此变量，数据核查无法确认此数据点是否确实未做或是漏填。此类逻辑核查项目的设置在临床试验中十分常见，并且涵盖了临床试验逻辑核查的大部分内容。此类逻辑核查往往较为简单，但在撰写数据核查计划时需要考虑周到全面，防止遗漏。

（四）临床研究数据的人工核查

临床研究数据人工核查是指数据核查员通过CRF所收集的数据获取核查所需的受试者相关数据信息，整理成数据清单或列表（data lists）的形式，根据医学相关专业知识对数据之间的逻辑关系通过人工方式核查，找出有逻辑错误之处，而后通过质疑进行确认。临床研究中需要人工核查的数据，通常其数据形式为开放填写内容，数据杂乱无序，无法通过程序进行统一的判断。例如，同一个不良事件谷丙转氨酶升高，在不同临床研究中心、不同受试者，甚至同一个受试者的不同访视阶段名称可能各不相同，如描述为谷丙转氨酶升高、AST升高、肝功能异常、丙氨酸氨基转移酶升高等，这时候就需要通过人工方式来核查这些数据的逻辑性、准确性和合理性。此外，临床研究受试者的纳入排除标准（是否符合诊断标准、纳入标准、排除标准，各条目之间是否有遗漏）、脱落剔除病例情况（中止日期、中止原因是否填写完整）、受试者依从性（规定用量、次数，实际用量、次数）、记录的规范性（病史、用药、不良事件等名称术语是否规范）等问题，一般情况下也需要通过人工方式进行核查。

（五）临床研究外部数据的一致性检验

临床试验研究过程中，有时会出现一部分外部数据需要与临床数据库中的数据进行比对，如中心实验室、严重不良事件等外部数据基本信息的一致性检验。其中严重不良事件（severe adverse events，SAE）是药物安全性的重要组成部分。目前，临床试验中，国内SAE需要在获知后24小时内上报，通常临床运营团队会进行采集整理，而另一方面SAE作为不良事件的一部分，在CRF中也进行了收集。这两部分数据的一致性检验是临床试验中的一个重要内容。SAE的数据点较多，人工核查费时费力，目前可以通过SAS软件的DDE语言编程来实现不一致数据点的标记，使SAE数据一致性检验更加精准直观和方便。此外，临床研究外部数据的一致性检验也可以通过Excel办公软件的VB语言，对数据进行处理及检验标记。两种方法虽然途径不同，但主要目的还是通过计算机语言对不一致处进行标记以提高一致性检验的效率。在数据库最终锁定之前，数据核查员、数据管理员、项目责任统计师、项目负责人、项目资助方、监察员等各方需要开一次数据核查会，对数据进行评估和检查，对存在的难以解决的数据疑问进行讨论，确定具体解决方案。

（六）临床研究数据合理值和检验值核查

临床试验数据核查时，核查员和数据管理员需要根据事先设定的数据合理值范围开展数据范围核查。例如，临床试验中规定受试者的招募年龄为"18～55"岁，在开展逻辑性核查时，核查员可以通过撰写逻辑核查程序，将年龄填写为非"18～55"岁的数据质疑标记，并记录在册。临床试验数据中，年龄、心率、脉搏、呼吸、血压、实验室检测指标等常常需要进行范围核查。其次，对于多中心随机对照试验，各中心随机化分组后病例的入组日期是否符合随机序列，需要根据患者入组时间和随机号对应的序列顺位进行逻辑性核查。对于实验室检测值判定，数据核查员应根据实验室各指标的正常值范围来核查数据库中临床意义的判定是否正确。

四、制定临床研究数据核查计划

参考《药物临床试验数据管理和统计分析的计划和报告指导原则》，为保证临床试验数据的真实完整、准确可靠、高质量和科学性地评价其有效性和安全性。临床试验研究项目需事先对数据管理工作和统计分析原则制定详细的计划书。在开展临床研究数据核查前，应制定详细的数据核查计划（data validation plan，DVP），以明确数据核查内容、方式与核查要求。数据核查员应根据制定的DVP开展数据核查逻辑编程、人工核查数据表制作，并据此开展数据核查，之后质疑、确认数据。无论采用CRF还是EDC记录数据，数据核查工作开展之前均应该撰写制定项目完备、逻辑清晰、时间组织合理的数据核查计划，以便能够高效、准确地开展数据核查工作。

DVP详细阐述数据库中需要控制的字段名称，说明每一个核心字段应如何控制，标明字段之间的逻辑关系。数据核查计划也是一个动态文件，数据核查员可以根据DVP进行数据库的核查编程，数据管理员也可以根据DVP进行数据核查。DVP一般应用Excel办公软件撰写，对于规范实施的临床试验研究项目，其DVP的编制往往可以参考前期的临床试验项目的DVP模板进行改写，大大提高工作效率。如表5-1所示，在临床研究中，应根据制定临床研究数据逻辑核查的框架，对临床研究中的每一个变量的域名（domain）、标签（label）、标注码（edit number）、病例记录表页码（CRF page）、访视号（visit）、数据变量名称（data collection field）、选项名称列表（codelist value）、关联变量（related variable）、逻辑表达（logic expression）、输出信息（output message）和核查方法（method）等方面进行限定，保障DVP的规范性和可操作性。

表 5-1　制定临床研究数据逻辑核查计划的框架

项目名称	描述
域名（domain）	说明变量所属的数据库及在数据库中的位置
标签（label）	变量标签名称（如 gender，性别）
标注码（edit number）	数据核查编码，保证数据核查结果的可追溯性
病例记录表页码（CRF page）	变量在 CRF 上所属的页码
访视号（visit）	访视号
数据变量名称（data collection field）	数据变量名称，与域名一致，如年龄、性别等
选项名称列表（codelist value）	变量所对应的选项，如 1. 男　2. 女
关联变量（related variable）	该变量可能涉及的关联变量名
逻辑表达（logic expression）	以"变量"或"计算机语言"表达的逻辑关系
输出信息（output message）	数据"质疑"描述方式，应简洁准确
核查方法（method）	规定变量的核查方式，系统核查还是人工核查

五、临床研究数据核查的实施要点

临床研究数据质量会直接影响到最终临床试验数据的递交。因此，数据核查是提高递交数据质量以供统计分析及报告撰写的必经步骤和核心环节。近年来，临床试验研究的快速发展及新兴技术不断涌现，为临床试验数据管理与数据清理带来了新气象。为保障临床研究数据核查过程的规范、公平、公正，提高临床数据核查结果的真实性、完整性和可靠性，需要做好以下几个方面的工作。首先，在开展临床研究数据核查前，应制定详细的数据核查计划，明确数据核查内容、方式与核查要求，保证临床试验数据的真实完整、准确可靠，并高质量和科学性地评价其有效性和安全性。其次，组建临床研究数据核查团队，一般由2～4人组成，数据核查员的遴选应注重既往数据核查经验和工作态度，并根据制定的数据核查计划开展数据核查员统一培训，合理安排数据核查的进度，保障数据核查工作的一致性和高效性。再次，重视数据核查工作的权威性和公正性，临床研究数据核查员应该由临床试验非利益相关者承担，最好是第三方人员，数据核查员秉承独立、公正的原则开展数据核查工作，同时做到数据核查过程公开透明、全程有详细的核查数据记录，强调数据的可溯源性，保障临床研究数据核查过程的公平、公正和公开。再次，数据核查应确保试验数据的真实性和可靠性。临床研究数据核查应关注数据的真实性问题，确保数据库记录数据资料与原始数据的一致性，同时查看原始数据的记录情况，确保其真实性，禁止任何形式的弄虚作假。同时，关注临床研究数据的可靠性，并采取必要的措施确保数据的完整性。最后，保证临床试验开展的合规性。数据核查过程中，应对标临床研究数据管理和数据核查相关文件，按照文件精神和规定开展数据核查工作，保障临床研究实施的合法性和合规性。

近年来，随着信息技术的发展和临床试验研究工作经验的积累，临床研究数据采集已经由传统的CRF纸质问卷转变为目前常用的EDC数据系统，临床试验数据管理逐渐向电子化转换。目前国内出现的各类EDC系统给临床试验数据的清理提供了一些新的方法和思路。传统基于纸质版CRF填写转录为EpiData数据库的数据清理存在一定的滞后性，而EDC数据采集系统可通过内嵌的程序自动产生疑问，使临床试验的数据清理呈动态性进行。因此，基于EDC数据采集系统的数据核查，需要完善的前期数据核查计划撰写及系统的配置、测试，项目进展过程中的动态数据清理在一定程度上减轻了后期数据核查和清理的工作量，保证了质疑的时效性。目前部分EDC数据系统除有CRF构建、逻辑核查、实验室管理等基本功能外，还可以通过光学字符识别（optical character recognition，OCR）技术识别化验单进行自动读入，通过系统内嵌程序智能提醒AE与CM的关联度，通过语音进行质疑答复等，使传统的数据采集、清理变得更加高效简捷；同时，临床研究数据库与药物安全警戒等数据库的直接对接，也在一定程度上降低了数据库之间的不一致性。

第六章　临床研究选题的规范和要点

导言

　　临床医学研究是一门实践科学，临床医学的进步与人类对疾病的病因、发病机制、疾病过程和表现形式的不断深入和日益全面的认识密切相关。近代临床医学的发展是基于不断更新的临床研究问题和这些问题所带动的临床相关研究的进展。因此，如何基于临床实践提出科学问题，如何通过规范的临床研究来解决临床问题是驱动临床诊疗水平不断提升的原始策源力。本章就开展临床医学研究时，如何结合临床实践提出科学问题、临床研究选题的主要来源、临床研究选题的原则等问题进行阐述，以期为临床医务人员开展临床研究选题提供参考和依据。

第一节　临床研究选题来源

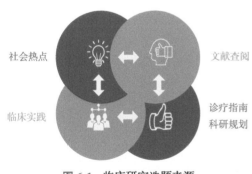

　　一项临床研究的成功与否很大程度上取决于临床研究选题。合理的临床研究选题，紧跟学科前沿，研究成果能服务于患者，解决临床实践中面临的困难和挑战。一般情况下，临床研究选题通常来源于社会热点问题、临床实践所面临的困难、文献查阅、诊疗指南和科研规划所提及的问题等，如图6-1所示。

图6-1　临床研究选题来源

一、社会热点

　　社会热点问题是临床研究选题的一个重要来源。例如，2019年出现的新冠疫情，给我国医疗领域带来了前所未有的挑战。对于这种新型冠状病毒，现有的医学知识体系对其知之甚少，因此在开展基础研究探究病毒结构、病毒毒力和感染力等研究的同时，迫切需要开展临床研究来了解病毒感染后患者的临床症状、现有抗病毒药物治疗效果评价、病毒的主要传播途径和侵袭力、人群易感性、现有防控措施的保护效果、新型药物和疫苗研发等一系列科学问题。而要回答这些科学问题就需要开展临床研究，逐一破解这些未知的问题可以为患者提供最及时可靠的医疗服务，保障广大人民群众的健康。此外，医务人员在COVID-19疫情期间，评估长期佩戴口罩对炎症性皮肤病患者面部皮损的影响研究、COVID-19疫苗接种与白癜风病情进展的关联性研究等临床研究项目，均是研究人员紧跟社会热点开展医学领域临床研究的良好范例。因此，临床医务人员要有敏锐的"嗅觉"，要善于从社会热点中发现医学相关的科学问题，通过合理的研究设计和规范的项目实施来解决这些科学问题，进而推动医学诊疗水平的进步和发展。

二、临床实践

日常的门诊和病房诊疗工作是临床医务人员的"主战场"。在临床实践中，临床医务人员一方面不断将更新的疾病诊疗知识转化为解决患者临床问题的具体决策，改善患者的健康状况；同时，临床实践也为医务人员反复验证现有知识和诊疗技术能否完全解决患者问题提供了机会。在临床实践中，临床医务人员要善于观察，勤于思考，对临床诊疗过程中碰到的问题和困难要多提问，要保持一种锲而不舍的钻研精神和严谨的研究态度，对于遇到的临床问题要通过查文献、参加学术会议、请教有经验的上级医生或专家等途径来深入学习和研究，在大量阅读和积淀的基础上提出科学假说和科研问题。例如，近年来银屑病治疗已进入生物制剂时代，特别是经医保谈判后大批生物制剂进入我国医保报销目录，给银屑病患者带来了福音。但是在临床实践过程中，尽管生物制剂很大程度上减轻了银屑病患者的病痛，但停药后复发问题仍未得到有效解决。因此，针对这一个症结，上海市皮肤病医院银屑病中西医结合诊疗团队采用序贯给药临床研究设计，评估生物制剂联合决银颗粒对于银屑病治疗疗效和复发的影响。这一项针对临床实践面临的问题开展的临床研究得到了上海市科学技术委员会评审专家的一致认可，给予重点项目立项。针对困惑中老年女性人群的压力性尿失禁问题，祖国医学针灸诊疗技术发挥自身优势，上海中医药大学和中国中医科学院等团队合作，开展针刺治疗女性压力性尿失禁随机对照临床研究的课题，在国际权威期刊上发表了一系列的临床研究成果，为患者解除了病痛。针对严重影响居民生活质量的慢性湿疹问题，国内多家医院的皮肤科医生结合临床实践，联合开展了一项多中心临床研究评估润燥止痒胶囊治疗慢性湿疹的有效性和安全性，系统评估了临床上广泛使用的中药润燥止痒胶囊治疗慢性湿疹的疗效，取得了确切的效果。因此，临床实践是临床研究的基本来源，而临床诊疗过程中尚未解决的问题和不断产生的新问题是驱动临床医学发展的动力。临床医务人员一定要重视临床实践，多观察勤思考，不断地发掘潜在的临床科研问题，进而带动临床诊疗技术的发展。基于临床实践选题的临床研究课题立项和研究成果示例见图6-2。

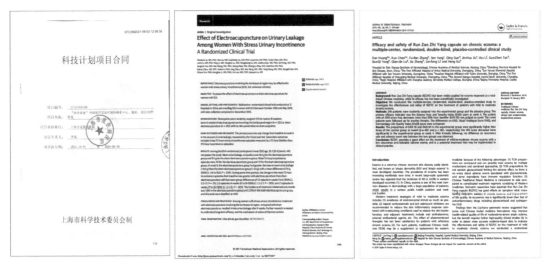

图 6-2　基于临床实践选题的临床研究课题立项和研究成果示例

三、文献查阅

　　医学是伴随着人类文明的进步而发展的，现代临床医学已经积累了大量疾病的临床知识，许多疾病已经有了系统的理论和不断更新的临床诊疗规范。但是，一般的教科书及诊疗规范提供的是较为系统、成熟和共性的知识，而医学文献则可动态地提供新的知识和研究进展。文献查阅和学习不仅可以帮助临床医务人员掌握所提出问题的研究现况，深入学习所关注问题的研究进展，得到临床研究方法学启发；另外，阅读本学科领域的最新文献报道也会激发新的思路和提出新的想法，特别是综述类文献能够让读者短时间内获得对某一个研究专题的研究进展和已获得的知识及尚需继续研究的问题的系统认识。特别值得注意的是，在阅读英文SCI文献材料时，临床医务人员要重点关注讨论中有关局限性（limitation）的内容，因为这个部分是该论文作者团队阐述在该研究中存在的不足之处，包括未来继续开展临床研究的方向和建议。临床医务人员认真学习这个部分的内容往往可以得到一些科研选题的思路，同时可以学习这些文章的整体研究思路架构和方法学应用。此外，参加学术交流活动也是促进发现新的临床研究问题的极好机会，因为在学术交流过程中，研究领域内的优秀专家讲座内容通常会高屋建瓴地阐述学科的最新进展，并提出未来的研究方向。

四、诊疗指南和科研规划

　　随着Cochrane系统评价及循证医学理论的不断完善，高级别的循证医学证据不断增加，这些都极大地促进了临床诊疗指南的科学化制定和不断更新。规范的疾病临床诊疗指南对涉及该疾病的每一种治疗或预防措施均按照证据级别分类，并会对特定疾病目前在诊断、治疗和预防方面尚未解决的问题进行总结和论述，一定程度上指明了未来该疾病学科领域的研究方向。此外，国家科研管理部门和国家自然科学基金委员会会定期发布研究方向的规划或指南，这些规划和指南是科研管理部门和基金委根据国家战略需要，通过征询行业内顶级医学专家制定而成，指明未来各学科方向需要研究的领域和科学问题，具有很好的参考价值，也是未来临床研究的风向标。例如，科技部、国家卫生健康委员会和地方科研管理部门的官方网站都会定期发布科研计划或项目招标指南，如国家自然科学基金、国家重点研发计划专项、国家临床医学研究中心建设等。因此，临床医务人员应学会利用互联网查询各相关政府官方网站，关注自身学科方向的诊疗指南更新和科研规范招标指南，结合自身的研究基础，进而制定未来的临床研究问题和发展方向。

第二节　临床研究选题原则

临床医务人员通过社会热点、临床实践、文献查阅、诊疗指南和科研规划等途径获取核心信息进而初步确定临床研究选题方向后，接下来要做的一项重要工作就是拟定一份科研计划书，以便于后续指导研究项目的稳步实施和科研成果产出。在制定科研计划书之前，临床医务人员需要根据临床研究选题的要求进一步确认项目实施的科学性、重要性、必要性和可行性等问题，这些内容均属于临床研究选题的原则范畴，需要研究人员在选题和制定科研计划书时严格遵守。

一、具有临床或公共卫生学意义

在进行临床研究选题时，研究人员应特别重视研究选题是否具有临床意义或公共卫生学意义。换言之，研究人员最后确定的临床研究项目的数据统计完成后，如果研究结论具备能够填补某疾病诊疗空白、改写临床诊疗指南、促进临床疗效的提升、降低患者痛苦和治疗成本、预防疾病复发等特征，方为一项具有临床价值的临床研究项目。如果一项临床研究项目完成后，未对疾病的诊疗产生影响，不具备一定的公共卫生价值和意义，那么这样的项目就是价值不高的临床研究。在判定一项临床研究选题是否具备重要性和临床/公共卫生学意义时，可以参考以下几个标准：①拟开展的研究是否属于常见病或多发病，研究成果是否惠及广大的患者群体；②研究内容是否属于国家或地区的临床研究规范指出的研究重点；③研究结果是否能够改善疾病的临床诊疗实践；④研究结果是否能够为疾病的诊疗增加新的知识；⑤研究结果是否可以推动自主知识产权产品研发，产生一定的社会影响力；⑥研究结果是否存在宏观上的公共卫生价值，是否能够提升人民群众的整体健康水平。

二、研究内容新颖性

临床研究选题在满足具有临床或公共卫生学意义的前提下，还需要保障研究内容的新颖性，也就是要具备创新性的特点。创新性是指研究问题和采用的研究方法具有原创性和独特性，是临床研究成果影响力和社会价值的重要基础。简单重复既往研究，缺乏创新的临床研究项目不仅难以获得立项资助，而且其后续的研究成果无临床使用价值，是对人力、物力和社会资源的一种浪费。值得注意的是，在医学临床实践中提出一个有创新性的临床研究题目通常不太容易，需要临床医务人员做一个有心人，在诊疗过程中多观察勤思考，注重日常积累，厚积薄发。此外，平常要注重临床创新思维的培养，创新能力取决于对现存知识和方法缺陷的认识和评价能力，以及在广泛接受的常识中发现问题矛盾和解决问题的能力，而研究人员的创新思维能力是创新性研究的重要基础。

三、研究方案便于实施

与基础研究需要良好的实验室平台、生物样本库和动物房等基础条件的支撑不同，临床研究项目数据采集来源于现实诊疗环境，对实验室的依赖性很低，因此适合广大缺乏基础研究科研条件的临床医务人员开展。鉴于临床研究项目的这一特征，临床医务人员在项目选题和撰写研究方案时，应考虑到研究方案实施的便利性，在满足研究设计目标的前提下尽可能简化研究设计流程，便于项目的后期开展。需特别指出的是，临床研究项目选题要契合课题组和依托单位的实际能力，不能一味地追求课题的"高大上"，研究项目涉及的样本量也要根据项目资助周期和单位实际情况而定，也不应该单纯地选择大样本设计方案。

四、研究实施的可行性

研究的可行性是指研究完成拟开展研究项目所需要的条件是否具备，一般从技术可行性、操作可行性、时间进程可行性和经费可行性几个维度进行考虑。①技术可行性是要求临床研究项目选题要契合研究人员的技术能力，不能盲目贪大，同时还需要研究人员选题前确认是否具备相应的专业背景、团队是否有相关的工作基础，同时是否具备开展本研究所需要的仪器设备和能力。②操作可行性主要考虑拟开展的临床研究项目在具体实施的各个环节是否具备相应的条件，包括充足的病例资源、合格的资质、良好的实验室和生物标本库支撑等内容。③时间进程可行性包括研究人员本人和研究团队的时间安排，所申请的研究基金对项目的时间进程要求和研究设计本身需求的时间是否符合，需要研究人员认真考虑。例如，研究人员申请课题时，在个人和团队对本课题的每年可贡献的时间方面，如果申请人和团队中部分参加者正在承担其他研究项目，一定要保证每个人参与各个项目的年累计工作时长不能超过12个月（$\leqslant 12$个月），否则会被资助方通过网络软件查询出来，导致项目无法立项。④经费可行性是研究在临床研究项目开展所获得的科研经费支持是否能够支撑该项目的顺利开展。

五、选题是否符合伦理标准

因为临床研究的对象为患者和健康受试者，对任何临床研究问题的研究过程都应符合医学伦理标准。临床医务人员在选题和研究方案设计时应遵守赫尔辛基宣言和GCP等要求。

第七章 临床研究规范设计 PICO 原则

> **导言**
>
> 规范的临床研究设计应遵循循证医学 PICO 原则。PICO 为研究人群（participant）、干预措施（intervention）、对照（comparison）和结果/结局（outcome）英语单词的首字母缩写，其中心思想与临床流行病学研究核心内容设计、衡量、评价 DME（design measurement and evaluation）一致。PICO 原则是指导临床医学研究设计，保障其研究内容和研究过程规范性和科学性的重要方案。本章将从 PICO 原则的四个部分，逐一阐述临床研究设计和实施过程中，研究人群的选择、干预措施的制定和实施、对照的选择及结局指标的确定等问题，帮助临床医务人员进行规范的临床研究设计。

第一节 明确研究人群

PICO原则是指导临床医学研究设计，保障临床研究内容和研究过程规范性和科学性的重要规则。PICO从研究对象、干预措施、对照和结果/结局四个维度对临床研究进行规范性限定，其中心思想与临床流行病学研究核心内容DME一致。

一、研究人群确定的四个阶段

研究人群是临床研究选题PICO原则中的P（participant），是研究人员开展临床研究时首先需要关心的问题。从初步设想到实际完成的临床研究过程中，研究人员一般需要经过四个阶段来逐步明确研究人群。如图7-1所示，P1是临床研究的目标人群（target population），是研究人员从临床问题出发而确定的感兴趣的人群，也是预期未来研究结果将会影响到或可以外推的人群。P2是临床研究的可获得人群（accessible population），为实际开展临床研究的团队因受时间、地理、技术、伦理等条件限制可以开展研究获得有效数据的人群。临床研究的时间限制与研究的性质有关，如前瞻性临床研究往往随访较长时间，而回顾性临床研究通常可以通过利用历史数据信息节约大量时间。根据流行病学文献及回顾性数据分析，估计可获得人群的数量和特征，是进一步明确研究人群的基础。P3为预期样本（intended sample），是研究团队基于研究目的、统计学要求、伦理法规、可行性等综合考虑，根据研究方案定义预期可以纳入的研究人群。P4为实际样本（actual sample），是临床研究完成时实际纳入的样本。实际样本与方案设计的预期样本P3往往不完全一致，在临床研究的开展过程中，由于患者拒绝参与、患者脱落、数据缺失或不合格、研究提前终止等原因，实际样本与预期样本往往会产生一定的偏差。

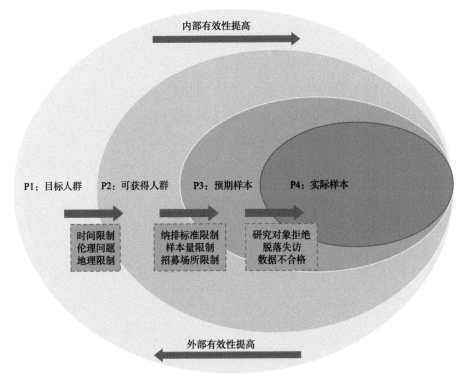

图7-1　明确研究人群的过程与内部/外部有效性

二、研究人群的定义

研究人员通过在临床研究方案中制定明确的研究人群纳入标准、排除标准、退出标准和剔除标准等，同时设定研究现场和招募场景，估算研究的样本量等方式来定义研究人群。一般情况下，纳排标准规定了研究人群所应当符合的条件，研究人群应当符合所有入选标准，同时不符合任意一条排除标准。研究人群的纳入标准通常从疾病诊断、分型分期、年龄、性别等维度进行制定。而排除标准是根据纳入标准初筛研究人群后，如果研究人群具备某些影响研究结果的特征（如妊娠、精神疾患、干预禁忌等）、存在伦理安全风险、依从性差、数据质量不佳等情况下需要排除的情况。例如，一项关于体育锻炼对妊娠期糖尿病患者血糖影响的临床研究中，研究人员制定的纳入标准为①妊娠前无糖尿病史，初次被诊断为妊娠期糖尿病者；②年龄18～45岁者；③妊娠前体质指数BMI≥28.0的孕妇；④居住稳定，近期无异地外出计划者；⑤知情同意，自愿参加本研究者。排除标准为：①孕妇的心脏、肝脏、肾脏及肺等重要器官具有严重疾患者；②长期服用影响糖代谢药物的孕妇；③患有慢性结缔组织病及影响内分泌性疾病者；④有身体残疾，不能进行体育锻炼的孕妇。

　　招募场景是招募研究人群的场所或招募的方式，常见的场景有社区基层医院、三甲综合性医院、临床研究机构，以及从医院的电子数据记录中收集。招募场景是定义研究人群的重要因素，因为在不同场景使用相同的纳入和排除标准，招募到的研究人群分布往往存在很大的差别，例如，在三级甲等医院和社区医院就诊的患者可能存在疾病的严重程度、经济情况等方面的差异。

　　样本量是对研究人群数量上的限制，通常会综合考量研究目的、统计效能、伦理合规、研究可行性等方面予以确定，但并非所有类型的临床研究都会有明确的样本量限制。当可获得人群数量远远超过研究实际需求时，研究人员可以采用连续入组、随机或非随机抽样或匹配来达到样本量要求。对于样本量的计算，后续会在临床研究设计规范等章节中进行详细介绍。

第二节　制定干预措施

　　干预措施（intervention）是 PICO 原则的第二个部分，是临床研究设计的核心内容。干预措施根据研究的类别不同可以分为暴露因素和干预因素。

一、干预措施的定义

　　非干预性临床研究中，"intervention"可解读为"暴露因素"；干预性临床研究中，"intervention"可解读为"干预因素"。开展临床研究前，研究人员需根据研究目的确定合适的研究设计类型，然后针对性地确定该临床研究中具体的暴露因素或干预因素内容，规范实施或评价后，对目标暴露结局或干预效果进行分析，评估暴露-结局之间的关联强度或探讨干预-效果之间的干预效果和安全性。

　　非干预性临床研究包括描述性临床研究（如横断面调查、病例报告等）和分析性临床研究（如病例对照研究和队列研究）。非干预性临床研究中"I"通常代表"暴露因素"，是指研究对象接触过的某种待研究的物质，具备某种待研究的特征或者行为。暴露因素在不同的临床研究中有不同的含义，暴露因素可以是有害的，也可以是有益的，研究人员需根据具体的研究目标来设定具体的暴露因素。例如，一项母亲孕期烟草暴露对 3～6 岁儿童运动发育协调功能障碍影响的横断面研究中，研究人员评估母亲孕期烟草暴露是否会增加 3～6 岁儿童运动发育协调功能障碍的发生率。该临床研究中，母亲孕期的一手烟和二手烟暴露即为"I"，是一种有害因素，研究人员参考《世界卫生组织烟草控制框架公约》，对暴露因素一手烟和二手烟进行了明确定义，确保了"I"选择的规范性和科学性。

　　干预性临床研究中，"intervention"可解读为"干预因素"，是研究人员根据研究目的，主动对研究对象施加的诊断、治疗和行为指导等措施。临床医学研究中，干预因素应遵循赫尔辛基宣言，符合伦理原则，确保干预因素对实施对象的公平性、安全性、自愿性、可获益性。

二、干预措施的选择原则

干预措施的选择是临床研究中的核心环节，是探讨暴露-结局病因联系和评估干预效果的关键。为保障临床研究中暴露因素和干预因素的规范性、科学性、可比性和可操作性，"intervention"的选择应遵循以下原则。

（1）暴露/干预因素要有明确的定义　研究人员应对暴露/干预因素进行明确的限定，保证其科学性和规范性，以便其研究结果与领域内同类研究具有可比性，提高研究成果的可接受度。例如，吸烟作为一个常见的疾病危险因素，不同背景的人对吸烟的理解存在明显差异。重度吸烟者可能认为每天抽1支烟并不算是真正的吸烟，而对于既往从未吸烟者，只要抽过烟，即使是尝试过1～2支烟也可能被认为是吸烟。因此，为统一大家的认识，临床研究中需要对吸烟这个暴露因素进行明确定义，可参考《世界卫生组织烟草控制框架公约》对吸烟的定义"a smoker is defined as a person who smoked at least one cigarette every day for over six months in his/her whole life-time"，将吸烟定义为每天至少一支烟，持续6月及以上。干预性临床研究中，干预因素也应明确定义。例如，在针刺治疗女性压力性尿失禁临床研究中，研究人员对针灸针具的品牌、型号、粗细、针刺穴位、针刺手法、留针时长、针刺治疗频次和针刺疗程等都进行了明确规定，保证临床研究干预措施的规范性和可重复性。

（2）暴露/干预因素的可测量性　临床研究中，在选择暴露/干预因素时还应该考虑其可测量性。选择的测量方法必须有详细明确的使用说明，测量过程可重复，同时能够被其他研究人员理解。例如，在一项孕期添加鱼肝油对妊娠结局影响的临床研究中，干预因素"鱼肝油"的选择就具有良好的可测量性，研究人员确定好鱼肝油的品牌产品后，可以明确定量测量孕妇妊娠期具体的服用剂量[如每天几粒（片、丸）]，在后续干预效果评估中，可以对干预因素进行详细准确分析。在开展暴露/干预因素测量时，还应注意测量尺度的选择。临床研究中，常用的数据测量尺度包括名义尺度（例如，性别：男/女；实验室检测结果：+/−；血型：A/B/AB/O）、顺序尺度（例如，给药频次：1次/周、2～3次/周、4～6次/周）、区间尺度（例如，研究对象年龄、针刺持续时间）和比例尺度（例如，医生/护士，教师/学生）。通过选择合适的测量尺度，能够获得满足临床研究目的所需要的暴露/干预测量，降低测量误差，获得最真实的数据。

（3）暴露/干预因素的选择应注重经典和新颖性相结合　临床医学研究应是建立在经典研究基础上的传承创新。既往的临床研究积累是开展新临床研究项目的基础，同时在新的临床研究中加入新颖性元素是促进临床研究创新性、先进性和独特性的重要保障。根据临床研究经典传承和新颖创新的特点，暴露/干预因素的选择也应注重经典和新颖性相结合。例如，在一项评估针刺治疗骨关节病的疗效评估临床研究中，干预因素超声引导针刺治疗的选择即具有经典和新颖性相结合的特征，传统针刺治疗以针灸医生在施针操作过程中与患者沟通，获"得气"感即为针刺成功，这是一个主观感受和经验体会，不便于测量和标准化；但研究中纳入超声引导的概念，使得"得气"图像化和具体化，便于测量和观察，也利于针刺治疗的标准化，提高其可推广性，具有创新性，是一个良好的干预措施指标。

三、干预措施实施的注意事项

干预性临床研究中，研究人员确定研究干预措施和实施计划后，应根据项目进度安排，规范实施制定的干预措施，确保研究项目规范稳步推进。在临床研究干预措施实施过程中，应注意以下实施要点和注意事项。①统一培训临床研究项目组成员。在临床研究项目正式开始前，应根据事先制定的干预措施和实施计划对课题组成员进行统一培训。培训会议应采取PPT汇报形式，详细介绍干预措施的内容，包括干预措施定义、实施原则、干预措施内容规范、实施频次、干预总周期和注意事项等内容，确保培训内容通俗易懂。培训后建议组织交流讨论环节，就干预措施实施过程中的各个环节进行充分讨论，发现问题及时修改，保证临床研究正式开展过程中干预措施的顺利实施。需要强调的是，培训对象应该包括参与项目的所有人员，不仅仅是干预措施的实施者，调查员、评估人员和数据统计分析人员也需要参加培训。②建立考核上岗机制及干预质控小组。除在临床研究项目开始前开展统一规范培训外，为保障干预措施实施的一致性和规范性，应建立干预措施实施人员考核上岗制度，临床研究干预人员持证上岗。同时，为保证临床研究干预措施的质量，保证实施的一致性和规范化性，需加强干预措施实施的质量控制，建议成立干预质控小组。干预质控小组成员可由市级医院临床研究中心项目质控专员、院内外临床专家、流行病学家和统计学家组成，由项目组召集并聘任，主要负责临床研究项目干预措施实施的质控工作，质控工作建议至少每3个月一次。③干预药物、营养物质和仪器设备等统一化管理。临床研究中，干预措施可能会涉及药物、营养物质和仪器设备对干预措施的测量。为保证干预措施测量的一致性和准确性，需要对涉及的药物、营养物质和仪器设备等进行统一化管理。

第三节 选择对照

对照的设置是临床研究的一个重要环节，是临床试验研究实现可比性的重要方法和手段，但很多研究人员会忽略其重要性。在传统的平行随机对照试验中，一组受试者接受待研究的干预措施，另一组受试者则接受安慰剂或者其他作为比较的治疗手段，研究人员按照既定的随访方案跟踪两组受试人群，比较研究终点在实验组和对照组之间的差异。设置对照组的目的在于将待测试的干预引起的患者响应（如症状、体征或其他发病率的变化）与其他因素（如疾病的自然发展、观察者或患者的期望或其他治疗）引起的结果进行区分。

一、对照的类型

阳性对照（active control）：将一种研究性药物（或其他干预方式）与已知的活性药物（或标准干预方式）进行比较的试验，称为阳性对照试验。它可以采用优效性设计，也可以采用等效性或非劣效性设计，通常采用双盲设计。

剂量对照（dose-response control）：在剂量对照研究中，受试者被随机分配到两个或多个剂量组，其中可以有或没有安慰剂组，从而确定剂量和疗效或不良反应之间的关系。例如，一项三臂的药物临床试验，一组人群接受高剂量的药物，一组人群接受低剂量的药物，剩下一组人群接受零剂量的安慰剂。

安慰剂对照（placebo control）：在安慰剂对照试验中，受试者被随机分配到试验治疗组或安慰剂组中。安慰剂在外观、重量、味道和气味等物理特征方面与试验药物尽可能相同，但不含试验药物。例如，某种试验药物以输液的形式给药，安慰剂对照则可以为生理盐水。

空白对照（no-treatment control）：空白对照在概念上与安慰剂对照类似，一般用在安慰剂对照由于特定原因无法实施的情况下，且往往无法使用盲法。例如，研究对象是某种手术方式，但对照组使用"假"手术作为安慰剂对照往往是违背伦理的。

外部对照（external control）：外部对照试验是指对照组的患者并非属于受试组所在的同一随机试验，即不存在平行随机对照组。因此，对照组与接受治疗者并不完全来自同一人群。通常，对照组是先前（历史对照）所观察的且有完整记录的患者群体，可以是在另一研究机构同期观察的一组人群，或是在研究之外同一个机构的人群。设置外部对照的临床试验一般称为类试验或半试验研究。

二、临床研究不同对照的优缺点

如前所述，临床研究中，研究人员可根据研究内容和实际情况选择阳性对照、剂量对照、安慰剂对照、空白对照或外部对照。在选择对照时，研究人员需要参考不同类型对照的优缺点，同时结合临床研究的特点，选择合适的对照类型。各类型对照优缺点见表7-1。

表 7-1　临床研究不同对照的优缺点

对照类型	优点	缺点
阳性对照	（1）阳性对照设计，无论是为了显示非劣效性、等效性或优效性，都能减少因不使用已证实对健康有重要益处的药物而产生的伦理问题 （2）若试验证实了优效性，则该结果可直接被解读，且相对较大的样本量也能提供更多的安全性信息	（1）在非劣效性和等效性设计中，无法确认该临床试验区分有效治疗与低效或无效治疗的能力大小 （2）非劣效性试验中，会选择较小的非劣效界值（non-inferiority margin），从而大大增加样本量
剂量对照	（1）剂量-反应为单调线性关系时，剂量对照试验可以合理用于阐释药物疗效，并且可以产生剂量-反应信息。在最佳剂量未知的情况下，研究一系列剂量可能要比选择单一剂量更谨慎 （2）在药物有效性和安全性与剂量紧密相关的情况下，剂量对照在伦理方面较安慰剂对照有更多优势，因为患者和研究人员有理由用较低的疗效换取更高的安全性	剂量对照试验的一个潜在问题是，在一系列剂量当中，如果没有检验两组间的差异，即使确认了剂量-反应的正向趋势，但无法确定（除了最高剂量以外）哪些剂量实际有效

对照类型	优点	缺点
安慰剂对照	（1）可以不借助外部结果直接解释试验干预的有效性 （2）可测量"绝对"有效性和安全性，区分由于药物引起和那些由于潜在疾病或"背景噪声"造成的不良事件 （3）与其他对照类型相比，安慰剂对照试验对样本量的需求较小 （4）减少受试者和研究人员对试验的心理预期造成的主观偏倚	（1）来自伦理方面的考虑 （2）接受安慰剂治疗的患者可能会由于病情没有得到好转而退出该研究，使研究的分析变得更复杂 （3）若受试人群由于伦理或实操方面的考虑而不具有代表性，安慰剂对照试验的普遍性则会受到挑战 （4）缺乏试验干预相对有效性的信息，且这些信息无法单纯地通过比较研究来获得，因为不同试验的条件往往大相径庭
空白对照	空白对照的优缺点与安慰剂对照类似	空白对照不能对受试者设盲，这会导致研究结果受到受试者依从性的影响
外部对照	（1）所有患者都可以接受试验药物的治疗，使该研究对患者和医生有更强的吸引力 （2）试验设计具有潜在的高效性，这对一些罕见病尤其重要	（1）不能采用盲法设计，因此存在由患者、观测人员和分析人员引起的偏倚 （2）不能保证对照组和治疗组的可比性，有过高估计治疗有效性的趋势

第四节　确定结局指标

临床研究中，研究人员通常会在研究方案中设定一个主要目的，通过试验来回答一个科学问题，如人体对药物的耐受性、药物是否可以控制疾病的复发、药物是否延长肿瘤患者的生存时间等。这就需要用相应的指标来回答临床试验提出的科学问题，这种与临床研究目的相关的指标称为终点指标（endpoint），也就是 PICO 原则中的"O"结局指标（outcome）。终点指标可以是临床终点（痊愈、有效、死亡、心血管事件等）、替代终点（生物标志物、短期效应指标），或安全性指标、某个特定的不良反应。终点指标的选择应该基于临床实际和研究目的确切反映药物有效性或安全性。对于结局指标选择的主要原则应把握其真实性和可靠性，即指标的信度和效度。真实性指标中，应重视指标的灵敏度和特异度。灵敏度高，假阴性率低，易检出研究结果，与研究的关联性强；特异度高，易排除非研究结果，增加指标判断研究结果的特异性。研究指标的可靠性即可重复性，可重复性好的观察指标，可增加研究的可靠性、可比性和应用性。

一、结局指标的分类

主要终点（primary endpoint）：指与临床试验的主要目的直接相关的，能够就试验的主要目的提供与临床最有关且可信证据的变量。一般情况下，主要终点指标包括两方面：疗效指标以及发生疗效指标的时间点。主要终点的选择应考虑相关研究领域已有的公认的准则和标准，或者在以往的研究中已经报道过的、已积累有试验经验的、可靠且有效的变量，通常情况下选择客观指标，如果定义主观指标，需要详细说明主观指标的测量方法。试验的样本量估计基于主要终点指标。一般情况下，一个临床研究仅设计一个主要终点指标。如果需要多个主要终点指标，则需要根据假设检验的要求，制定恰当的总Ⅰ类错误率（FWER）的控制策略，并在样本量估计时给予充分考虑。

次要终点（secondary endpoint）：是与次要或主要研究目的相关且对主要研究目的起支持作用的指标，如研究某一药物对死亡的影响时，次要终点可以观察是否对生活质量有提高。在设计方案中也需要对次要变量进行事先定义，并对其在解释试验结果的作用及其相对重要性时加以说明。次要指标数目也应当是有限的，并且能回答与试验目的相关的问题。在主要指标未显示出统计学意义的情况下，也应该对次要指标进行分析，但其分析结果只能被认为是支持性或探索性结果。

有效性终点（effectiveness endpoint）：有效性指标又称为疗效指标，是反映受试药物用于患者所表现出临床获益的主要观测和评价工具，疗效指标的选择、测量和比较是药物有效性评价中的关键因素。疗效指标主要包括疗效观测指标和以疗效观测指标为基础确定药物效应大小比较与评价的方法和标准，即疗效评价指标。反映疾病变化的疗效指标可以是疾病临床终点，也可以是评价社会参与能力、生活能力、临床症状或体征、心理状态等内容的相关量表或其他形式的定量、半定量或定性的指标，也可以是通过某些仪器和实验室检查等手段获得的某些客观数据或检查结果，如病理生化等指标。

安全性终点（safety endpoint）：安全性评价是药物或医疗器械上市前临床研究的核心问题之一，也是药物或医疗器械上市后安全广泛应用的最重要的保障，主要是从暴露情况（强度、时间）、临床不良事件（疾病、体征、症状）、实验室检查数据（包括生化学和血液学指标等）、生命体征四个方面对与产品安全性相关的信息进行描述与评价。不良事件、不良反应和严重不良事件评价是安全性评价的主要内容。不良事件是指治疗过程中出现的不良临床事件，并不一定与治疗有因果关系。任何医学事件（如摔跤、骨折等）可能是干预造成患者眩晕后所造成的，也可能与干预毫无关系，都属于不良事件。而只有与药物应用有因果关系的反应才是不良反应。也就是说，不良事件是指因果关系尚未确定的反应，而不良反应是指因果关系已确定的反应，在药品说明书中经常出现。严重不良事件指临床试验过程中发生需住院治疗、延长住院时间、伤残、影响工作能力、危及生命或死亡、导致先天畸形等事件。研究中发生严重不良事件时需在一定时间（24小时）内报告申办者与主要研究人员，并立即报告当地药品监督部门和伦理委员会。

临床终点（clinical endpoint）：是指能够反映患者感觉、功能变化的特征性指标、与生存状态相关的疾病临床终点（如死亡、残疾、功能丧失）或某些重要的临床事件（如脑卒中、骨折发生）等指标。临床终点能直接评价药物真实的效应，如症状缓解率、疾病病死率、严重临床事件发生率等，但其中的疾病临床终点指标的评价往往需要的时间长、样本量大、研究成本高，有时还存在伦理学风险，导致疾病临床终点指标观测存在困难或不合理，因此临床试验常以易于观察和测量的指标来替代临床终点。

替代终点（surrogate endpoint）：是指直接终点不可能得到或短期内不能直接评价临床获益时，用于间接反映临床获益的观察指标。替代指标一般易于测量，如常用的单纯生物学指标或实验室理化检测，如血脂、血糖、血压、血清胆固醇含量、实体肿瘤体积的缩小等。替代终点应用的前提是替代指标的改善也将会相应改善疾病的终点结局，即研究人员必须有足够的证据支持其与临床终点的关系，并可预测疾病结局。替代指标选择不当有可能导致错误估计干预措施对临床最终结局的作用。

复合终点（combined endpoint）：如果根据主要研究目的，在多个指标中很难选出其中一个作为主要变量，则可用预先确定的算法来整合或组合多个值，组合构成一个复合变量作为主要终点。复合终点一般有两种类型，一种就是临床上经常采用的量表，如在临床试验中常用到的汉密尔顿量表（包括抑郁量表和焦虑量表）就是由若干项目组成的复合终点，量表的选择需要考虑以下四个方面：研究目的、信度和效度、评定对象、量表可行性。另一种复合终点是将几种事件合并定义为一个复合终点，这种情况在心血管药物的临床试验中最为常见。需要注意的是将多种测量结果综合成复合变量，其计算方法应在试验方案中指定，并解释其临床意义。复合终点的确定有以下两个一致原则：①研究人员认为干预措施对组成复合终点的各终点指标的影响（发生率和效应量）一致；②各组成终点对患者的重要性一致。当复合终点被用作主要终点时，研究人员不仅要对主要终点进行汇报，也要对组成复合终点的各组成终点作为次要研究终点进行单独汇报。

全局性终点（overall endpoint）：指把客观指标和研究人员对患者治疗后的临床结局状态或其改善程度总体印象结合起来制定的一种疗效评价指标，用于评估某项治疗总的安全性、优效性和实用性。它通常是等级指标，其判断等级的依据和理由应在临床试验方案中明确。全局评价指标可以评价某个治疗的总体有效性或安全性，带有一定的主观成分，因此全局性疗效指标一般不作为或不单独作为药物临床试验中的主要疗效指标。如果使用全局评价指标作为主要疗效指标进行疗效评价，则需要增加医生主观判断外的其他较为客观的指标作为共同的主要疗效指标，或至少是重要的次要疗效指标。全局评价指标在神经病学和精神病学治疗领域用得比较好，如精神疾病治疗的临床总体印象（clinical global impression，CGI）量表。

二、结局指标选择时的注意事项

临床研究中，结局指标的选择首先需要保证指标的真实性高、可靠性强。因此，应该选择国际或国内诊疗规范制定的指标或权威文献提出的指标，这些指标得到过广泛的考核或讨论，其灵敏度、特异度和可重复性均较好。其次，制定结局指标时在注意先进性、科学性的同时，还应该重视可行性。指标不宜太多，应与所能提供的人力、物力和财力相匹配，检测方法的技术难度不宜过大，应与申请单位条件匹配。最后，临床研究的结局指标不应该局限于生物学标志，在经费和人力条件满足的情况下，纳入行为学、社会学、生存质量、卫生经济学等指标。

第八章 临床研究方案设计中的统计学要素

📝 **导言**

　　研究方案设计是临床研究的首要环节。一份撰写规范的临床研究计划方案可以明确研究目的、指导临床试验研究的规范开展。临床研究方案的设计是一项科学、严谨的工作,在满足临床诊疗需求的前提下,需遵从统计学要求规范。参考临床研究设计PICO原则和我国《药物临床试验质量管理规范》,本章从临床研究设计类型入手,介绍随机化方案、对照设置、重复、盲法、终点指标、分析数据集、数据安全监察委员会、缺失数据及数据填补方法、统计分析和亚组分析等临床研究方案设计中的统计学要素,为研究人员开展临床研究方案撰写提供参考。

第一节　临床研究计划撰写要点

　　临床研究的首要环节是撰写一份规范的临床研究计划方案,用于明确整个研究的目的、指导临床试验的规范开展。临床研究方案的设计需满足临床诊疗需求,其规范性需遵从统计学要求,同时需要具有丰富临床经验的临床医务人员、流行病学家、统计师等共同参与,是一项科学、严谨的工作。根据临床研究PICO原则和我国《药物临床试验质量管理规范》,研究方案通常包括基本信息、研究背景资料、试验目的、试验设计、实施计划等内容,其中核心为研究设计部分,包括研究设计类型、随机化方案、对照设置、重复、盲法、终点指标、分析数据集、统计分析方法。

一、临床研究的设计类型

　　临床试验设计类型的选择至关重要,研究人员应根据研究目的和研究条件的不同选择合适的临床研究设计类型。最常见的研究设计包括平行设计、交叉设计、析因设计、成组序贯设计和主方案设计。

　　平行设计,是指根据研究目的为试验药设置一个或多个对照组,试验药也可设置多个剂量组,研究人员将受试者随机地分配到试验的各组,各组同时进行、平行推进。

　　交叉设计,是将自身比较和组间比较设计思路综合应用的一种设计方法,它可以较好地控制个体间的差异，以减少受试者人数。最简单的交叉设计是2×2交叉设计，指将每个受试者随机分配到两种不同的试验顺序组中，AB或BA两种治疗顺序组，其中AB顺序组的受试者在第一阶段接受A处理，在第二阶段接受B处理，而BA顺序组与AB顺序组相反，在两种处理之间要设置洗脱期以消除其延滞效应。

析因设计，是一种多因素的交叉分组试验设计，通过不同的组合，对两个或多个处理同时进行评价。它不仅可检验每个因素各水平间的差异，而且可以检验各因素间的交互作用。最简单的析因设计是2×2析因设计，有因素A和因素B两个处理因素，每个处理因素设为"有"和"无"两个水平，此时两因素各水平组合后即有四组：A0B0、A1B0、A0B1和A1B1。析因设计临床研究中可将受试者随机分配到这四组。在很多情况下，该设计主要检验A和B的交互作用，或用于探索两种药物不同剂量的适当组合，以评估由两种药物组合成的复方药的治疗效果。

成组序贯设计，是指每一批受试者完成试验后，及时揭盲对主要指标进行分析，一旦可以做出结论即提前有效/无效停止试验。成组序贯设计包含成组和序贯两个要素，成组是指每个分析阶段试验组与对照组的病例数比例与总样本中的比例相同，序贯是指把整个试验分成若干个连贯的分析段，每个分析段病例数可以相等也可以不等。成组序贯设计常用于有期中分析的临床研究中，适用于下列三种情况：①怀疑试验药有较高的不良反应发生率，采用成组序贯设计可以较早终止试验；②试验药疗效较差，采用成组序贯设计可以因无效较早终止试验；③试验药与对照药的疗效相差较大，但病例稀少或临床观察时间过长。成组序贯设计的优点是当试验药与对照药间确实存在差异时，或试验药与对照药不可能达到统计学意义时，可较早地得到结论，从而缩短试验周期。

主方案设计，是一类在单一方案下同时检测多种试验药和/或多个肿瘤适应证，且无须为每次试验制定新方案的新颖试验设计。常见的主方案设计包括三种类型：篮式设计、伞式设计和平台试验设计。常用于肿瘤研究设计，不同的设计方案可参考相关文献材料。

二、随机化方案

随机化是指临床研究中的每位受试者均有同等的概率被分配到试验组或对照组，使各种已知和未知的影响因素在试验组和对照组间的分布保持均衡，也是临床研究进行有效性和安全性评价的前提，其过程不受研究人员和受试者主观意愿的影响。常见的随机化方法包括：①固定区组随机：是指在一个固定区组内保证试验组和对照组之间的均衡。区组过大易造成组间不均衡，过小则易造成同一区组内受试者分组的可猜测性，最常见的区组数为4或6。②可变区组随机：在单盲或开放性研究选择固定区组随机，研究人员会根据已有分组去猜测接下来受试者的分组，因此常常采用可变区组随机，设定2个或多个区组长度，在限制组间可能的不平衡的同时又能保证较低的可预测性。③分层随机化：是临床研究中最常见的随机方法，分层因素可以根据试验目的或影响试验结果的因素来确定，通常由临床研究人员和统计师共同决定，常见的分层因素有中心、年龄、基础疾病、疾病亚型等，在每层内分别进行随机以保持层内的组间均衡性。④动态随机化：当考虑的分层因素较多时，分层随机化可能会导致每层样本量不足，此时可采用动态随机化。动态随机化是指通过考虑分层因素的数量及权重和入组个体在这些分层因素上的分布，调整入组个体的分组，从而保证两组间的均衡可比。⑤中央随机化系统：在跨地域的多中心临床研究中，各中心在受试者招募、随机入组和药物消耗等方面的进度不同，传统的人工管理由于沟通不及时，很容易造成资源的浪费，因此可以采用基于信息化技术的多中心临床研究中央随机化系统。

三、对照设置

对照是临床研究的基本原则之一，设置对照组的目的在于将待测试的干预引起的患者结果（如症状、体征或其他发病率的变化）与其他因素（如疾病的自然发展、观察者或患者的期望或其他治疗）引起的结果进行区分。干预的选择往往是设计随机对照试验第一优先考虑的问题，而对于对照的选择，很多研究人员却会忽略其重要性。常见的对照类型包括：安慰剂对照、空白对照、剂量对照、阳性对照、外部对照，具体内容可参考本书第七章第三节。

四、重　　复

重复是临床研究的基本原则之一，是指接受相同处理的受试对象不止一个，即每个处理组都要有一定的样本含量。国际人用药品注册技术协调会（The international council for harmonisation of technical requirements for pharmaceuticals for human use，ICH）。ICH E9（1998）指出，临床研究的样本量必须足够大，以可靠地回答研究假设所提出的相关问题；同时又不至于太大而造成浪费。样本量的具体计算方法请参考本书第九章、第十章和第十二章中相关章节内容的介绍。

五、盲　　法

在临床研究中的随机分配阶段，若研究人员已知随机化分组信息，则可能选择入组受试者，导致两组之间基线不均衡。若受试者已知随机化分组信息，则可能受到主观因素的影响，产生疗效与安全性的评价偏倚。盲法是控制临床研究中因知晓随机化分组信息而产生偏倚的重要措施，简单来说就是使研究人员和/或受试者不清楚接受的是何种处理。根据针对的是研究人员（对受试者进行筛选的人员、终点评价人员以及对方案依从性评价人员）和受试者的设盲程度，临床研究分为双盲、单盲和开放试验。评价者在任何情况下都应处于盲状态。揭盲：双盲临床研究中，通常采用二次揭盲，即数据库锁定后进行第一次揭盲，可以获知每个受试者对应A组或者B组，以便对数据进行统计分析；当分析结束时，在临床研究总结会上再进行第二次揭盲，可以获知AB两组分别对应试验组还是对照组。紧急揭盲：为了保证受试者的安全，在双盲临床研究中，申办者需为每个受试者准备一份应急信件，其内容为该编号的受试者所分入的组别及用药情况。非必要时不得拆阅，一旦被拆阅，该编号病例将中止试验，按脱落处理。若受试者出现严重不良事件，需知道该受试者的分组情况，以便于抢救时才拆开应急信件。

六、终点指标

每个临床研究通常有一个主要目的，通过临床试验来回答一个科学问题，如人体对药物的耐受性、药物能否延长肿瘤患者的生存时间、药物是否可以控制疾病的复发等。这就需要用相应的指标来回答临床研究提出的科学问题，这种与临床研究目的相关的指标称为终点指标。终点指标可以是临床终点（痊愈、有效、死亡、心血管事件等）、替代终点（生物标志物、短期效应指标），或安全性指标、某个特定的不良反应。终点指标的选择应该基于临床实际和研究目的确切反映药物有效性或安全性。选择原则为易于量化、客观性强、重复性高且为相关研究领域公认的指标。主要指标不宜太多，一般只有一个，当主要指标有多个时，样本量估计要考虑假设检验的多重性问题。在定义主要指标过程中，不仅要说明指标的含义，其测量时点、测量手段以及计算方法都应注明。在关注主要终点和次要终点的基础上，还需要了解有效性终点、安全性终点、临床终点替代终点、复合终点、全局性终点等。有关内容参考第七章第四节"确定结局指标"。

七、分析数据集

意向性治疗（intention to treat，ITT）原则是指主要分析应包括所有随机化的受试者，这种保持初始的随机化的做法对于防止偏倚是有益的，并且为统计学检验提供了可靠的基础，这一基于所有随机化受试者的分析集通常称为ITT分析集。ITT分析集是对所有随机化受试者的研究结局进行完整的随访，但实际中这种理想很难实现，因而也常采用全分析集（full analysis set，FAS）来代替ITT分析集，FAS分析集包括所有随机化的受试者，但违反重要入组标准、受试者未接受试验用药物的治疗、随机化后无任何观测数据的受试者不进入FAS。符合方案集（per protocol set，PPS）是全分析集的一个子集，是对方案依从性高的受试者的集合。安全集（safety set，SS）用于安全性分析，通常应包括所有随机化后至少接受一次治疗且有安全性评价的受试者。

在统计分析过程中，可以同时采用FAS和PPS进行统计分析。若两种数据集的分析结论一致，可以增强试验结果的可信性，若不一致，应对结果差异进行讨论和解释。在不同的设计类型中关注的分析集也不同。在优效性试验中，应采用FAS作为主要分析集，因为它包含了依从性差的受试者而可能低估了疗效，基于FAS的分析结果是保守的。在等效性或非劣效性试验中，单独用FAS所得的结果并不一定保守，可以用PPS和FAS作为分析人群，两个分析集所得出的结论通常应一致，否则应分析并合理解释导致不一致的原因。

八、统计分析方法

统计分析方法应根据研究目的、试验方案和观察指标进行适当选择。统计分析应对统计方法、假设检验、单侧检验还是双侧检验以及检验水准进行说明（传统差异性检验通常为双侧检验，通常 $\alpha < 0.05$），同时选择国内外公认的统计软件，包括SPSS、SAS、R、MedCalc、GraphPad等。关于统计分析涉及的统计学描述和统计学检验可以参考本书的第

十八章和第二十章中相关内容的介绍。

第二节　临床研究中的其他要素

本章第一节将临床研究计划方案撰写时需要考虑的核心统计学要素均进行了详细的介绍，依据上述八个方面的内容，研究人员基本上可以撰写出一份相关规范的临床研究计划书。但是，在临床研究项目实施和统计分析过程中，同样还需要关注数据安全监察委员会、缺失数据处理、期中分析、亚组分析等，保证临床研究的高质量完成。

一、数据安全监察委员会

数据安全监察委员会是药物临床试验中设置的一个机构组织。1967年，美国国立卫生研究院（National Institutes of Health，NIH）的一个外部咨询小组首次提出了一个正式委员会的概念，用以负责随着试验的进展，审查积累的数据，以监测安全性、有效性和试验操作质量。后来几十年的临床试验逐渐发展，出现了越来越多高死亡率的临床试验，机构审查委员会（Institutional Review Board，IRB）也对一些多中心试验的试验监测和患者安全性越来越关注。1992年，NIH的一次研讨会上讨论了这个委员会的运作和职能以后，数据安全监察委员会在临床试验中的角色逐渐被重视。

数据安全监察委员会或称独立数据监察委员会（Independent Data Monitoring Committee，IDMC）由申办者组织相关领域的杰出专家组成，成员独立于研究人员和申办者，通常包括所研究疾病的临床专家、生物统计学家、临床研究方法学专家、生物伦理学家等，主要负责对期中分析的安全性数据以及关键疗效指标进行解读、判断，并向申办者建议是否继续、修改或停止试验。同时负责定期审阅正在开展的临床试验的累积数据，从而保护受试者的安全性、保证试验的可靠性以及试验结果的有效性。

IDMC的建立应包括成员的确定和章程的拟定，一般应在第一例受试者入组之前由申办者完成。建立IDMC时需重点考虑成员的代表性、独立性和公正性，应规避利益冲突。IDMC成员的主要职责包括：①对开展的临床研究项目进行安全性监察以保护受试者的安全；②通过审阅期中分析数据对有效性进行监察；③通过审阅试验数据来对试验操作质量进行监察；④对于采用复杂设计类型的临床试验，IDMC可基于已收集数据，对正在进行的试验要素提出调整和修改建议，如对干预剂量、研究人群或样本量估计等一些要素提出调整建议。一般情况下，大多数的临床研究不要求或无须设置数据安全监察委员会，而以延长生命或减少重大健康结局风险为目的的大规模多中心临床研究则须设置数据安全监察委员会。

二、缺失数据处理

缺失数据是指按照研究方案要求收集但未能观测到的数据。缺失机制主要分为三类：完全随机缺失、随机缺失和非随机缺失。缺失数据的填补常常针对方案中的主要终点，并且填补方法应在方案中进行说明。但需要注意的是，无法通过已有数据对缺失机制进行判断，且不同的填补方法得到的结果也不一样，因此处理缺失数据本身可能是潜在的一种偏倚。研究人员可以在不同的假设下进行数据填补，然后进行敏感性分析，从而比较所得结论是否一致。常见的数据处理方法有以下几种：①忽视缺失值，在完全随机缺失机制下可以忽视缺失数据，但忽视缺失数据会造成前面提到的偏倚，因此不建议作为确证性研究的主要疗效指标分析填补方法，可以用于探索性研究或者确证性研究的次要疗效指标分析。②简单填补，是将缺失数据按某填补方法结转一次，常见的填补方法包括末次访视结转、基线访视结转、最差病例填补、最好病例填补、均数填补、回归填补等。③多重填补，主要包括以下步骤：首先为每个缺失数据产生一套可能的填补数据，这些值反映了无响应模型的不确定性；每一个值都被用来填补数据集中的缺失数据，产生若干个完整数据集；其次每一个填补数据集都用针对完整数据集的统计方法进行统计分析；最后对来自各个填补数据集的结果进行综合，产生最终的统计推断，最终得到对目标变量的估计。常见的多重填补方法包括联合模型法、完全条件定义法、马尔可夫链蒙特卡罗法、逐步回归多变量填补法等。

三、期 中 分 析

期中分析是指在正式完成临床研究前，根据事先制定的统计分析计划，在处理组间进行分析。常见的期中分析目的包括监测药物的安全性、确认药物的有效性和样本量重新估计，分别对应期中分析的四种结果：依据安全性终止试验、依据无效性终止试验、依据有效性终止试验和继续试验。若期中分析的目的是监测药物的安全性，在实施过程中出现安全性问题，则可以做出终止试验的结论。若期中分析的目的是确认药物的有效性，当试验药物有效并达到预期设定的标准时，则可以做出依据有效性终止试验的结论。若试验药物无效且低于预期设定的标准，则可以做出依据无效性终止试验的结论。若方案设计时信息不足导致对试验药物的有效性和安全性估计不准确，期中分析可以进行样本量重新估计，重新估计之后决定下一步工作。方案中若有期中分析，则需要说明期中分析的时点（包括日历时点或信息时点）、次数、一类错误调整方法、具体的假设检验或参数估计方法、提前终止临床研究的标准。

四、亚 组 分 析

亚组分析是对具有某种基线特征的亚组进行统计学分析，这些基线变量通常包括人口学特征（如年龄、性别等）、实验室检查指标、基因组相关标志物、疾病的严重程度或分型、临床状况（如合并症、伴随用药）、地区（如国家、实验中心）和环境因素等。

亚组分析可以分为探索性亚组分析、支持性亚组分析和确证性亚组分析。①探索性亚组分析，主要用于早期临床研究或确证性临床研究的事后分析中，因此可以事先确定，也可以事后定义。其目的是发现药物在不同亚组间疗效和/或安全性方面的差异，进而提出研究假设，以待在后续的临床研究中进一步探索和验证。②支持性亚组分析，在以考察试验药物在全人群中的疗效为目的的确证性临床研究中，当全人群的主要终点同时具有统计学意义和临床意义时，通常还需要进行支持性亚组分析，目的是进一步考察试验药物在各个亚组中疗效的一致性，通常需要事先定义。如果试验药物在各亚组间的疗效一致，则可为药物适用于全人群提供进一步支持性证据；如果各亚组间的疗效不一致，特别是方向相反，则亚组分析结果的解释可能会出现困难，需要对其做进一步的分析和研究。当全人群的主要终点没有统计学意义或临床意义时，亚组分析结果只能为进一步研究提供线索。③确证性亚组分析，确证性临床研究中，按照临床研究方案和/或统计分析计划中预先规定的亚组和多重性调整方法，考察试验药物在目标亚组和/或全人群中的疗效，其结果应同时具有临床意义和统计学意义，以支持药物说明书的撰写，但需要事先定义。确证性临床研究也可以对目标亚组进行确证性亚组分析，而对其他（非目标）亚组进行支持性或探索性亚组分析，以支持试验药物在目标亚组中的有效性和安全性的结论，并为非目标亚组的进一步研究提供线索。

在亚组分析结果展示时，当亚组分析分类很多时，可以使用森林图将亚组分析结果以图形的方式进行清晰的表达。如图 8-1 所示，一项吸烟对银屑病患者系统治疗疗效影响的临床研究中，研究人员采用森林图展示了相比于吸烟的银屑病患者，不吸烟的银屑病患者治疗 4 周、8 周 PASI75 达成率之间的差异；相比于现在吸烟的银屑病患者，不吸烟的银屑病患者治疗 4 周、8 周 PASI75 达成率之间的差异；以及相比于既往吸烟的银屑病患者，不吸烟的银屑病患者治疗 4 周、8 周 PASI75 达成率之间的差异，使结果呈现更加直观。

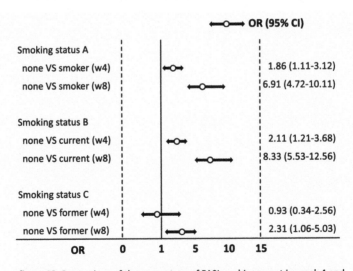

figure 12 Comparison of the percentage of PASI75 achievement in week 4 and week 8 between smokers (current and/or former) and non-smokers among all 560 psoriasis patients with different smoking status.

图 8-1　临床研究数据分析中亚组分析森林图

第九章 描述流行病学在临床研究中的应用

> **导言**
>
> 　　流行病学（epidemiology）作为一门基础学科，是研究人群中疾病与健康状况分布及其影响因素，并研究防治疾病及促进健康的策略和措施的科学。流行病学是一门既古老又年轻的学科。近年来，流行病学在疾病预防和健康促进、疾病监测、疾病病因和危险因素研究、疾病自然史、疾病防治效果评价等方面发挥了重要作用。本章从流行病学基本概念、流行病学研究方法等方面进行介绍。

第一节　基本概念

　　与其他基础学科一样，掌握流行病学所涉及的基本概念对于其后续应用流行病学方法开展疾病临床研究有许多益处和帮助。了解常见疾病的人群、地区和时间维度分布特征，是后续开展病因探索、干预效果评价的研究起点和基础，应引起广大医务人员和研究人员的重视。

一、常用发病指标

　　在描述疾病分布时，常常会使用发病率、患病率、罹患率、感染率和续发率等来表示疾病人群分布的特征，评价疾病对人群的风险大小和危害程度。但是在实际应用时，经常发现医务人员对这些发病指标掌握不够，存在错误使用的现象。

　　发病率（incidence rate）：表示在一定时间（月、年等）内，一定人群中某种疾病新病例出现的频率。发病率计算公式如式（9-1）所示，分子是一定时期内的新发病例数，分母是同时期内具有发病可能的人口总数。例如，2020年某医院建立样本量为5000例的银屑病患者队列，同年1月份完成的基线调查结果显示，该银屑病队列人群中共患代谢综合征者1000例。随后对该银屑病队列人群进行了为期1年的随访，其间共诊断代谢综合征新病例200例。本案例1年随访周期内，代谢综合征新发病例数为200例，而同时期内有发生代谢综合征可能的银屑病患者数为4000例（1000名银屑病患者已经共患代谢综合征），因此银屑病共患代谢综合征的发病率为5%[200/（5000-1000）×100%]。流行病学研究中，发病率常用于描述疾病的发生概率，它的变化意味着疾病病因的改变。不同人群发病率的变化，可用于探讨疾病危险因素，提出病因假设，评估干预措施效果等。

$$发病率 = \frac{一定时期内的新发病例数}{同时期内具有发病可能的人口总数} \times K, \quad K=100\% 或 1000‰ \quad (9\text{-}1)$$

罹患率（attack rate）：指在局限范围内，某人群短时间内的发病率。观察时间一般以天、周、月为单位，通常用于传染病暴发、食物中毒、职业中毒等疾病的暴发流行情况评估。

患病率（prevalence rate）：也称为现患率，表示在一定时间内（月、年等），特定人群中某种疾病新旧病例之和所占的比例。根据计算选择的时间点不同可以分为时点患病率和期间患病率。如前面的例子，2020年某医院建立样本量为5000例的银屑病患者队列，同年1月份完成的基线调查结果显示该银屑病队列人群中共患代谢综合征者1000例，因此2020年1月份这个时间点上，银屑病患者代谢综合征患病率为20%（1000/5000×100%）。在随后为期1年的随访期间共诊断代谢综合征新病例200例，因此2020年1～12月全年银屑病患者代谢综合征患病率为24%[（1000+200）/5000×100%]。

$$患病率 = \frac{某时间点（观察期间）某人群新旧病例数}{同时期内人口数（观察人数）} \times K, \quad K=100\% 或 1000‰ \quad (9\text{-}2)$$

感染率（infectious rate）：与患病率的概念相似，是指在某个时间点（或观察期内）能检查的整个人群样本中，现有某种疾病感染者的人数（包括新感染者和既往感染者）所占百分比。感染率常用于某种传染病或寄生虫病的感染情况调查，分析评估防治工作的效果，为制定防控措施提供建议。

$$感染率 = \frac{受检者阳性人数}{受检人口数} \times 100\% \quad (9\text{-}3)$$

续发率（second attach rate）：也称为二代发病率，常用于传染病暴发调查时病原体的传染能力评估和卫生防疫措施防控效果的评价。续发率是指疾病易感接触者中，在疾病的一个最短潜伏期和最长潜伏期之间新出现的病例数所占百分比。例如，某幼儿园发生一起水痘疫情，经疾控中心流行病学调查判定共有密切接触者200人。200名水痘密切接触者居家医学观察期间，根据最后一次接触时间算起，在水痘最短（10天）和最长（24天）潜伏期期间，共确诊报告新发水痘病例18例。因此，水痘在该人群的续发率为9%（18/200×100%）。

$$续发率 = \frac{一个潜伏期内易感接触者中发病人数}{易感接触者总人数} \times 100\% \quad (9\text{-}4)$$

二、常用死亡指标

在描述疾病的危害时，常常会用死亡率、病死率、生存率等指标来表示疾病对人群死亡危害的程度、疾病的严重程度等。在平常疾病危害程度评估和论文撰写中经常使用。

死亡率（mortality rate）：表示在一定时间（月、季度、年等）内，一定人群中因某种疾病而死亡的频率。死亡率可以分为粗死亡率和死亡专率，前者表示死于所有原因的死亡率，而后者为根据不同人口学特征（如年龄、性别、民族、文化程度或职业等）分别计算的死亡率。死亡率多用于描述慢性病在人群中导致的死亡风险。

$$死亡率 = \frac{某期间内（因某病）死亡总数}{同时期内平均人口数} \times K, \quad K = 100\% \text{或} 1000‰ \quad （9\text{-}5）$$

病死率（fatality rate）：指在一定时期（一般为一年）内，某种病的全部患者中因该病而死亡的人数占全部患者的比例。病死率可用于表示该疾病的严重程度，也可以反映医疗水平和诊断能力，多用于传染病，较少用于慢性病。

$$病死率 = \frac{某期间内某病的死亡数}{同时期内该病患者总人数} \times 100\% \quad （9\text{-}6）$$

生存率（survival rate）：指接受某种治疗的患者或患某病的人中，经一定时期随访（一般为1、3、5年），尚且存活的患者数所占的比例。生存率反映了疾病对生命的危害程度，可用于评价某些病程较长疾病的远期疗效。在某些慢性病、肿瘤的治疗效果评价时应用广泛。

$$生存率 = \frac{随访满n年尚存活的病例数}{随访满n年的病例数} \times 100\% \quad （9\text{-}7）$$

三、残疾失能指标

潜在减寿年数（potential years of life lost，PYLL）：指某病某年龄组人群死亡者的期望寿命与实际死亡年龄之差的总和。其具体计算过程见表9-1。PYLL是反映人群中疾病负担测量的一个直接指标，也是评估人群健康水平的一个重要指标。潜在减寿年数是在考虑死亡数量的基础上，以期望寿命为标准，进一步衡量死亡造成的寿命损失，强调了早亡对健康的损害。用PYLL来评价疾病对人群健康影响的程度，可消除死亡者年龄构成的不同对预期寿命损失的影响。

$$PYLL = \sum_{i=1}^{e} a_i d_i \quad （9\text{-}8）$$

式中，e 为预期寿命；i 为年龄组（通常计算年龄组中值）；a_i 为剩余年龄，$a_i = e - (i + 0.5)$，即当死亡发生在该年龄组时，至活到 e 岁还剩余的年龄；d_i 为某年龄组的死亡人数。

表 9-1　潜在减寿年数 PYLL 计算方法示例

年龄组 / 岁	i	e	d_i	$a_i=e-(i+0.5)$	a_id_i	PYLL
80～90	85	90	4000	4.5	4000×4.5=18000	172000
70～80	75	90	3000	14.5	3000×14.5=43500	
60～70	65	90	1600	24.5	1600×24.5=39200	
50～60	55	90	500	34.5	500×34.5=17250	
40～50	45	90	400	44.5	400×44.5=17800	
30～40	35	90	100	54.5	100×54.5=5450	
20～30	55	90	100	64.5	100×64.5=6450	
10～20	15	90	100	74.5	100×74.5=7450	
0～10	5	90	200	84.5	200×84.5=16900	

伤残调整寿命年（disability adjusted life year，DALY）：指从发病到死亡所损失的全部健康寿命年，包括因早亡所导致的寿命损失年（years of life lost，YLL）和疾病所致伤残引起的健康寿命损失年（years lived with disability，YLD）两个部分。DALY是一个定量反映各种疾病造成的早死与残疾对健康寿命年损失的综合指标。DALY是对某地区疾病健康危害严重程度的反映，能够反映出一个地区的主要健康问题，也是测评疾病负担的主要指标之一。

四、疾病强度指标

在流行病学研究中，特别是针对一些传染性疾病（如何水痘、带状疱疹等），常用一些指标来代表该疾病在人群中发病数量的变化及其病例间的联系强度，这些指标包括散发、暴发、流行和大流行。

散发（sporadic）：指疾病发病率呈历年一般水平，病例间的发病时间和地点方面无明显联系的散在发生。判定一种疾病是否处于散发状态，常用该疾病近三年的发病率进行比较，一般适用于范围较大地区疾病发生强度的描述。

暴发（outbreak）：指在一个局部地区或集体单位内，短时间内突然出现很多相同病例，这些病例之间存在流行病学关联，有相同的传染源或传播途径，如幼儿园经常出现的麻疹、水痘、手足口病等暴发疫情。

流行（epidemic）：指疾病发病率显著高于该地区历年的一般水平，如2022年3月在上海地区出现的大量Omicron变异株COVID-19病例，就是一种流行状态。当一种疾病传染性增强，迅速蔓延跨越省界、国界或洲界，引起更大范围的疾病流行和传播时，被称为大流行（pandemic）。

五、疾病的分布形式

疾病的流行病学特征通常需要通过疾病在人群、时间和地区的分布特点得以表现。对于病因已知的疾病，流行病学特征是判断和解释病因的根据；对于病因未知的疾病，流行病学特征是病因的外在表现，是形成病因假设的重要来源。因此，无论是开展对疾病特征描述的描述流行病学，还是分析暴露和结局关联的分析性研究，研究人员都需要首先着手弄清楚疾病的分布形式和特点，为后续研究奠定基础。对于疾病的分布形式描述，常用人群分布、时间分布和地区分布表示，即通常所讲的三间分布。

对于疾病人群分布的特征，通常使用年龄、性别、职业、民族、文化程度、婚姻状况、收入等指标进行描述，这些指标通常与疾病密切相关，需要研究人员开展研究时认真采集。

对于时间分布的特征，常用短期波动、季节性、周期性和长期趋势来反映疾病随时间的变化特点。短期波动是指某种疾病的发病率在局限的时间内出现明显升高的现象，一般因疾病暴发或流行导致。季节性是指疾病每年在一定季节内呈现发病率升高的现象，如银屑病的冬春季高发的特点就是银屑病季节性发病的表现。周期性是指疾病的发生频率经过一个相当规律的时间间隔，呈现规律性变动的状况。通常每隔几年发生一次流行，如我国开展麻疹疫苗人群免疫之前，城市每隔一年麻疹就出现一次流行。长期趋势是指对疾病进行动态的连续数年乃至数十年的观察，其发病率、死亡率呈现的上升或下降趋势。例如，2008年手足口病纳入法定传染病以来，随着疫苗接种和防控措施的强化，我国手足口病发病率整体呈逐年下降的趋势。研究疾病的时间分布是流行病学研究的最基本、最重要的一项内容，这不仅可以提供疾病病因的重要线索，也可以反映疾病病因的动态变化，同时有助于验证可疑的致病因素以及其与该种疾病的关系。

对于疾病地区分布特征，通常采用不同国家/同一国家不同地区疾病的发病指标的差异，疾病分布的城乡差异、疾病的地区聚集性和地方性疾病等来进行描述和分析。了解疾病的不同地区分布特点，不仅有助于为探讨病因提供线索，同时有助于制定疾病防治策略，是疾病流行病学研究的重要内容和任务。

第二节　流行病学研究方法

流行病学是一门逻辑性很强的应用学科。流行病学以医学为主的多学科知识为依据，利用观察和询问的方式调查社会人群的疾病和健康状况，描述疾病频率和分布，通过归纳、综合和分析提出病因假说，进而应用分析性研究对建立的病因假说进行验证，最后通过试验研究来进一步证实。对疾病的发病规律了解清楚后，可以上升到理论高度，用数学模型预测疾病。

流行病学常用的研究方法可分为观察法、实验法和数理法三大类。其中观察法根据是否事先设立对照组，可进一步分为描述性研究和分析性研究。临床研究中常用的病例报告、系列病例研究、现况研究、纵向研究、生态学研究均属于描述性研究范畴，而病例对照研究和队列研究属于分析性研究范畴。实验法包括个体试验研究和群体试验研究两部分，而个体试验研究又可分为临床试验和现场试验，也可以再进一步细分为差异设计、优效设计、非劣设计、等效设计等。数理法主要为流行病学建模，见图9-1。

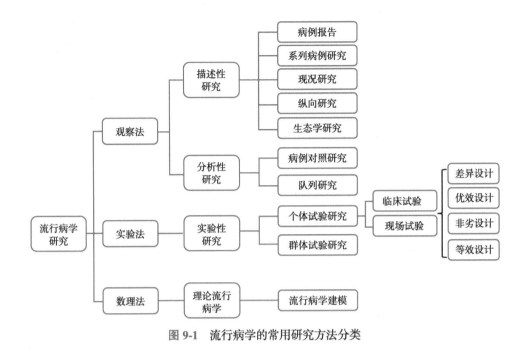

图 9-1　流行病学的常用研究方法分类

第三节　描述流行病学

描述流行病学（descriptive epidemiology）又称为描述性研究，是指利用专门的调查资料或已有的资料，按照不同地区、时间或人群特征分组，把疾病或健康状况的分布情况真实地描绘、叙述、处理。描述流行病学是揭示疾病因果关系的最基础步骤，通过分析、比较导致疾病或健康状况分布差异的可能原因，提出进一步研究的方向或防控策略设想，为后续开展分析性研究或试验研究奠定基础。

一、描述流行病学研究分类

描述流行病学包括病例报告、病例系列研究、现况研究、纵向研究、生态学研究和筛检等内容。

病例报告（case report）：指对单个病例或10例以下病例的详尽临床报告，包括病例的发病、诊断、治疗、实验室检查、治疗结局等内容。例如，2022年5月发表在《英国医学杂志》上的题为"一例红斑脓疱女性病例"研究（第一作者单位为上海市皮肤病医院）的病例报告，该研究报道了一例老年女性，因长期服用免疫抑制剂药出现广泛红斑、脓疱伴瘙痒为主要临床表现的皮肤真菌感染，经抗真菌治疗后患者症状显著改善。

病例系列研究（case series study）：与病例报告相似，但报告的病例较多，多在10个病例以上，有时候是对多年积累的病例的总结，对疾病的诊断和治疗有重要的参考意义。例如，2020年发表在 *JAAD Case Reports* 上的"有色皮肤自身免疫性大疱病：病例系列"，报道了有色人种发生自身免疫性大疱病的皮肤表现及色素沉着情况。需要注意的是，尽管病例系列研究的样本量相对较多，但由于未设置对照组，所得到的结论仍存在局限性，只能提供病因线索，对临床治疗提供一定的参考意义。

现况研究（cross-sectional study）：又称为横断面研究，是描述性研究最常用的类型，一般通过描述某个特定时间点或时期和特定范围人群中的疾病或健康分布情况，以及暴露因素在人群中的分布特点，初步探讨暴露与疾病或健康的关系。由于现况研究仅能计算疾病的患病率，因此也称为患病率研究。2022年发表在 *Frontiers in Medicine* 上的"银屑病患者吸烟率及其与银屑病严重程度关系：横断面调查"（第一作者单位为上海市皮肤病医院）就是一项横断面研究。

纵向研究（longitudinal study）：指在不同的时间点对同一人群的疾病、健康状况和某些因素进行调查，以了解这些因素随时间的变化情况。例如，对事先建立的银屑病患者队列人群每间隔一年开展一次随访，观察银屑病患者的疾病复发特征、代谢综合征发病情况等，就属于纵向研究。纵向研究在时间上是前瞻性的，在性质上属于描述性研究，可以是若干次横断面结果的串联分析。通常可以用于病因分析，进行疾病的发生、发展和转归方面的研究。

生态学研究（ecological study）：指以人群为观察单位，测量人群的暴露和疾病信息。如果同一时间不同观察单位间的暴露和疾病之间存在相关（生态学比较研究），或同一观察单位不同时间的暴露与疾病存在相关（生态学趋势研究），就可以认为暴露和疾病之间可能存在因果关系。

筛检（screening）：指通过快速检验、检查或其他措施，将可能有病但表面健康的人，与那些可能无病的人区别开来的过程。筛检试验本身不是诊断试验，仅是一种初步检查，通过简便、快速、经济、安全和有效的检测方法，将潜在有病者从健康人群中区分开来。对于筛检阳性者，需要进一步确诊，以便对确诊患者采取必要的措施。

二、描述流行病学样本量计算

临床医务人员在应用描述流行病学开展调查研究时，往往会面临研究需要纳入多少研究对象这类问题的困扰。对于描述流行病学研究，病例报告和病例系列研究一般不需要样本量估算，研究人员根据自身积累的病例资料开展研究即可。生态学研究关注的是群体信息，一般要求的样本量较大，通常为万人级。对于最熟悉的现况研究，研究人员需要根据研究目标变量的类别来选择公式计算样本量，此处以现况研究为例，介绍样本量的计算。

若现况研究以定性变量（如患病率）为分析指标，其样本量计算公式如下：

$$n = \frac{t_\alpha^2 p(1-p)}{\delta^2} \tag{9-9}$$

式中，t_α 为显著性检验统计量，$\alpha=0.05$ 时，$t_\alpha=1.96$；p 为疾病或健康事件现患率（发生率）；δ 为允许误差，一般为 p 的分数，经常取值为 5%～20%。

例如，拟开展一项上海地区儿童湿疹患病率的流行病学调查。根据既往研究报道，上海某社区体检中儿童湿疹患病率约为15%。假设本次调查，上海地区儿童湿疹患病率

$p=15\%$，检验水准 $\alpha=0.05$，允许误差 $\delta=10\%p$，代入式（9-9）计算得 $n=2177$ 人，即本次调查至少需要纳入2177名儿童进行湿疹患病率的调查。

如图9-2所示，当设定显著性检验水准 $\alpha=0.05$，允许误差 $=10\%\ p$ 或 $15\%\ p$ 时，随着疾病或健康事件现患率（发生率）变大，现况研究所需的样本量变小；同时，随着允许误差 δ 变大，其所需的样本量也相应减小。在开展现况研究时，研究人员可以根据上述变化规律，通过调整指标来选择合适的样本量。

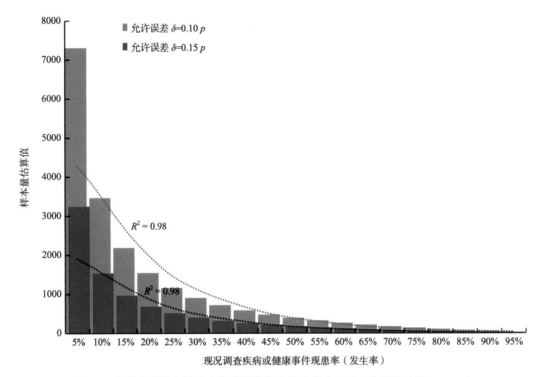

图 9-2　现况研究样本量随疾病或健康事件现患率改变的变化规律（设 $\alpha=0.05$）

若现况研究以定量变量（如麻风病的发病到确诊时间间隔）为分析指标，其样本量计算公式如下：

$$n = \frac{4s^2}{\delta^2} \tag{9-10}$$

式中，δ 为允许误差；s 为标准差。

例如，拟开展一项银屑病患者应用甲氨蝶呤MTX治疗痊愈出院后复发时间的现况调查。根据既往报道，银屑病患者治愈后复发的时间周期一般为6个月至10年，假设本研究中银屑病患者治愈后复发时间周期的标准差 $s=10$ 个月，设允许误差 $\delta=20\%$，代入式（9-10）计算得 $n=\dfrac{4\times10^2}{0.2^2}=10\ 000$ 人，即本次调查至少需要招募10 000名接受甲氨蝶呤MTX治疗痊愈出院的银屑病患者。从样本量计算公式看，以定量变量为分析指标的现况研究中，样本含量大小与标准差 s 成正比，与允许误差成反比。因此，在实际应用时，标准差

*s*宜取大一点，这样样本量估算值比较稳健。

三、现况研究的设计与实施要点

开展现况研究时，由于调查人群规模一般比较大，实施过程会涉及很多的人力、物力和财力。因此，一份良好的现况研究方案是保证项目顺利实施的关键，也是促进项目稳步推进，获得成功的重要保证。

（1）明确研究目的和研究类型　开展现况研究前，需要明确研究的目的和类型，这是研究方案设计的重要步骤。研究人员应根据提出的科学问题，明确开展本次调查所要达到的目标，如是为了了解社区人群湿疹患病率还是开展银屑病住院患者的医疗花费调查，然后针对性地选择抽样调查还是普查的研究类型。

（2）确定研究对象　根据前面设定的研究目标和研究类型确定具体的研究对象。若开展普查，在设计研究方案时可以将研究对象规定为某个区域的全部居民或者其中的一部分居民。利于开展银屑病住院患者的医疗花费调查，可以选择辖区内所有医院的全部银屑病住院患者，也可以选择辖区内几家医院的银屑病住院患者。如果开展抽样调查，需要先明确研究对象的目标总体是什么，然后确定具体的抽样方案和样本量大小等。抽样调查的一个基本原则是尽可能保证目标总体中的每一个对象都有相同的概率被抽到，体现抽样调查的人群代表性。

（3）选择合适的抽样方法　根据样本量计算公式估算出现况调查所需要的样本量后，研究人员可以通过一定的抽样方法在目标总体中选出研究样本。常用的抽样方法包括非随机抽样法和随机抽样法。随机抽样（random sampling）法也称为概率抽样法，是保证总体中每一个对象都有同等机会被抽中作为研究对象，抽样过程要遵循随机化原则，保证样本的代表性。常用的随机抽样法包括：简单随机抽样（simple random sampling）、系统抽样（systematic sampling）、分层抽样（stratified sampling）、整群抽样（cluster sampling）和多阶段抽样（multistage sampling）。若样本量足够大，调查数据可靠，分析正确，一般可以将样本结论推断到目标总体人群。非随机抽样（nonrandom sampling）法也称为非概率抽样法，是指研究对象从总体中被选出来进入研究样本的概率不等。常用的非随机抽样法主要包括：立意抽样（purposive sampling）、偶遇抽样（accidental sampling）、滚雪球抽样（snowball sampling）等。在开展流行病学调查研究时，应优先选择随机抽样法，当目标总体无法确定或目标人群为隐蔽人群（如吸毒人群、性服务者等）时，往往采用非随机抽样法进行调查对象选择。

（4）确定资料采集方法　在明确研究目的和调查对象后，下一步重要的工作就是确定现况调查中具体的资料采集方法。现况研究中，数据收集的方案一旦确定下来，就不应该轻易变更，在整个科研过程中必须保持先后一致，避免资料采集方式的变化导致信息偏倚。现况研究数据采集的主要方式包括三大类，第一类为通过测量或检查的方法获取，如测量血压、血糖，检查患者HPV病毒IgG和IgM抗体浓度等；第二类为采用调查问卷形式，由调查员采集患者的相关信息，这种方法应用最为普遍，如患者的吸烟、饮酒等情况可以通过调查问卷获取；第三类为通过健康信息系统摘录相关信息，如传染病监测数据、慢性病管理数据、HIS数据等，这类数据采集方式在信息化发达的地区应用越来越广泛。需要强调的是，在资料采集过程中，暴露的定义和疾病的诊断标准一定要事先设定好，做到明确和统一。同时，在现况调查正式实施前，应认真挑选调查员，确保调查员有科学严谨的态度和高度的责任心，并对参与调查的研究人员进行统一培训，通过开展预调查（pilot study）检验调查问卷的质量和对调查员培训效果进行评估。

（5）常见偏倚和质量控制　开展现况调查时，在研究对象选择、数据资料采集和数据整理分析过程中都可能存在偏倚，这些偏倚包括选择性偏倚、信息偏倚和混杂偏倚。为了减少和控制上述各种偏倚，需要在研究过程中做好质量控制工作。重点做好以下几个方面：①严格落实随机抽样方案，确保随机化原则的完全实施；②做好宣传沟通工作，提高研究对象的依从性和应答率；③正确选择测量工具和检测方法，并进行统一校对；④做好组织工作，进行统一培训；⑤做好研究过程中资料的复查和复核，提高数据质量；⑥选择正确的统计分析方法，注意辨析混杂因素及其影响。

（6）资料的统计分析　现况研究所获得的资料，首先在分析前应仔细检查原始数据的完整性、准确性、填补缺漏项、剔除重复数据记录、纠正错误数据等。然后，根据研究目的，从疾病在目标人群中的"三间分布"情况入手进行描述分析，也可以按照是否暴露于研究因素进行分组，进而开展有对照组的比较分析。主要分析内容包括统计学描述和统计学推断两个部分。

四、纵向研究的设计与实施要点

纵向研究也称为定群研究，是描述流行病学研究的一个重要类型。开展纵向研究时，通常需要对一组选定的人群进行定期随访，观察疾病、某种特征或健康状况在该人群及个人中的动态变化。例如，追踪观察一个群体中HBsAg携带率如何变化，HBsAg阳性人群在1年随访周期内有多少人转为阴性，阴性者有多少人在1年随访周期内转为HBsAg阳性等。

（1）设计原理　如图9-3所示，纵向研究是在不同时间点对同一人群的疾病、健康状况或某些因素进行调查，以了解这些因素随时间的变化情况。该研究在时间上属前瞻性，在性质上属描述性研究，可以是若干次现况研究结果的综合分析。有关疾病临床特征的动态变化研究大都属于此类型。例如，2020～2021年期间，上海市皮肤病医院项目团队基于妊娠期糖尿病孕妇队列开展纵向研究，分析了孕期不同体育运动量对GDM孕妇的孕期血糖异常率和妊娠结局的影响，这便是一项纵向研究。

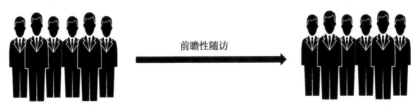

前瞻性随访

图9-3　纵向研究设计示意图

（2）研究特征　纵向研究的最大特征是能观察到各变量的时间动态变化，能清晰展示某些暴露和结局之间的时间先后顺序。因此，通过纵向研究能够计算疾病、健康事件的发病率，能够了解某些疾病的自然史，从群体和个体角度观察指标随时间的动态变化规律。但由于起初没有设置对照组，本质上还属于观察性研究范畴。

（3）资料采集方法　与现况研究一样，纵向研究的数据采集方案在整个科研过程中必须保持先后一致，避免资料采集方式的变化导致信息偏倚。纵向研究的数据采集方式同样包括三大类，第一类为通过测量或检查的方法获取，如测量血压、血糖；第二类为调查问卷，由调查员使用事先设计好的调查问卷采集患者的信息，这种方法最为普遍；第三类为通过健康信息系统摘录相关信息，如传染病监测数据、慢性病管理数据、HIS数据等。需要强调的是，在资料采集过程中，暴露的定义和疾病的诊断标准一定要事先设定好，做到明确和统一。同时，在开展纵向研究前，同样应认真挑选调查员，并对参与调查的研究人员进行统一培训。

（4）常见偏倚和质量控制　纵向研究在研究对象选择、数据资料采集和数据整理分析过程中都可能存在偏倚，这些偏倚包括选择性偏倚、信息偏倚和混杂偏倚。为了减少和控制上述各种偏倚，需要重点做好以下几个方面：①做好宣传沟通工作，提高研究对象的依从性和应答率，减少失访率；②正确选择测量工具和检测方法；③做好组织工作，对调查员进行统一培训；④做好研究过程中资料的复查和复核，提高数据质量；⑤选择正确的统计分析方法，注意识别和控制混杂因素。

（5）资料的统计分析　纵向研究在获得数据后，首先应仔细检查原始数据的完整性、准确性、填补缺漏项、剔除重复数据记录、纠正错误数据等。然后，根据研究目的计算研究人群中疾病、健康事件的发生率，同时可以按照因素进行分组，然后借助Logistic回归或Poisson回归分析，用RR（relative risk）值和95%CI（confidence interval）置信区间表述不同因素与结局之间的关联强度；同时，还可以用轨迹分析思路将人群中疾病或某些健康指标随时间变化的规律进行合理分组，总结规律。

五、描述性研究的用途

描述性研究的主要用途包括：①描述疾病或健康状态在人群中的分布情况和特征，进行社区诊断，确定高危人群；②描述分析暴露因素与疾病或健康状况之间的联系，为进一步研究疾病病因、危险因素探索提供线索和依据；③为评估疾病控制或健康促进策略和措施的干预效果提供信息；④纵向研究还可以观察疾病的自然史、掌握人群疾病或健康事件随时间的发生发展规律。

第十章 分析流行病学在临床研究中的应用

📝 导言

分析流行病学（analytical epidemiology）也可以称为比较性研究，它同样属于流行病学观察法。相比于描述流行病学，分析流行病学在研究开始之前设立可比的参照组，主要用于检验或验证科学假说。分析流行病学包括病例对照研究和队列研究两种研究方法。

第一节 病例对照研究

病例对照研究（case control study）是分析流行病学最基本、最重要的一种研究类型。如图 10-1 所示，病例对照研究以现有确诊某种疾病的患者作为病例，以未患有该种疾病但具有可比性的个体作为对照，通过询问、实验室检测、环境因素暴露测量等方式收集既往各种可能的危险因素暴露史，测量比较病例组和对照组中各因素的暴露比例差异，如经统计学检验差异有统计学意义，则可以认为暴露因素与疾病之间存在统计学关联。在评估各种偏倚对研究结果的影响后，借助病因推断技术，综合判定某个或某些暴露因素是否为疾病的危险因素，达到探索或检验疾病病因假设的目的。

一、病例对照研究衍生类型

巢式病例对照研究（nested case control study）：指在建立好的人群队列基础上，将随访期间确诊的病例作为病例组，同时在未患病的队列人群中随机抽取可比的人群作为对照组，通过比较病例组和对照组某个或某些危险因素的暴露情况，评估暴露与疾病之间的关联。巢式病例对照研究是将经典的病例对照研究和队列研究相结合而形成的一种研究方法，一般适用于有复杂实验室检测、生物标本前期已完成采集和保存、后期详细调查内容在研究期间保存不变的情况。

病例队列研究（case cohort study）：又称病例参比式研究，也是一种将病例对照研究和队列研究相结合的研究类型。其设计方法是在队列研究开始之前，在所有的队列人群中按照一定比例随机抽取一个有代表性的样本作为对照组，观察结束时将队列中出现的所研究疾病的全部病例作为病例组，进而比较病例组和对照组某个或某些危险因素的暴露情况,评估暴露与疾病之间的关联。相比于巢式病例对照研究,病例队列研究更具优势,在暴露和疾病关联评估方面,可以直接计算相对危险度(relative risk,RR)。

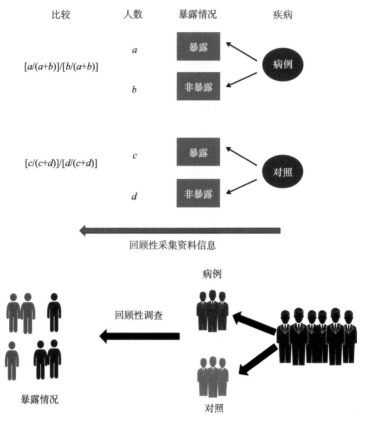

图 10-1 病例对照研究原理示意图

病例交叉研究(case crossover study):主要用于研究某些短暂暴露与随后发生的急性事件之间的可能关联。其设计的基本思路是,比较相同研究对象在急性事件发生前一段时间的暴露情况与未发生事件的某段时间内的暴露情况。如果暴露与急性事件有关,那么研究对照在两个时间段内的暴露频率一定存在差异。应用病例交叉研究有两个重要的条件,一是整个研究周期中暴露因素必须是变化的,二是暴露和效应之间的诱导时间和效应期都很短。例如,分析过强的体力活动与急性心肌梗死之间的关系研究,就可以采用病例交叉研究设计。

病例病例研究(case case study):又称单纯病例研究或病例系列研究,常用于同一疾病不同亚型或同一疾病不同遗传表型与暴露因素之间的关联分析。在分子流行病学研究中,由于从健康人群中采集生物学标本可能受到伦理学方面的制约,而病例病例研究则可以免除这种制约,同时减少样本量,节约研究经费,因此逐渐得到大家的认可和重视。

二、病例对照研究样本量计算

病例对照研究设计包括两种类型：病例对照匹配和病例对照不匹配。病例对照匹配选择对照时，要求对照组对象的某些特征或因素与病例保持一致，如将性别、年龄进行匹配，目的是排除匹配因素对研究结果的干扰和影响，可采取个体匹配（individual matching）或频数匹配（frequency matching）方案。在匹配时注意，匹配因素应该为已知的混杂因素，同时注意匹配过头（over matching）问题。病例对照不匹配是指在选择病例和对照时，不添加任何限制和规定，分别抽取一定量的研究对象组成病例组和对照组的研究类型。

1∶1匹配的病例对照研究中，样本量计算与暴露因素在对照组和病例组人群的暴露率有关，也与暴露和疾病的关联强度，比值比（odds ratio，OR）有关，其样本量计算公式为

$$M = \frac{\left[\dfrac{u_\alpha}{2} + u_\beta \sqrt{\dfrac{OR}{1+OR}\left(1 - \dfrac{OR}{1+OR}\right)}\right]^2 \bigg/ \left(\dfrac{OR}{1+OR} - 0.5\right)^2}{p_0 q_1 + p_1 q_0} \tag{10-1}$$

式中，M是总对子数；α为Ⅰ类误差；β为Ⅱ类误差；OR为关联强度，可用RR替代；p_0和p_1分别代表目标人群对照组和暴露组的估计暴露值，$q_1 = 1 - p_1$，$q_0 = 1 - p_0$，$p_1 = p_0 \times OR/[1 + p_0(OR-1)]$。

例如，一项关于女性使用月经棉和阴道癌关系的病例对照研究中，采用1∶1匹配设计，设$\alpha = 0.05$，$\beta = 0.10$，对照组暴露比例$p_0 = 0.30$，估计OR=2.0，则$p_1 = 0.46$，代入式（10-1）计算得$M = 186$，即分别需要纳入186例病例和186例对照。

非匹配病例组和对照组人数相等时，病例对照研究的样本量计算与暴露因素在对照组和病例组人群的暴露率有关，也与暴露和疾病的关联强度有关，其样本量计算公式为

$$n = 2\left(\frac{p_1 + p_0}{2}\right)\left(1 - \frac{p_1 + p_0}{2}\right)\frac{(\mu_\alpha + \mu_\beta)^2}{(p_1 - p_0)^2} \tag{10-2}$$

式中，α为Ⅰ类误差；β为Ⅱ类误差；p_0和p_1分别代表目标人群对照组和暴露组的估计暴露值，$p_1 = p_0 \times OR/[1 + p_0(OR-1)]$，OR为关联强度，可用RR替代。

例如，拟开展一项病例对照研究，探讨吸烟与肺癌的关系。既往研究显示，一般人群吸烟率$p_0 = 0.30$，预期吸烟者的相对危险度RR=2.0，设$\alpha = 0.05$，$\beta = 0.10$，根据$p_1 = p_0 \times OR/[1 + p_0(OR-1)]$，计算$p_1 = 0.46$，代入式（10-2）计算后得$n = 193$，即分别需要纳入193例病例和193例对照。

三、病例对照研究的设计与实施要点

（1）提出假设和明确研究目的　根据疾病分布研究或现况调查结果，结合文献复习，提出病因假设。然后基于病因假设，选择合适的病例对照研究方法，明确研究目标。

（2）制定研究计划　在确定研究目的后，需制定详细的研究计划。明确病例和对照的来源和选择方法，确定病例的诊断标准和方法；根据设定的参数和文献计算样本量；根据

提出的病因假设和项目团队所具备的条件，确定暴露变量和调查因素；设计纸质调查问卷和数据采集电子数据库；制定研究计划时要全方位考虑整个研究过程中可能出现的偏倚，并设计好控制偏倚的方案；考虑获取研究因素信息的方法及数据整理和分析方法；制定项目预算，做好人员分工和确定工作内容，并配套制定严格、可行、针对各个环节的质控措施。研究计划制定的详细内容参考本书其他章节或其他教材。

（3）确定病例和对照来源　病例和对照的来源包括以医院现患病人、门诊病案等为基础的人群和以社区居民、社区监测资料或普查抽样调查为基础的人群。在选择病例时，应采用国际通用或国内统一的诊断标准；病例选择以社区病例为主，考虑病例代表性，避免特殊暴露人群；同时优先选择新发病例。对照的选择应遵循的原则是，对照应来源于产生病例的源人群，最好是全人群的一个无偏样本，或是产生病例的人群中全体非罹患该疾病群体的一个随机样本，可以是以医院为基础的人群，也可以是邻居、同胞、配偶等。在选择对照组时除了应具有和病例一致的某些特征而与病例有可比性之外，还应该注意对照不罹患与所研究疾病有共同已知病因的疾病。例如，研究吸烟与肺癌关系时，不能选择慢性支气管炎患者为对照，因为吸烟同时是两种疾病的可能病因。

（4）估算研究的样本量　根据研究目的，参考既往研究中暴露因素与结局变量的关联强度（RR或OR），暴露因素在患病人群和对照人群中的暴露率，I类错误α和II类错误β；同时结合研究的设计类型为匹配设计还是非匹配设计，以及病例组和对照组样本量的比例，选择适当的样本量计算公式开展病例对照研究样本量估算。

（5）明确变量类型和资料采集方法　对于研究中涉及的所有变量，要给出明确的定义，如吸烟、饮酒等以便调查员采集数据时统一标准，同时在信息采集时尽可能全面细致深入。资料采集的方法与现况研究一样，主要方式包括通过测量或检查的方法获取、问卷调查和信息系统摘录三种类型。需要强调的是，无论采取什么方法采集数据，都要实行质量控制，降低研究中可能带来的选择性偏倚、信息偏倚和混杂偏倚。

（6）制定统计分析计划并开展数据分析　根据病例对照研究类型和采集的变量，制定数据分析计划。首先对采集的研究数据进行核查、修正、补充等数据治理工作，然后开展统计学描述和统计学推断。统计学描述对研究对象的一般人口学特征、主要暴露信息和协变量信息进行描述分析；统计学推断主要采用卡方检验（计算OR值和95%置信区间等）、趋势卡方检验、Logistic回归分析等分析暴露因素的效应估计与因果关联分析。

（7）常见偏倚类别和控制　病例对照研究属于回顾性观察性研究，研究过程易出现各类偏倚，包括选择性偏倚、信息偏倚和混杂偏倚。选择性偏倚主要是因为入选的研究对象与未入选的研究对象在某些特征上存在差异而引起的系统误差，包括入院率（berkson）偏倚、现患病例新发病例偏倚、检出症候偏倚、时间效应偏倚等。信息偏倚是在数据采集过程中产生的系统误差，包括回忆偏倚、报告偏倚、测量偏倚等。混杂偏倚是指由于混杂因素存在导致的暴露与结局变量关联偏离真实情况的一种系统误差。对偏倚的控制与现况研究类似，这里不再赘述。

四、病例对照研究的应用

病例对照研究属于观察法，分析流行病学范畴，相比于现况研究，对暴露和疾病因果关系可以进行初步验证。病例对照研究的主要用途包括：①用于探索或验证病因和流行因素，通过病例对照研究设计，初步探讨疾病与某个/某些暴露之间的因果关系，同时也可以分析某些疾病的流行因素，如食物中毒突发事件的现场调查，常常会用到病例对照设计；②评估预防和治疗措施效果及其不良反应，对于既往实施的一些干预措施，可采用病例对照研究进行疗效评估，同时对某些疾病药物治疗后的不良反应也能够进行评估；③用于国内或国际项目开展效果的评价，通常可以采用病例对照设计对项目的实施效果进行评价。

第二节　队列研究

队列研究（cohort study）是分析流行病学的一种重要研究类型。如图 10-2 所示，队列研究是在一个特定人群中选择所需的研究对象，根据研究对象目前或过去某个时期是否暴露于研究的因素或不同的暴露水平将研究对象分为不同组别，如暴露组和非暴露组，高剂量暴露组和低剂量暴露组，通过询问、实验室检测和问卷调查等方法采集相关信息；并随访观察一段时间后，观察登记不同暴露人群的结局事件发生情况，比较各组结局的发生率，从而评估和检验危险因素与结局的关系。

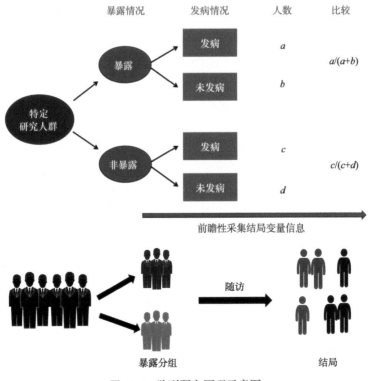

图 10-2　队列研究原理示意图

一、队列研究的分类

前瞻性队列研究（prospective cohort study）：队列研究最常用的一种类型，研究对象的分组根据研究开始时研究对象的暴露情况而定，此时研究对象的结局还没有出现，需要前瞻性观察一段时间才能得到，因此前瞻性队列研究所需的观察时间一般比较长。在前瞻性队列研究中，由于研究人员可以直接获取关于暴露与结局的一手资料，因此获得数据的偏倚较小。

回顾性队列研究（retrospective cohort study）：指研究对象的分组根据研究开始时研究人员已掌握的有关研究对象的暴露情况而定，同时在研究开始时，研究结局已出现，其资料可以从历史资料中获取，不需要再开展前瞻性观察来采集的一种队列研究类型。相比于前瞻性队列研究，回顾性队列研究可以通过回顾历史资料信息同时获取研究对象暴露和结局，研究可以在较短的时间内完成，具有省时、省力、研究周期短等优势，近年来受到大家的欢迎。

双向性队列研究（ambispective cohort study）：在历史性队列研究后，继续前瞻性观察一段时间，是将回顾性队列研究和前瞻性队列研究相结合的一种研究方法。在开展回顾性队列研究时，如果从暴露到现在的观察时间还不能满足研究的要求，可以采用双向性队列研究。

二、队列研究样本量估算

队列研究一般很难将全部暴露人群纳入研究，因此需要从目标总体中选择一部分人群组成样本开展队列研究。在队列研究样本量估算时，需要考虑一般人群中所研究疾病的发病率、暴露组与对照组人群发病率的差异，以及 I 类错误和 II 类错误、失访率等因素。无论前瞻性队列研究、回顾性队列研究还是双向性队列研究，其样本量计算公式相同，具体如下：

$$n = \frac{\left(z_\alpha \sqrt{2\left(\dfrac{p_1+p_0}{2}\right)\left(1-\dfrac{p_1+p_0}{2}\right)} + z_\beta \sqrt{p_0 q_0 + p_1 q_1} \right)^2}{(p_1 - p_0)^2} \tag{10-3}$$

式中，α 为 I 类误差；β 为 II 类误差；p_0 和 p_1 分别代表非暴露组和暴露组人群研究疾病的发病率 $q_0=1-p_0$，$q_1=1-p_1$，$p_1=p_0 RR$，RR 为相对危险度。

例如，拟开展一项前瞻性队列研究，探讨吸烟与肺癌的关系。既往研究显示，非吸烟人群肺癌发病率为 0.5‰，估计吸烟与肺癌关联的 RR 值为 4.0，设 $\alpha=0.05$，$\beta=0.10$，根据 $p_1=p_0 RR$，计算 $p_1=2$‰，代入式（10-3）计算后得 $n=11648$，考虑 10% 失访率，即分别需要纳入 12942 名非吸烟者和 12942 名吸烟者。由此可见，对于发病率低的疾病，采用队列研究需要的样本量很大，实施难度高，因此采用病例对照研究更合适。

三、队列研究设计和实施要点

（1）遵循队列研究设计原则　与病例对照研究及其他类型的临床研究一样，队列研究设计也需遵从PICO原则，即明确研究人群（population）、确定暴露因素（intervention）、设置对照组（control or comparison）和确定结局变量（outcome）。

（2）明确研究目的　队列研究是一项费时、费力和费钱的研究类型，且一次只能研究一个暴露因素，因此正式开始前要把握好研究动态，明确研究目的。在队列研究设计时，一定要明确研究的暴露因素和测量方式，包括暴露时间、暴露频次、累计暴露剂量等。此外，对于研究的结局变量，要给出全面、具体和客观的定义。结局变量不仅限于发病、死亡，也可以是健康状况和生命质量的变化，如分子或血清学变化等。在研究实施过程中，对于潜在的混杂因素，也应该进行合理的测量和记录，便于后面研究结果的综合评估。

（3）确定研究现场和研究对象　队列研究的随访周期一般较长，在研究现场选择时需要注意目标人群的稳定性，最好能够获得当地管理部门的重视、群众的理解和配合，便于后续研究工作的顺利开展。对于研究对象的选择，根据确定的研究现场和样本量估算结果，在目标人群中根据研究对象就某一个风险因素的暴露情况，分为暴露组和非暴露组。暴露人群包括职业人群、特殊暴露人群、一般人群和有组织的人群；非暴露人群包括内对照、特设对照和总人群对照，研究人员根据实际情况选择暴露组和非暴露组人群，开展研究即可。

（4）资料采集和随访　在队列研究开始之前，项目组应根据研究目的制定研究方案，明确资料采集的方法。队列研究资料采集主要通过问卷调查方法开展，近年来电子数据库信息平台在队列研究中得到了推广和应用。在研究数据采集时，需要详细收集每一个对象的基础信息，包括暴露资料、可能的混杂因素信息和个人资料信息等。在基线信息采集完毕后，需要对研究对象进行长期随访，应根据事先制定的计划严格落实。在随访计划中，应明确随访对象、随访内容、随访方式（面谈、电话、复诊检查等）、随访频次（每年一次、每三年一次）和随访结局等内容，然后对暴露组对象和非暴露组对象开展同质化随访工作。

（5）研究过程质量控制　队列研究费时、费力、消耗大，需加强研究实施的过程管理，特别是随访过程中的资料采集过程需要做好质量控制。①严格挑选调查员，强调调查员的科学态度和责任心；②对调查员进行统一培训，掌握调查方法和技巧，考核合格后方可上岗，并在研究过程中实施定期培训和考核管理；③加强项目实施过程的监督，做好项目质控，定期组织项目组会议，开展数据核查和质控工作，有必要时邀请第三方专业质控团队开展。对完成的调查问卷进行抽样重复调查，并做好问题及时反馈工作。

（6）数据统计分析要点　队列研究数据统计分析同样包括统计学描述和统计学推断。统计学描述主要是对暴露组和非暴露组研究对象的一般人口学特征、主要暴露信息和协变量信息进行描述分析，计算暴露组和非暴露组人群的观察人时数（人年数），计算累计发病率、发病密度、相对危险度（relative risk，RR）、归因危险度（attributable risk，AR）等；统计学推断主要采用卡方检验（计算RR值和95%置信区间等）、二项分布检验或泊松分布检验、趋势卡方检验、Poisson回归分析等分析暴露因素的效应估计与因果关联分析。

（7）常见偏倚类别和控制　队列研究在设计、实施和资料整理分析等环节都可能导致偏倚的产生，包括选择性偏倚、失访偏倚、信息偏倚和混杂偏倚。上述偏倚产生的原因与病例对照研究类似，此处不再赘述。研究人员需注意，在队列研究实施的全过程都应该采取措施，预防和控制偏倚的产生。

四、队列研究的应用

队列研究也属于观察法，分析流行病学范畴，相比于现况研究和病例对照，队列研究可以计算发病率，暴露和结局的时间先后顺序更为明确，因此对暴露和疾病因果关系可以进行更深入的验证。队列研究的主要用途包括：①检验病因假设，可以检验同一暴露与多种结局之间的关联；②评估预防和治疗措施效果；③用于研究疾病发生和发展的自然史。

第十一章 基于 HIS/LIS 开展临床研究的关键环节和要点

📋 导言

近年来，真实世界研究（real world study，RWS）作为重要的临床研究类型逐渐引起广大医务人员的关注。HIS/LIS 中储存着海量的患者真实诊疗数据信息记录，因此如何基于 HIS/LIS 中的临床诊疗和实验室检查数据开展规范的临床研究是一个热门话题。本章重点阐述 HIS/LIS 数据的特点，基于 HIS/LIS 数据开展真实世界临床研究时的关键环节和注意事项，以期为临床工作者和研究人员基于 HIS/LIS 开展临床研究提供参考依据。

第一节 HIS/LIS 数据特点

真实世界研究是运用流行病学方法，在真实无偏倚或偏倚较少的人群中，对某种或某些干预措施（包括诊断、治疗、预后）的实际情况进行临床研究。作为临床试验和药品上市后药物疗效再评价的一种医学研究新方法，真实世界研究逐渐引起广大医务人员的关注和认可。HIS 和 LIS 中记录了每一位就诊患者的真实诊疗和实验室检查数据信息，是开展真实世界临床研究的重要数据来源。因此，如何基于 HIS/LIS 开展规范的临床研究是一个热门话题。

近年来，随着信息技术的迅猛发展，HIS/LIS 记录数据结构化越来越好，数据的完整度和数据质量也得到了大幅度提升，为开展临床研究奠定了良好的基础。HIS/LIS 的数据具有能够反映临床诊疗客观实际、获取数据快速便捷、数据量大，开展临床研究成本低等优势。但也需要认识到 HIS/LIS 存在的局限性，包括：①因数据来源于真实的临床诊疗环境，数据采集以满足临床诊疗需要为主，开展临床研究时存在核心研究变量未采集或记录不完整的风险；②HIS 记录了大量文本信息，如患者的临床表现、既往病史、临床诊断、治疗方案等内容；③如果医院未开展数据治理和质控，HIS/LIS 数据质量一般较差，存在非核心字段变量缺失，数据异常等问题；④开展多中心研究时，如果各家医院的 HIS/LIS 数据库未进行统一的结构化处理和设置，数据库将不能进行拼接整合，数据治理和清洗需要花费较多的时间和精力。因此，临床医务人员在应用 HIS/LIS 数据开展临床研究前需要知晓 HIS/LIS 中数据的优点和可能存在的缺陷，并在此基础上进行合理应用，才能提升基于HIS/LIS数据开展临床研究的质量。

第二节　基于 HIS/LIS 数据开展临床研究的关键环节

HIS/LIS数据能反映临床诊疗客观实际，具有数据量大、获取便捷、开展研究成本低等优势，但同时存在核心变量未采集、记录不完整、文本信息需结构化处理、数据异常等问题。因此，临床医务人员或研究人员基于HIS/LIS数据开展真实世界临床研究时需提前规划和设计，注意此类研究的关键环节，可以提升HIS/LIS数据规范，提高研究数据质量。

一、HIS/LIS 的结构化治理

尽管HIS/LIS记录了海量的临床诊疗信息和实验室检查数据，但要将这些数据用于临床研究，需提前对HIS/LIS进行规划和设计。首先，研究团队应开展长期研究规划，明确研究病种，同时确定需采集数据的变量集和采集时间节点，变量名及对应选项的设定要遵照CDISC编码规范，提高今后多中心研究数据库的可比性和可合并性。在此基础上，将确定好的数据变量集与HIS/LIS中的变量进行对比，在医院信息部门协助下对不符合CDISC编码规范的变量进行修改；同时根据编码规范添加HIS/LIS中缺少的变量。需要注意的是，研究人员不可过多地增加HIS/LIS中的变量，以防止影响临床诊疗速度，增加门诊医生的负担。最后，根据制定的变量集合，建立文本数据治理规则，将HIS/LIS中文本信息数据结构化为数值型数据，提高数据的可利用度。例如，对于银屑病的临床特征分型，可以建立治理规则"'寻常型银屑病'=1；'关节病型银屑病'=2；'脓疱型银屑病'=3，'红皮病型银屑病'=4"。当临床医务人员在HIS中给出"寻常型银屑病"文本格式诊断时，系统将依据事先制定的结构化规则，将该病例的银屑病临床分型变量设定为"1"；同理，当临床医务人员在HIS中给出"脓疱型银屑病"文本格式诊断时，系统将依据事先制定的数据结构化规则，将该病例的银屑病临床分型变量设定为"3"。通过上述数据结构化治理，可以提高HIS/LIS数据架构的规范性，增强数据的可利用度，为真实世界临床研究奠定基础。

二、HIS/LIS 诊疗数据完整度

在完成HIS/LIS数据结构化治理的基础上，医院应采用结构化改造后的HIS/LIS采集临床诊疗数据。为保证临床数据采集的完整度，医院应将HIS/LIS中的核心字段变量设置为"必填项"，并在医院全体医务人员中开展培训，强调数据采集的原则和要求，提高一线医务人员填写数据的完整度。此外，医院临床研究中心需联合信息科定期开展HIS/LIS数据完整度的质控工作，发现问题及时解决，提高HIS/LIS整体数据的质量和完整度。

三、HIS/LIS 诊疗数据的纵向拼接

HIS/LIS的结构化治理和数据完整度保障了开展真实世界临床研究的数据质量。但是HIS/LIS对临床诊疗数据和实验室检查数据的存储形式是单次个案式记录。如图11-1所示，每个患者的就诊信息在HIS/LIS中为一条记录，占据数据库中的一行。如果同一名患者存在多次就诊（复诊）记录，那么该患者的就诊信息在HIS/LIS中记录为平行的多条记录，如图11-1中的"白力强"、"鲍沈欢"和"蔡晓琦"三位患者，分别在2023年度就诊了2次、4次和5次，因此在HIS/LIS的原始数据库中分别有2条、4条和5条记录。这些原始数据是无法进行直接分析的，需要将同一个患者不同时间点的就诊记录按照就诊的时间先后顺序纵向拼接起来，建立一个类似前瞻性队列数据库，才能为后续的统计分析奠定基础。

身份证	就诊时间	患者姓名	病程	自觉症状	初次发病部位	吸烟史	饮酒史	婚姻状况	PASI	BSA
330222*******0028	2023-04-17	白金	10	伴轻度瘙痒	头部、躯干、四肢	从不	从不	已婚	2.4	4
142302*******0010	2023-03-07	白力强	10	伴重度瘙痒	头部	每天	每天	已婚	18.2	10.5
142302*******0010	2023-04-04	白力强	10	伴重度瘙痒	头部	每天	每天	已婚	6	10.5
411121*******5515	2023-06-30	白群涛	10	伴轻度瘙痒	头部、躯干、四肢	每天	从不	已婚	12.6	12
320923*******182X	2023-05-16	柏秀萍	1	伴轻度瘙痒	面部	从不	从不	已婚	1	1
412721*******4642	2023-08-01	班晨晨	6	伴中度瘙痒	头部、躯干、上肢	从不	从不	已婚	3	2
350722*******0915	2023-11-16	鲍荣武	2	伴中度瘙痒	头部、面部、上肢	偶尔	偶尔	未婚	2	0.8
330424*******2426	2023-03-17	鲍沈欢	7	伴中度瘙痒	头部、下肢	从不	从不	已婚	5	10
330424*******2426	2023-04-25	鲍沈欢	7	伴中度瘙痒	头部、下肢	从不	从不	已婚	5	10
330424*******2426	2023-05-02	鲍沈欢	7	伴中度瘙痒	头部、下肢	从不	从不	已婚	5	10
330424*******2426	2023-06-20	鲍沈欢	7	伴中度瘙痒	头部、下肢	从不	从不	已婚	5	10
310107*******1671	2023-07-22	鲍志民	0	伴轻度瘙痒	面部、下肢	从不	从不	未婚	1	1
310105*******0419	2023-01-10	毕秋扬	5	无瘙痒	躯干、四肢	每天	从不	未婚	10	15
310105*******0419	2023-02-10	毕秋扬	5	无瘙痒	躯干、四肢	每天	从不	未婚	10	15
310101*******2414	2023-03-28	蔡晓琦	2	伴轻度瘙痒	头部	偶尔	从不	已婚	12	12
310101*******2414	2023-04-04	蔡晓琦	2	伴轻度瘙痒	头部	偶尔	从不	已婚	6	12
310101*******2414	2023-04-18	蔡晓琦	2	伴轻度瘙痒	头部	偶尔	从不	已婚	4	5
310101*******2414	2023-05-30	蔡晓琦	2	伴轻度瘙痒	头部	偶尔	从不	已婚	1	1
310101*******2414	2023-07-04	蔡晓琦	2	伴轻度瘙痒	头部	偶尔	从不	已婚	1	1

图 11-1　HIS/LIS 原始数据库（银屑病数据库示例）

HIS/LIS数据的纵向拼接方法和过程如图11-2所示。首先，研究人员需将目标数据库（原始数据库）按照"患者姓名"为主要排序字段和"就诊时间"为次要排序字段进行排序，排序后以"身份证"为关键唯一字段变量，标注出可能存在重名的患者，在后续数据库信息纵向合并时不要出现错误。其次，在目标数据库中找出非重复变量名，如上述银屑病示例数据库中的"就诊时间"、"PASI"和"BSA"。再次，将上述确定的非重复变量名按照患者中的最多就诊次数进行必要的变量名扩展。例如，上述数据库中，"白力强"、"鲍沈欢"和"蔡晓琦"三位患者在2023年度分别有2次、4次和5次就诊次数，因此将最多就诊次数确定为"5"，随后将"就诊时间"、"PASI"和"BSA"三个变量扩展为"就诊时间2"、"PASI2"、"BSA2"；"就诊时间3"、"PASI3"、"BSA3"；"就诊时间4"、"PASI4"、"BSA4"和就诊时间5、"PASI5"、"BSA5"；四组新的变量名。最后，将存在多次就诊的患者相关信息按照就诊时间先后顺序纵向"腾挪"到相应的新变量名下面，同时删除其他重复的记录信息。如图11-2所示，"白力强"患者有2次就诊记录，按照时间

顺序，将第 2 次的就诊信息纵向合并到"就诊时间 2"、"PASI2"、"BSA2"三个新变量名下。"鲍沈欢"患者共有 4 次就诊记录，按照就诊的先后顺序，将"鲍沈欢"的第 2 次就诊信息纵向合并到"就诊时间 2"、"PASI2"、"BSA2"三个新变量名下；第 3 次就诊信息纵向合并到"就诊时间 3"、"PASI3"、"BSA3"三个新变量名下；第 4 次就诊信息纵向合并到"就诊时间 4"、"PASI4"、"BSA4"三个新变量名下，以此类推。

身份证	就诊时间	患者姓名	病程	自觉症状	初次发病部位	吸烟史	饮酒史	婚姻状况	PASI	BSA
330222*******0028	2023-04-17	白金	10	伴轻度瘙痒	头部、躯干、四肢	从不	从不	已婚	2.4	4
142302*******0010	2023-03-07	白力强	10	伴重度瘙痒	头部	每天	每天	已婚	18.2	10.5
142302*******0010	2023-04-04	白力强	10	伴重度瘙痒	头部	每天	每天	已婚	6	10.5
411121*******5515	2023-06-30	白群涛	10	伴轻度瘙痒	头部、躯干、四肢	每天	从不	已婚	12.6	12
320923*******182X	2023-05-16	柏秀萍	1	伴轻度瘙痒	面部	从不	从不	已婚	1	1
412721*******4642	2023-08-01	班晨晨	6	伴中度瘙痒	头部、躯干、上肢	从不	从不	已婚	3	2
350722*******0915	2023-11-16	鲍荣武	2	伴中度瘙痒	头部、面部、上肢	从不	偶尔	未婚	2	0.8
330424*******2426	2023-03-17	鲍沈欢	7	伴中度瘙痒	头部、下肢	从不	从不	已婚	5	10
330424*******2426	2023-04-25	鲍沈欢	7	伴中度瘙痒	头部、下肢	从不	从不	已婚	5	10
330424*******2426	2023-05-02	鲍沈欢	7	伴中度瘙痒	头部、下肢	从不	从不	已婚	5	10
330424*******2426	2023-06-20	鲍沈欢	7	伴中度瘙痒	头部、下肢	从不	从不	已婚	5	10
310107*******1671	2023-07-22	鲍志民	0	伴轻度瘙痒	面部、下肢	从不	从不	未婚	1	1
310105*******0419	2023-01-10	毕秋扬	5	无瘙痒	躯干、四肢	每天	从不	未婚	10	15
310105*******0419	2023-02-10	毕秋扬	5	无瘙痒	躯干、四肢	每天	从不	未婚	10	15
310101*******2414	2023-03-28	蔡晓琦	2	伴轻度瘙痒	头部	偶尔	从不	已婚	12	12
310101*******2414	2023-04-04	蔡晓琦	2	伴轻度瘙痒	头部	偶尔	从不	已婚	6	12
310101*******2414	2023-04-18	蔡晓琦	2	伴轻度瘙痒	头部	偶尔	从不	已婚	4	5
310101*******2414	2023-05-30	蔡晓琦	2	伴轻度瘙痒	头部	偶尔	从不	已婚	1	1
310101*******2414	2023-07-04	蔡晓琦	2	伴轻度瘙痒	头部	偶尔	从不	已婚	1	1

HIS/LIS 原始数据库

身份证	就诊时间	患者姓名	病程	自觉症状	初次发病部位	吸烟史	饮酒史	婚姻状况	PASI1	BSA1	就诊时间2	PASI2	BSA2	就诊时间3	PASI3	BSA3	就诊时间4	PASI4	BSA4	—
330222*******0028	2023-04-17	白金	10	伴轻度瘙痒	头部、躯干、四肢	从不	从不	已婚	2.4	4										
142302*******0010	2023-03-07	白力强	10	伴重度瘙痒	头部	每天	每天	已婚	18.2	10.5	2023-04-04	6	10.5							
411121*******5515	2023-06-30	白群涛	10	伴轻度瘙痒	头部、躯干、四肢	每天	从不	已婚	12.6	12										
320923*******182X	2023-05-16	柏秀萍	1	伴轻度瘙痒	面部	从不	从不	已婚	1	1										
412721*******4642	2023-08-01	班晨晨	6	伴中度瘙痒	头部、躯干、上肢	从不	从不	已婚	3	2										
350722*******0915	2023-11-16	鲍荣武	2	伴中度瘙痒	头部、面部、上肢	从不	偶尔	未婚	2	0.8										
330424*******2426	2023-03-17	鲍沈欢	7	伴中度瘙痒	头部、下肢	从不	从不	已婚	5	10	2023-04-25	5	10	2023-05-02	5	10	2023-06-20	5	10	
310107*******1671	2023-07-22	鲍志民	0	伴轻度瘙痒	面部、下肢	从不	从不	未婚	1	1										
310105*******0419	2023-01-10	毕秋扬	5	无瘙痒	躯干、四肢	每天	从不	未婚	10	15	2023-02-10	10	15							
310101*******2414	2023-03-28	蔡晓琦	2	伴轻度瘙痒	头部	偶尔	从不	已婚	12	12	2023-04-04	6	12	2023-04-18	4	5	2023-05-30	1	1	

HIS/LIS 纵向拼接数据库

图 11-2　HIS/LIS 纵向拼接方法和过程（银屑病数据库示例）

四、HIS/LIS 诊疗数据的逻辑核查

HIS/LIS 中患者的诊疗信息和实验室检查结果按照就诊顺序纵向拼接后，还需要开展数据库变量之间的逻辑性核查。重点核查数据间的逻辑关联是否正确，例如，男性患者不应出现"月经"、"孕产史"等信息内容；女性患者不应该有"睾丸癌"、"前列腺炎"等类似的内容出现；不吸烟的患者不应该填写"每日吸烟量"、"吸烟持续年限"、"开始吸烟年龄"等信息，这些可以通过计算机软件建立逻辑核查程序来实现。此外，研究人员在使用 HIS/LIS 数据前，还需要核查身高、体重、年龄等一般人口学特征是否存在不符合逻辑的异常数据（如新生儿体重 3500kg，成年男性身高 1.70cm，孕妇年龄 6 岁等），以及时间数据间的逻辑性（如发病时间"2023 年 5 月 12 日"晚于就诊时间"2023 年 4 月 29 日"，烟龄大于年龄）等。数据逻辑核查可以直接在 HIS/LIS 中设置逻辑核查程序完成，也可以导出后人工完成。

第三节　基于 HIS/LIS 数据开展临床研究的实施要点

尽管开展基于HIS/LIS数据的真实世界临床研究是对患者临床诊疗数据和实验室检查数据的二次利用，但仍需要符合临床研究的基本原则和实施规范。临床研究的规范化实施流程如图11-3所示。

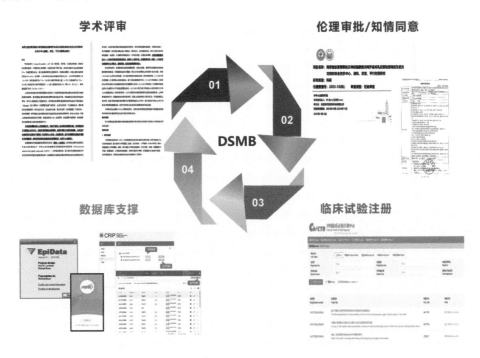

图 11-3　临床研究的规范化实施流程

首先，研究团队应撰写一份临床研究方案，在研究方案中明确本研究如何基于HIS/LIS获取研究数据，在研究设计时遵从循证医学的PICO原则，明确研究中的研究对象（participant）、干预措施（intervention）、对照（comparison）和结果/结局（outcome）；在研究方案的研究设计部分，应同时参考CONSORT（consolidated standards of reporting trials）声明，在方案下细化临床研究的研究对象、纳入标准和排除标准、样本量估算、研究对象分组、干预措施、疗效指标评价、数据质量控制、数据集和统计分析等内容，保障研究方案的规范性。

其次，研究方案需要递交医院的临床研究学术委员会进行学术评审，请专家审议基于HIS/LIS数据开展的真实世界临床研究是否具有科学价值和临床应用价值。当研究方案获得医院学术评审立项后，该研究方案及相关材料还需要进一步递交医院伦理委员会进行伦理审查，获取伦理委员会的免知情同意或泛知情同意支持意见。

最后，研究团队将经过学术评审和伦理审批的研究方案在中国临床试验注册中心进行注册登记，获得注册码和批号后，方可导出数据进行数据统计分析、图表制作和文章撰写等临床研究工作。

第十二章　随机对照临床试验设计要点和规范

导言

　　临床试验是指以患者为研究对象，以个体为单位进行随机化分组，给予不同干预措施后，评价某种新药物或新疗法对疾病的疗效和安全性的研究。临床试验研究是临床研究的重要组成部分，其核心内容为临床研究的设计（design）、测量（measurement）和评价（evaluation）。近年来，随着医学学科发展和科研政策导向转变，临床研究工作越来越受到医务人员的重视和青睐。但许多医务人员在实际开展临床研究时遇到各种类型问题，归根到底是前期的临床研究设计不规范所致。本章基于临床研究 PICO 原则和 CONSORT 声明，从患者招募、样本量、分组、随机化、盲法设置、干预措施实施、疗效评估、质量控制和统计分析等方面详细阐述随机对照临床试验（randomized clinical trial，RCT）设计的要点，以期为医务人员开展规范的 RCT 研究设计提供参考。

第一节　RCT 研究设计指导思想

　　规范的随机对照临床试验研究设计应体现研究的代表性、真实性、可比性和显著性，进而做到研究的科学性、创新性和可行性。①代表性是保证研究结果科学性的基础和前提，若研究的代表性不强，研究将不能被其他研究人员重复，研究结果将失去科学性。为提高 RCT 的代表性，研究人员首先应根据研究目的，制定严格的研究对象诊断标准和纳排标准，在选择研究对象时尽可能采取随机化抽样，做到样本的代表性好。其次，研究人员应管理好入选的研究对象，与其保持紧密沟通，提高患者依从性，同时定期随访研究对象，降低失访率。②真实性反映客观事物的正确程度，是科学性的核心要素。在 RCT 研究设计时，应全面考虑研究过程中各环节的真实性属性，即如何真实无偏地采集和记录研究对象的人口学信息、身体测量指标、症状体征、临床表现、治疗效果等信息，如何平衡多中心 RCT 中不同中心的仪器测量、实验室检测一致性问题等，都需要研究人员认真思考，做到研究全过程预防和控制选择性偏倚、信息偏倚和混杂偏倚。③可比性是科学性的表现。事物之间有比较才有鉴别，在 RCT 中一定要设置对照组，同时在研究过程中要重视试验组和对照对象以及同一种对象之间在纳排标准、数据采集、实验室检测、疗效评价等方面的可比性。④显著性是科学性的条件，经统计学检验得出显著性差异的结果才能体现研究的科学性。RCT研究设计时，研究人员需要进行样本量计算、统计分析部分体现显著性，通常以检验水准α代表显著性，α的常规取值为0.05或0.01，研究人员可以根据具体情况灵活应用。

第二节　RCT研究设计的内容和要点

一、研究对象选择

　　研究对象是临床研究的灵魂，是临床研究成败的关键因素。选择研究对象时，研究人员应注意研究对象的选择标准、代表性、依从性和伦理符合性等问题。首先，RCT研究应根据研究目标确定研究对象的诊断标准，一般依据教科书、临床诊疗指南和规范制定，或依据科学共同体制定的标准制定。其次，研究人员需制定研究的纳入标准和排除标准，需要强调的是，排除标准不是纳入标准的互斥条件，而是在研究对象符合纳入标准的基础上具有一些特殊情况时应排除的条件，如妊娠、治疗禁忌证等。研究对象的选择过程中不同标准对应的人群如图12-1所示。最后，对于一些少见病或因纳入标准严格导致研究对象来源困难时，研究人员应权衡利弊，制定合适的标准，既保证研究的科学性，又照顾研究的实际可操作性。

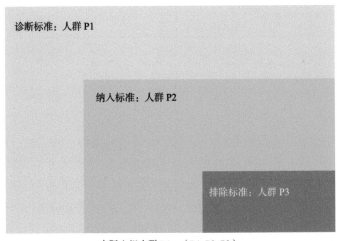

诊断标准：人群 P1

纳入标准：人群 P2

排除标准：人群 P3

实际入组人群 P4：（P4=P2–P3）

图 12-1　研究对象的选择过程中不同标准对应的人群

二、样　本　量

　　样本量估算是RCT研究设计的重要内容之一。样本量过小不能保证得出可靠的研究结论，而样本量过大造成不必要的人力、物力和财力的浪费，同时增加研究的难度。在样本量估算时，需要明确几个参数：①Ⅰ类错误概率α，一般取0.01或0.05，α越小样本量越大；②把握度β，一般取0.1或0.2，β越小样本量越大；③允许误差δ，δ越小样本量越大；④干预的有效率（p_1和p_0）或疗效评价结果均值差值（D）和标准差（SD），干预的有效率p_1和p_0的差异越大，样本量越小；标准差SD与均值差值D的比值越大，样本量越大。研究人员可以根据自己的实际情况，通过调整参数确定合适的样本量。此外，由于临床研究的类型不同，研究的主要疗效结局指标不同，样本量的计算公式也不相同，本节举例说明临床试验研究的样本量估算方法。

对于RCT研究，样本量估算与研究的设计类型有关。常用的临床研究设计包括差异性研究设计、优效性设计、非劣效性设计和等效性设计。如果临床试验的原假设是两组（或多组）总体参数间没有差别，而备择假设为两组（或多组）总体参数间有差别，那么这个研究设计即为差异性研究设计。如果临床试验的目的是检验一种药物或干预措施是否优于另一种药物或干预措施，则称为优效性设计；如果临床试验的目的是检验一种药物或干预措施是否非劣于另一种药物或干预措施，则称为非劣效性设计；而如果临床试验的目的是检验一种药物或干预措施是否等效于另一种药物或干预措施（实际上为相差不超过一个事先制定的差异界值），则称为等效性设计。不同的临床研究设计方案其样本量计算公式也有所区别，后面章节将详细介绍。

此外，样本量估算还需要明确依据的参数，无论是差异性研究设计、优效性设计、非劣效性设计还是等效性设计，均依据该临床试验的主要疗效指标来估算样本量。临床试验中，常用的主要疗效指标包括两大类，第一类为定量变量指标，如手术中的出血量、中医证候评分、疼痛视觉评分VAS等；第二类为定性变量指标，如治疗有效率、痊愈率、PASI75达成率等。研究人员需要根据具体情况选择合适的指标进行样本量估算。另外需要指出的是，主要疗效指标的来源有两个，第一个是自己课题的预实验，这是比较推荐的，样本量估算的准确度高；第二个是来自文献，但需要强调的是，试验组和对照组的参考数据指标应来源于同一篇参考文献，而不能来源于不同文献。

（一）差异性研究设计样本量估算

以定性变量（治疗有效率、痊愈率）为主要疗效结局指标的临床试验，采用两组均等1∶1设计。例如，研究人员拟开展电针治疗失眠的平行对照临床试验研究。预实验结果显示，电针治疗组的治疗有效率为90%，假电针治疗组的治疗有效率为50%，假设本研究的Ⅰ类错误概率α=0.05，把握度$1-\beta$=90%，试估算本研究所需要的样本量。根据本临床试验研究的设计，结合主要疗效结局指标，采用如下公式进行样本量估算：

$$n = \frac{p_1(1-p_1) + p_2(1-p_2)}{(p_1 - p_2)^2}(\mu_{\alpha/2} + \mu_\beta)^2$$

式中，p_1=90%，p_2=50%，α=0.05，β=0.1，代入上式，可得

$$n = \frac{0.9 \times (1-0.9) + 0.5 \times (1-0.5)}{(0.9-0.5)^2} \times (1.96 + 1.28)^2 = 23$$

根据上述计算，每组需要23例，考虑10%脱落率，每组需招募26例，两组共计52例。

以定性变量（治疗有效率、痊愈率）为主要疗效结局指标的临床试验，采用两组不均等（k=1：2）设计。如上所述，研究人员拟开展电针治疗失眠的平行对照临床试验研究，采用差异性不均等设计（k=1：2），以治疗有效率为主要疗效指标。预试验结果显示，电针治疗组的治疗有效率为90%，假电针治疗组的治疗有效率为50%，假设本研究的Ⅰ类错误概率α=0.05，把握度1–β=90%，试估算本研究所需要的样本量。根据本临床试验研究的设计，结合主要疗效结局指标，采用如下公式进行样本量估算：

$$n_2 = \frac{p_1(1-p_1)+p_2(1-p_2)}{(p_1-p_2)^2}(\mu_{\alpha/2}+\mu_\beta)^2 \frac{1}{k}, \quad n_1 = n_2 k$$

式中，k=2，p_1=90%，p_2=50%，α=0.05，β=0.1。代入上式，可得

$$n_2 = \frac{0.9\times(1-0.9)+0.5\times(1-0.5)}{(0.9-0.5)^2}\times(1.96+1.28)^2\times\frac{1}{2}=12$$

$$n_1 = n_2\times2 = 24$$

根据上述计算，电针治疗组需要24例，假电针治疗组需要12例，考虑10%脱落率，电针治疗组需30例，假电针治疗组需15例，两组共需招募45例患者。

以定性变量（治疗有效率、痊愈率）为主要疗效结局指标的临床试验，采用三组及以上均等平行设计。例如，预开展针灸配合心理疗法治疗失眠的临床试验，采用差异性均等（1：m）设计方案，分为针灸治疗组、针灸联合心理疗法组和心理疗法组三组。预实验中，针灸联合心理疗法的治疗有效率为94%，单纯针灸疗法的治疗有效率为85%，单独心理疗法的治疗有效率为80%，设α=0.05（双侧），把握度1–β=90%，β=0.10，请估计样本量n。根据本临床试验研究的设计，结合主要疗效结局指标，采用如下公式进行样本量估算，因为本研究设置了三个平行组，预实验p_1=94%、p_2=85%、p_3=80%，而样本量计算公式中仅有p_1和p_2两个数据可以代入，这时需要选择两个差异最小的率代入公式，其计算出的样本量最大，结果最为保守，因此选择p_1=85和p_2=80%代入公式。此外，因为是三组设计，后续涉及两两比较，所以检验水准α需要调整，由α=0.05调整为α=0.05/3≈0.017，代入公式计算：

$$n = \frac{p_1(1-p_1)+p_2(1-p_2)}{(p_1-p_2)^2}(\mu_{\alpha/2}+\mu_\beta)^2$$

式中，p_1=85%，p_2=80%，α=0.017，β=0.1，代入上式，可得

$$n = \frac{0.85\times0.15+0.80\times0.20}{(0.85-0.80)^2}\times(2.40+1.28)^2=1558$$

根据上述计算结果，每组需要1558例，考虑10%脱落率，每组需招募1714例，三组共计5142例。

以定量变量（疼痛VAS评分、银屑病PASI评分）为主要疗效结局指标的临床试验，采用两组均等1：1设计。例如，预研究一种新的酶类止血剂对心血管外科手术后出血的预防性治疗，以术后出血量为主要疗效指标，采用平行对照设计，分为标准治疗组和试验组。查阅类似设计的文献结果显示，标准治疗组的出血量平均值μ_1=500ml，新的酶类止血

剂试验组出血量平均值μ_2=400ml，标准差σ=150ml，假设本研究的Ⅰ类错误概率α=0.05，把握度1–β=90%，试估算本研究所需要的样本量。根据本临床试验研究的设计，结合主要疗效结局指标，采用如下公式进行样本量估算：

$$n_1 = n_2 = \frac{2(z_{\alpha/2} + z_\beta)^2 \sigma^2}{(\mu_2 - \mu_1)^2}$$

式中，μ_1=500，μ_2=400，σ=150，α=0.05，β=0.1，代入上式，可得

$$n_1 = n_2 = \frac{2 \times (1.96 + 1.28)^2 \times 150^2}{(500 - 400)^2} = 48$$

根据上述计算，每组需要48例，考虑10%脱落率，每组需招募53例，两组共计106例。

以定量变量（疼痛VAS评分、银屑病PASI评分）为主要疗效结局指标的临床试验，采用两组不均等设计（k=1∶2）。例如，预研究一种新的酶类止血剂对心血管外科手术后出血的预防性治疗，以术后出血量为主要疗效指标，采用差异性不均等设计（k=1∶2），分为标准治疗组和试验组。查阅类似设计的文献结果，标准治疗组的出血量平均值μ_1=500ml，试验组出血量平均值μ_2=400ml，标准差σ=150ml，假设本研究的Ⅰ类错误概率α=0.05，把握度1–β=90%，试估算本研究所需要的样本量。根据本临床试验研究的设计，结合主要疗效结局指标，采用如下公式进行样本量估算：

$$n_2 = \frac{(z_{\alpha/2} + z_\beta)^2 \sigma^2}{(\mu_2 - \mu_1)^2} \times \left(1 + \frac{1}{k}\right), \quad n_1 = kn_2$$

即

$$n_2 = \frac{(1.96 + 1.28)^2 \times 150^2}{(500 - 400)^2} \times \left(1 + \frac{1}{2}\right) = 36$$
$$n_1 = 2 \times 36 = 72$$

根据上述计算，试验组需要72例，标准治疗组需要36例，考虑10%脱落率，试验组需要80例，常规治疗对照组需要40例，两组共计120例。

以定量变量（疼痛VAS评分、银屑病PASI评分）为主要疗效结局指标的临床试验，采用多组均等设计。例如，预研究一种新的酶类止血剂对心血管外科手术后出血的预防性治疗，以术后出血量为主要观察指标，采用差异性均等（1∶m）设计方案，分为标准治疗组（n_1）、试验组（n_2）和安慰剂组（n_3）。假定标准治疗组出血量μ_1=500ml，试验组出血量μ_2=400ml，安慰剂组出血量μ_3=800ml，标准差σ=250ml，设α=0.05（双侧），β=0.1，请估计样本量n。根据本临床试验研究的设计，结合主要疗效结局指标，采用如下公式进行样本量估算：

$$n = \frac{\lambda}{\Delta}$$

$$\Delta = \frac{1}{\sigma^2} \sum_{i=1}^{k} (\mu_i - \bar{\mu})^2, \quad \bar{\mu} = \frac{1}{k} \sum_{j=1}^{k} \mu_j$$

λ为自由度为$k-1$的卡方分布非中心参数，k为组数，可查表12-1获得。

$$\bar{\mu} = \frac{1}{k}\sum_{j=1}^{k}\mu_j = \frac{1}{3}(500 + 400 + 800) = 567$$

$$\Delta = \frac{1}{\sigma^2}\sum_{i=1}^{k}(\mu_i - \bar{\mu})^2 = \frac{1}{250^2}[(500-567)^2 + (400-567)^2 + (800-567)^2] = 1.387$$

$$n = \frac{12.66}{1.387} = 10$$

表 12-1　λ 界值表

k	$\beta=0.2$		$\beta=0.1$	
	$\alpha=0.01$	$\alpha=0.05$	$\alpha=0.01$	$\alpha=0.05$
2	11.68	7.85	14.88	10.51
3	13.89	9.64	17.43	12.66
4	15.46	10.91	19.25	14.18
5	16.75	11.94	20.74	15.51
6	17.87	12.83	22.03	16.47
7	18.88	13.63	23.19	17.42
8	19.79	14.36	24.24	18.29
9	20.64	15.03	25.22	19.09
10	21.43	15.65	26.13	19.83

根据上述计算，每组需要10例，考虑20%脱落率，每组需要12例，三组共计36例。

（二）优效性设计样本量估算

优效性设计是检验一种药物或治疗方法是否优于另一种药物或治疗方法的试验，称为优效性试验。一般对于以安慰剂作为对照或加载试验的临床试验应设计为优效性临床试验。

$$H_0 : \pi_t - \pi_c \leqslant \Delta$$
$$H_1 : \pi_t - \pi_c > \Delta$$

Δ为一具有临床意义的数值。拒绝H_0可得出试验药比对照药优效。

定性变量为主要疗效指标样本量的公式为

$$n = \frac{\pi_t(1-\pi_t) + \pi_c(1-\pi_c)}{(\pi_t - \pi_c - \Delta)^2}(\mu_{\alpha/2} + \mu_\beta)^2$$

定量变量为主要疗效指标样本量的公式为

$$n = \frac{2(z_{\alpha/2} + z_\beta)^2\sigma^2}{(\mu_t - \mu_c - \Delta)^2}$$

以定性变量（治疗有效率、痊愈率）为主要疗效结局指标的临床试验，采用两组均等

1∶1设计。例如，假定某对照药的治疗有效率为60%，估计新药的治疗有效率可能达到80%，且根据理论新药不可能比对照药差。研究人员认为新药疗效至少要优于对照药5%才有临床意义。采用均等（1∶1）优效性设计方案，设α=0.025（单侧），β=0.20（单侧），Δ=5%，估计样本量n。根据本临床试验研究的设计，结合主要疗效结局指标，采用如下公式进行样本量估算：

$$n = \frac{\pi_t(1-\pi_t) + \pi_c(1-\pi_c)}{(\pi_t - \pi_c - \Delta)^2}(\mu_{\alpha/2} + \mu_\beta)^2$$

$$n = \frac{0.8 \times (1-0.8) + 0.6 \times (1-0.6)}{(0.8 - 0.6 - 0.05)^2} \times (1.96 + 0.84)^2 = 140$$

　　根据上述计算，每组需要140例，考虑20%脱落率，每组需招募168例，两组共计336例。

　　以定量变量（疼痛VAS评分、银屑病PASI评分）为主要疗效结局指标的临床试验，采用两组均等1∶1设计。例如，预研究一种新的酶类止血剂对心血管外科手术后出血的预防性治疗，以术后出血量为主要疗效指标，采用均等（1∶1）优效性设计方案，分为标准治疗组和试验组。预实验显示，标准治疗组的出血量平均值μ_1=500ml，试验组出血量平均值μ_2=400ml，标准差σ=150ml，假设本研究的 I 类错误单侧概率α=0.025，把握度1−β=90%，研究人员认为新酶类止血剂相比于标准治疗组减少50ml出血量（Δ=−50ml）才有临床意义。试估算本研究所需要的样本量。根据本临床试验研究的设计，结合主要疗效结局指标，采用如下公式进行样本量估算：

$$n = \frac{2(z_{\alpha/2} + z_\beta)^2 \sigma^2}{(\mu_t - \mu_c - \Delta)^2}$$

$$n_1 = n_2 = \frac{2 \times (1.96 + 1.28)^2 \times 150^2}{(400 - 500 - (-50))^2} = 189$$

　　根据上述计算，每组需要189例，考虑10%脱落率，每组需要208例，两组共计416例。

（三）非劣效设计样本量估算

　　非劣效性设计：检验一种药物/治疗方法是否不劣于另一种药物/治疗方法的临床试验，称为非劣效性试验。非劣效性设计要求阳性对照药应具有稳定的优效性，一般用于将客观指标作为主要疗效评估指标的临床研究中（如2型糖尿病降糖治疗中的糖化血红蛋白）。

$$H_0 : \pi_t - \pi_c \leqslant -\Delta$$
$$H_1 : \pi_t - \pi_c > -\Delta$$

Δ为一具有临床意义的数值。拒绝H_0可得出试验药非劣于对照药。

　　定性变量为主要疗效指标样本量的公式为

$$n = \frac{\pi_t(1-\pi_t) + \pi_c(1-\pi_c)}{(\pi_t - \pi_c + \Delta)^2}(\mu_{\alpha/2} + \mu_\beta)^2$$

定量变量为主要疗效指标样本量的公式为

$$n = \frac{2(z_{\alpha/2} + z_\beta)^2 \sigma^2}{(\mu_t - \mu_c + \Delta)^2}$$

以定性变量（治疗有效率、痊愈率）为主要疗效结局指标的临床试验，采用两组均等1∶1设计。例如，估计某对照药的治疗有效率为85%，试验药的治疗有效率为80%，在一项随机对照临床试验中，如果试验药比对照药最多差10%则可以被接受。采用均等（1∶1）非劣效性设计方案，设α=0.025（单侧），β=0.20（单侧），Δ=10%，估计样本量n。根据本临床试验研究的设计，结合主要疗效结局指标，采用如下公式进行样本量估算：

$$n = \frac{\pi_t(1-\pi_t) + \pi_c(1-\pi_c)}{(\pi_t - \pi_c + \Delta)^2}(\mu_{\alpha/2} + \mu_\beta)^2$$

即

$$n = \frac{0.85 \times (1-0.85) + 0.8 \times (1-0.8)}{(0.8 - 0.85 + 0.10)^2} \times (1.96 + 0.84)^2 = 902$$

根据上述计算，每组需要902例，考虑10%脱落率，每组需要993例，两组共计1986例。

以定量变量（疼痛VAS评分、银屑病PASI评分）为主要疗效结局指标的临床试验，采用两组均等1∶1设计。例如，试验药某量表评分平均值μ_1=15分，阳性对照组μ_2=16分，标准差σ=2.0。假设本研究的Ⅰ类错误单侧概率α=0.025，把握度1-β=90%，研究人员认为两者疗效之差不超过1.8分（Δ=1.8）即有临床意义。根据本临床试验研究的设计，结合主要疗效结局指标，采用如下公式进行样本量估算：

$$n = \frac{2(z_{\alpha/2} + z_\beta)^2 \sigma^2}{(\mu_t - \mu_c + \Delta)^2}$$

即

$$n_1 = n_2 = \frac{2 \times (1.96 + 1.28)^2 \times 2^2}{(15 - 16 + 1.8)^2} = 132$$

根据上述计算，每组需要132例，考虑10%脱落率，每组需要146例，两组共计292例。

（四）等效设计样本量估算

等效性设计：检验一种药物/治疗方法是否与另一种药物/治疗方法的疗效相等的试验，称为等效性试验，常用于评价仿制药的临床药效，Δ为等效性界值。

$$H_{01} : \pi_t - \pi_c \geqslant \Delta$$
$$H_{02} : \pi_t - \pi_c \leqslant -\Delta$$
$$H_{11} : \pi_t - \pi_c < \Delta$$
$$H_{12} : \pi_t - \pi_c > -\Delta$$

Δ为一具有临床意义的数值。拒绝H_{01}和H_{02}可得出试验药等效于对照药。

定性变量为主要疗效指标样本量的公式为

$$n = \frac{\pi_t(1-\pi_t) + \pi_c(1-\pi_c)}{(\varDelta - |\pi_t - \pi_c|)^2}(\mu_{\alpha/2} + \mu_\beta)^2$$

定量变量为主要疗效指标样本量的公式为

$$n = \frac{2(z_{\alpha/2} + z_\beta)^2 \sigma^2}{(\varDelta - |\mu_t - \mu_c|)^2}$$

以定性变量（治疗有效率、痊愈率）为主要疗效结局指标的临床试验，采用两组均等1∶1设计。例如，估计某对照药与试验药的治疗有效率均为70%，两药治疗有效率之差不超过10%即认为等效。采用均等（1∶1）等效性设计方案，设 α=0.05（双侧），β=0.20（双侧），$\varDelta$=10%，估计样本量 n。根据本临床试验研究的设计，结合主要疗效结局指标，采用如下公式进行样本量估算：

$$n = \frac{\pi_t(1-\pi_t) + \pi_c(1-\pi_c)}{(\varDelta - |\pi_t - \pi_c|)^2}(\mu_{\alpha/2} + \mu_\beta)^2$$

即

$$n = \frac{0.7 \times (1-0.7) + 0.7 \times (1-0.7)}{(0.1 - |0.7 - 0.7|)^2} \times (1.96 + 1.28)^2 = 441$$

根据上述计算，每组需要441例，考虑10%脱落率，每组需要486例，两组共计972例。

以定量变量（银屑病PASI评分）为主要疗效结局指标的临床试验，采用两组均等1∶1等效性试验设计方案。例如，银屑病患者经过生物制剂治疗，试验药组患者PASI评分平均值 μ_1=1.5，阳性对照组患者PASI评分平均值 μ_2=2.0，假设本研究的Ⅰ类错误概率 α=0.05，把握度 $1-\beta$=90%，标准差 σ=2.0。研究人员认为两者疗效之差不超过1.0分（$\varDelta$=1）即为两种药物的疗效相当。根据临床试验研究的设计，结合主要疗效结局指标，采用如下公式进行样本量估算：

$$n = \frac{2(z_{\alpha/2} + z_\beta)^2 \sigma^2}{(\varDelta - |\mu_t - \mu_c|)^2}$$

即

$$n_1 = n_2 = \frac{2 \times (1.96 + 1.28)^2 \times 2^2}{(1.0 - |1.5 - 2.0|)^2} = 336$$

根据上述计算，每组需要336例，考虑10%脱落率，每组需要370例，两组共计740例。

三、设置对照组

在上述可比性指导思想中已指出，两事物之间有比较才能鉴别，比较为各种科学研究的基本方法。RCT中，研究人员可以根据研究目的和设计，选择随机对照、自身对照、交叉对照、非随机对照和历史对照。

随机对照是目前科学性最好、论证强度最高的一种对照，是指将研究对象按照不同的随机分配方案分为试验组和对照组，试验组给予待研究的干预因素，对照组给予现有的治疗措施、标准疗法或安慰剂。需注意的是，在随机对照中选择安慰剂对照或空白对照时，应注意伦理学问题。

自身对照是指以受试者本身作为对照，可以是受试者本身治疗前后对比，也可以是选择同一个受试者的不同受试部位进行同期对照（如皮肤、眼睛、口腔等）。对于肿瘤等慢性无自愈倾向的疾病，可以选自身前后对照进行疗效评估，但对于有自愈倾向的疾病（如上呼吸道感染、轻症肺炎等），不建议用自身对照。

交叉对照是指将研究对象随机分为试验组和对照组，整个研究包括两个阶段，第一阶段为试验组的受试者在第二阶段作为对照组，第一阶段为对照组的受试者在第二阶段作为试验组。需要注意的是，交叉对照设计需要在第一阶段结束后和第二阶段开始前设置间歇期（即洗脱期，一般不超过2周），同时在第二阶段开始前，试验组和对照组的基本情况应与第一阶段开始时完全一致（不能脱落病例），否则无法实施。

非随机对照是指研究对象未能随机分组的情况。由于未进行随机分组，两组受试者在人口学特征、疾病严重程度等方面都可能存在差异，影响研究结果的评价，不推荐使用。

历史对照是指在临床试验中仅设置试验组，而将以往治疗的一组同类疾病患者作为对照组进行比较。历史对照因未进行随机分组，同样具有一定的局限性。

四、随机化方案

RCT中，随机化分组是保证试验组和对照组除干预因素以外，其他因素在两组之间均衡可比的重要措施，是控制研究偏倚的重要方法。临床研究中，常用的随机化方法包括：简单随机化、简单排序随机化、系统随机化、分层随机化、区组随机化、整群随机化、动态随机化和中央随机化。受篇幅限制，本章仅介绍常用的简单随机化、简单排序随机化和区组随机化。

简单随机化适合于小规模研究的随机化分组，通常是为获得期望的统计把握度而对患者的数量即组间分配比例无特殊要求，对随机化序列不强加任何限制的随机化过程。这种方法操作简单，但存在分组后组间样本量不等的局限性。

例如，一项临床研究拟将18例患者随机分组为2组，若采用简单随机化方案，从图12-2中第四行第一列开始选取18个一位数的随机数字，然后按照0～4为A组，5～9为B组的规定即可将18例患者随机分为两组，其分组结果如图12-3所示，其中A组11例，B组7例。

为解决简单随机化导致的组间样本例数不相等的问题，可采用简单排序随机化方案。简单排序随机化通过选取大小不等的随机数字进行排序，可保证各组例数相等，提高检验效能。例如，将30例斑块性银屑病患者随机分为2组，样本量相等。首先，可以利用随机数字表或SAS软件产生30个大小不等的两位数随机数字。此处以随机数字表为例，从图12-4中第一行第一列开始，选取30个大小不等的两位数随机数字（遇到相同的随机数字需舍弃），共得到30个大小不同的随机数字。然后，按随机数字的大小从小到大排序，规定排序号1～15为A组，16～30为B组。30例斑块性银屑病患者经简单排序随机化分组为两组，其中A组15例，B组15例，如表12-2所示。

附表15 随机数字表					
编号	1～10	11～20	21～30	31～40	41～50
1	22 17 68 65 81	68 95 23 92 35	87 02 22 57 51	61 09 43 95 06	58 24 82 03 47
2	19 36 27 59 46	13 79 93 37 55	39 77 32 77 09	85 52 05 30 62	47 83 51 62 74
3	16 77 23 02 77	09 61 87 25 21	28 06 24 25 93	16 71 13 59 78	23 05 47 47 25
4	78 43 76 71 61	20 44 90 32 64	97 67 63 99 61	46 38 03 93 22	69 81 21 99 21
5	03 28 28 26 08	73 37 32 04 05	69 30 16 09 05	88 69 58 28 99	35 07 44 75 47
6	93 22 53 64 39	07 10 63 76 35	87 03 04 79 88	08 13 13 85 51	55 34 57 72 69
7	78 76 58 54 74	92 38 70 96 92	52 06 79 79 45	82 63 18 27 44	69 66 92 19 09
8	23 68 35 26 00	99 53 93 61 28	52 70 05 48 34	56 65 05 61 86	90 92 10 70 80
9	15 39 25 70 99	93 86 52 77 65	15 33 59 05 28	22 87 26 07 47	86 96 98 29 06
10	58 71 96 30 24	18 46 23 34 27	85 13 99 24 44	49 18 09 79 49	74 16 32 23 02
11	57 35 27 33 72	24 53 63 94 09	41 10 76 47 91	44 04 95 49 66	39 60 04 59 81
12	48 50 86 54 48	22 06 34 72 52	82 21 15 65 20	33 29 94 71 11	15 91 29 12 03
13	61 96 48 95 03	07 16 39 33 66	98 56 10 56 79	77 21 30 27 12	90 49 22 23 62
14	36 93 89 41 26	29 70 83 63 51	99 74 20 52 36	87 09 41 15 09	98 60 16 03 03
15	18 87 00 42 31	57 90 12 02 07	23 47 37 17 31	54 08 01 88 63	39 41 88 92 10
16	88 56 53 27 59	33 35 72 67 47	77 34 55 45 70	08 18 27 38 90	16 95 86 70 75
17	09 72 95 84 29	49 41 31 06 70	42 38 06 45 18	64 84 73 31 65	52 53 37 97 15
18	12 96 88 17 31	65 19 69 02 83	60 75 86 90 68	24 64 19 35 51	56 61 87 39 12
19	85 94 57 24 16	92 09 84 38 76	22 00 27 69 85	29 81 94 78 70	21 94 47 90 12
20	38 64 43 59 98	98 77 87 68 07	91 51 67 62 44	40 98 05 93 78	23 32 65 41 18

图 12-2　临床研究随机化方案——随机数字表（截图）

编号	1	2	3	4	5	6	7	8	9	10	11	12	13	14	15	16	17	18
随机数字	7	8	4	3	7	6	7	1	6	1	2	0	4	4	9	0	3	2
分组	B	B	A	A	B	B	B	A	B	A	A	A	A	A	B	A	A	A

图 12-3　采用简单随机化对研究对象的分组结果

附表15 随机数字表					
编号	1～10	11～20	21～30	31～40	41～50
1	22 17 68 65 81	68 95 23 92 35	87 02 22 57 51	61 09 43 95 06	58 24 82 03 47
2	19 36 27 59 46	13 79 93 37 55	39 77 32 77 09	85 52 05 30 62	47 83 51 62 74
3	16 77 23 02 77	09 61 87 25 21	28 06 24 25 93	16 71 13 59 78	23 05 47 47 25
4	78 43 76 71 61	20 44 90 32 64	97 67 63 99 61	46 38 03 93 22	69 81 21 99 21
5	03 28 28 26 08	73 37 32 04 05	69 30 16 09 05	88 69 58 28 99	35 07 44 75 47
6	93 22 53 64 39	07 10 63 76 35	87 03 04 79 88	08 13 13 85 51	55 34 57 72 69
7	78 76 58 54 74	92 38 70 96 92	52 06 79 79 45	82 63 18 27 44	69 66 92 19 09
8	23 68 35 26 00	99 53 93 61 28	52 70 05 48 34	56 65 05 61 86	90 92 10 70 80
9	15 39 25 70 99	93 86 52 77 65	15 33 59 05 28	22 87 26 07 47	86 96 98 29 06
10	58 71 96 30 24	18 46 23 34 27	85 13 99 24 44	49 18 09 79 49	74 16 32 23 02
11	57 35 27 33 72	24 53 63 94 09	41 10 76 47 91	44 04 95 49 66	39 60 04 59 81
12	48 50 86 54 48	22 06 34 72 52	82 21 15 65 20	33 29 94 71 11	15 91 29 12 03
13	61 96 48 95 03	07 16 39 33 66	98 56 10 56 79	77 21 30 27 12	90 49 22 23 62
14	36 93 89 41 26	29 70 83 63 51	99 74 20 52 36	87 09 41 15 09	98 60 16 03 03
15	18 87 00 42 31	57 90 12 02 07	23 47 37 17 31	54 08 01 88 63	39 41 88 92 10
16	88 56 53 27 59	33 35 72 67 47	77 34 55 45 70	08 18 27 38 90	16 95 86 70 75
17	09 72 95 84 29	49 41 31 06 70	42 38 06 45 18	64 84 73 31 65	52 53 37 97 15
18	12 96 88 17 31	65 19 69 02 83	60 75 86 90 68	24 64 19 35 51	56 61 87 39 12
19	85 94 57 24 16	92 09 84 38 76	22 00 27 69 85	29 81 94 78 70	21 94 47 90 12
20	38 64 43 59 98	98 77 87 68 07	91 51 67 62 44	40 98 05 93 78	23 32 65 41 18

图 12-4　临床研究随机化方案——随机数字表（截图）

表 12-2　简单排序随机化对研究对象分组示意表

编号	1	2	3	4	5	6	7	8	9	10	11	12	13	14	15	16	17	18	19	20
随机数字	22	17	68	65	81	95	23	92	35	87	2	57	51	61	9	43	6	58	24	82
排序	8	6	23	22	25	30	9	28	12	27	1	18	17	21	4	14	3	19	10	26
分组	A	A	B	B	B	B	A	B	A	B	A	B	B	B	A	A	A	B	A	B

编号	21	22	23	24	25	26	27	28	29	30
随机数字	3	47	19	36	27	59	46	13	79	93
排序	2	16	7	13	11	20	15	5	24	29
分组	A	B	A	A	A	B	A	A	B	B

如表 12-2 所示，尽管通过简单排序随机化法可以将银屑病患者随机分为病例数一样的两组，但如果患者入组顺序受某些特征影响（如疾病严重程度、经济收入等），采用简单排序随机化法将可能导致两组患者基础信息不均衡，组间的可比性差。如表 12-2 中的 1～8 号银屑病患者，随机化分组后，A 组 3 例，B 组 5 例，如果 1～8 号在招募时恰巧碰到的都是重症病例，就会出现 B 组重症病例多，而 A 组重症病例少的情况，影响后续整体疗效评估。为解决这个问题，可采用区组随机化方案。

区组随机化是依据临床研究的总体样本量先将全部研究对象按照相同或不同间距划分为小的区组，然后在区组内应用简单排序随机化法进行分组，保证各组例数相等，提高组间均衡性和统计分析效能。以上述研究为例，将 30 例斑块性银屑病患者随机分为 2 组，要求两组样本量相等，同时排除经济状况、年龄等潜在因素的影响。采用区组随机化方案，从图 12-4 所示随机数字表中第一行第一列开始选取 30 个大小不等的两位数随机数字（遇到相同的随机数字需舍弃），共得到 30 个大小不同的随机数字。然后，将 30 个斑块性银屑病患者的入组编号划分为区组长度为 4/6/4/6/4/6 组合的六个区组（表 12-3），每个区组内部按照简单排序随机化方案进行分组，可以将 30 个对象分为样本量相等的两组，同时也排除了经济情况的潜在影响。

表 12-3　区组随机化对研究对象分组示意表

编号	1	2	3	4	5	6	7	8	9	10	11	12	13	14	15	16	17	18	19	20
随机数字	22	17	68	65	81	95	23	92	35	87	2	57	51	61	9	43	6	58	24	82
排序	2	1	4	3	3	6	1	5	2	4	1	3	2	4	2	4	1	5	3	6
分组	A	A	B	B	A	B	A	B	A	B	A	B	A	B	A	B	A	B	A	B

编号	21	22	23	24	25	26	27	28	29	30
随机数字	3	47	19	36	27	59	46	13	79	93
排序	1	4	2	3	2	4	3	1	5	6
分组	A	B	A	B	A	B	A	A	B	B

RCT 中，无论采取何种随机化方法以及研究方案是否设盲，为保证随机分配方案在执行过程中不受人为因素干扰，需采取随机化分配隐藏。随机化分配隐藏是指采取某些技术

措施使参与研究的所有人员，包括研究人员、医务人员与研究对象均不知道随机化分配的顺序，常用的方法为编号的、不透明密封信封或药品容器。有条件的情况下可以使用中央随机化系统。研究人员要注意的是，分配隐藏和盲法的作用不同，前者主要控制选择性偏倚，后者除控制选择性偏倚外，还可以控制信息偏倚。

五、盲　　法

RCT中，为避免研究人员、研究对象或统计分析人员等的主观心理作用造成的不真实结果，临床研究过程应使用盲法。临床研究中，常用的盲法包括单盲、双盲和三盲。研究人员应根据研究的设计、干预措施的属性等综合考虑，合理选择盲法设置。

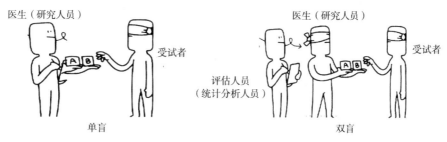

图 12-5　单盲和双盲示意图

如图12-5所示，单盲是指受试者不清楚给予措施的性质，不知道自己被分配在试验组还是对照组，而医务人员或研究人员知道受试者分组的情况。双盲是指受试者和研究人员或医务人员均不知道受试者的具体分组情况，仅研究人员指定的人员知道受试者分组的情况。

三盲是指受试者、研究人员和统计分析人员均不知道受试者分组情况，仅研究者委托人员掌握随机分组号，直至试验结束，统计分析结果完毕后，在撰写统计分析报告初稿完成后才揭晓的情况。

六、研 究 因 素

RCT中，明确细化研究因素的衡量标准是确定研究因素的基本原则。应制定细致、全面、可行的标准明确研究因素与研究对象接触、暴露的方式和剂量等，保证所有研究对象接触或暴露于同质的研究因素，相互可比，不引入偏倚。

临床试验中，研究因素为药物、非药物治疗措施或其他治疗方案等干预措施。首先，研究人员要明确干预措施的具体内容，给出明确详细的定义或规定。例如，干预措施为药物时，应给出药物通用名、商品名、生产厂家、批号；若使用安慰剂，需要注明制备方法、安慰剂材料和剂量、外观形状等内容。其次，要给出干预措施的具体操作方法。例如，开展针刺干预女性压力性尿失禁临床研究时，研究因素部分要明确针刺的穴位、进针方式（是否捻转）、进针深度、留针时间、每周治疗频次、整体疗程等信息。

既往开展科研项目评阅时发现，研究人员对研究因素的撰写重视程度不够，多数情况下研究人员选择概括性描述，内容不够翔实，影响专家对研究项目的质量评价。研究人员需要注意，RCT中，研究因素是核心内容，是整个临床试验的灵魂，研究人员一定要重视临床试验的研究因素，详细描述试验组和对照组研究对象所接受的干预措施的每一个细节内容，做到课题组外的"其他人员"根据描述可以实施完全一样的干预措施，保证研究因素的可复制性。

七、疗效评价指标

临床研究疗效指标的选择应把握其真实性和可靠性。真实性要重视灵敏度和特异度，可靠性重点考虑指标的可重复性。RCT在疗效评估指标选择时，首先应优先选择真实性和可靠性均好的指标，提高研究效果评估的证据等级；其次，疗效评估指标一定要区分主要疗效评估指标和次要疗效评估指标，主要疗效评估指标一般只设置1个，用于临床研究疗效或安全性评价，同时也是计算样本量的参考指标；再次，疗效指标选择时还应该重视指标的科学性，指标不宜过多，应与课题组或研究团队的人力、物力相匹配，与实验室的检测能力和课题经费匹配；最后，除疗效评估指标外，研究人员可以适当添加心理学、社会学和行为学指标，增加研究结果的评价指标的丰度，但不宜过多。关于临床研究疗效评价指标的更详细内容，可以参考本书第七章的相关内容。

八、质 量 控 制

为保障临床试验研究的顺利开展，需要在研究设计、项目启动、项目实施和数据统计分析等阶段开展全流程的质量控制。临床研究质量控制的核心内容是采取措施来避免或降低研究过程中可能会出现的偏倚，即研究人员通过临床研究所取得的结果与真实的客观结果之间的系统误差，包括选择性偏倚（由选择的研究对象不能代表目标人群所致）、信息偏倚（由收集资料和测量指标的数据与信息不准确所致）和混杂偏倚（由混杂因素的存在导致的偏倚）。对于偏倚的定义、属性、分类及控制策略，本书第二十八章将会详细介绍，读者还可以参考《流行病学》等教科书自学。

九、统 计 分 析

临床研究特别是RCT的统计分析首先要考虑的是数据集，统计分析集的选择是否正确将直接影响分析结果的可靠性。临床研究数据分析一般遵从意向性分析（intention to treat，ITT）原则。ITT原则是指主要分析应包括所有随机化的受试者，按其所分到的组别进行随访、评价和分析而不管其是否依从计划完成试验过程。意向性分析保证了原始的随机化分组，可以避免由于破坏随机化而造成的偏倚发生。在临床研究实践中，由于可能存在受试者脱落、改变治疗方案等情况，ITT原则贯彻困难。因此，临床研究数据一般按照ITT原则将数据集分为FAS和PPS及SS。其中FAS是指尽可能按照ITT原则，将所有随机化的受试者以合理的方法尽可能少地排除受试者（排除不合法纳排标准的入组者、未服药者、无任何数据者），部分受试者由于退出或剔除导致的数据缺失，可以通过LOCF进行数据填补并在数据统计分析中说明。PPS是FAS的一个子集，是更加符合研究方案的受试者数据集合，一般由完成了预先确定的治疗量、主要变量可测定、无重大方案违背的受试者组成。SS应包括所有随机化后至少接受一次治疗的受试者，用于安全性分析。

数据统计分析优先使用FAS，特别是对于采用优效性设计的临床研究，应用FAS的分析结果更加保守和稳健。在统计分析中，应该弄清楚四个方面的内容，包括：①统计分析选择的软件，一般为SAS、EpiInfo、SPSS和R软件等；②统计学描述；③统计学推断；④检验水准，一般设置α为0.05或0.01，并需要明确是单侧检验还是双侧检验。

第三节　RCT 研究设计注意事项

开展临床研究设计时，研究人员应按照本章第二节中的九个方面进行考虑并执行，可基本保证临床研究方案设计的完整性、科学性和规范性。此外，研究人员在开展临床研究设计时还要注意以下几个方面的问题。

①在临床研究设计阶段，建议研究人员邀请流行病学和统计学专家参与研究方案讨论，提高方案的规范性和可操作性。②临床研究设计要遵从PICO原则，并在代表性、真实性、可比性和显著性的中心思想指导下开展。③样本量估算时，要给出样本量计算公式中主要疗效指标参考值的来源，建议优先选择课题组的预实验结果，其次是通过类似研究的参考文献获取，但需要强调的是，试验组和对照组的参考值要来源于同一篇文献。此外，样本量计算时选择的主要疗效指标要和研究方案后面的疗效评价指标中的主要疗效指标一致。④临床选择对照时，优先使用同期平行对照，便于随机化实施，提高研究对象的可比性进而提升研究证据循证医学等级。⑤临床研究无论选择开放性试验还是设置盲法，均要设置随机化分配隐藏，保障随机化分配方案在执行过程中不受人为因素干扰。⑥研究人员应避免对单盲的错误认识，单盲是指仅受试者不知道研究分组的情况，如评估人员不清楚受试者分组的盲法设计不是单盲，是开放性试验设计。⑦研究因素是临床研究的核心内容，研究人员要详细描述试验组和对照组研究对象所接受的干预措施的每个细节，保证研究因素的可复制性。⑧临床研究一般仅设置1个主要疗效评价指标，研究人员应避免设置多个主要疗效评价指标，以防最后多个指标的指向性不一致，导致临床试验的结果无法获得统一的疗效评价结论。同时要尽可能选择客观指标。⑨在描述统计分析部分时，要注意区分定量变量和定性变量在统计学描述和统计学推断选择指标时的不同；此外，要注意p值结果解读的规范性，一般将"$p < 0.05$（或0.01）"描述为差异有统计学意义，不要写成"差异有统计学显著性"；其次，不能写成"$p < 0.05$为差异有统计学意义，$p < 0.01$为差异有显著性的统计学意义"，两者之间没有统计学差异的递进关系，研究人员要避免。

第十三章 随机对照临床试验CONSORT 声明解读

📝 **导言**

　　为规范 RCT 的结果报告，降低 RCT 研究偏倚，1996 年 David Moher 和 Drummond Rennie 教授起草第一版 CONSORT 声明，该声明很大程度上规范了 RCT 研究结果发表，提高研究论文的质量。近年来，随着临床研究方法学进展和临床研究实践经验的积累，CONSORT 声明分别于 2001 年和 2010 年进行了修订，为进一步提升 RCT 研究报告质量奠定了基础。目前，全球有超过 400 家学术期刊采纳 CONSORT 声明，在论文评审过程中作为判断文章撰写是否规范、能否正式发表的重要参考依据。本章就最新版 CONSORT 声明（2010 版），从题目和摘要（title and abstract）、背景介绍（introduction）、研究方法（methods）、随机化方案（randomisation）、结果（results）、讨论（discussion）和其他信息（other information）七个部分 25 个条目进行详细解读，以期为临床医务人员撰写规范的 RCT 研究结果提供参考。

第一节　CONSORT 声明内容

　　2010版CONSORT声明包括七个部分25个条目（37小项，见图13-1），详细阐述了撰写RCT研究结果报告时需要遵从的指导意见。需要强调的是，CONSORT声明仅用于临床研究报告的规范性指导，并不对临床研究的设计、实施和统计分析进行推荐和评价，也不能作为评价临床试验质量的工具。研究人员可以间接参考CONSORT声明中的内容细节，规范和完善RCT研究的设计和过程实施，但切记不能将CONSORT声明作为评价临床研究质量高低的参考工具，仅能作为RCT研究报告的规范性指导参考。

一、题目和摘要

　　该部分包括1个条目2个小项（1a和1b）。其中1a是对RCT研究的题目进行限定，题目要使用"随机试验"字眼，便于判定研究的属性；1b是对RCT研究摘要的限定，作者应在文章摘要部分体现出"临床试验研究设计"、"方法"、"结果"和"结论"，这与常规结构式摘要的写法一致，但需要体现出临床试验研究的设计特点。

Section/Topic	Item No	Checklist item	Reported on page No
Title and abstract			
	1a	Identification as a randomised trial in the title	
	1b	Structured summary of trial design, methods, results, and conclusions (for specific guidance see CONSORT for abstracts)	
Introduction			
Background and objectives	2a	Scientific background and explanation of rationale	
	2b	Specific objectives or hypotheses	
Methods			
Trial design	3a	Description of trial design (such as parallel, factorial) including allocation ratio	
	3b	Important changes to methods after trial commencement (such as eligibility criteria), with reasons	
Participants	4a	Eligibility criteria for participants	
	4b	Settings and locations where the data were collected	
Interventions	5	The interventions for each group with sufficient details to allow replication, including how and when they were actually administered	
Outcomes	6a	Completely defined pre-specified primary and secondary outcome measures, including how and when they were assessed	
	6b	Any changes to trial outcomes after the trial commenced, with reasons	
Sample size	7a	How sample size was determined	
	7b	When applicable, explanation of any interim analyses and stopping guidelines	
Randomisation			
Sequence generation	8a	Method used to generate the random allocation sequence	
	8b	Type of randomisation; details of any restriction (such as blocking and block size)	
Allocation concealment mechanism	9	Mechanism used to implement the random allocation sequence (such as sequentially numbered containers), describing any steps taken to conceal the sequence until interventions were assigned	
Implementation	10	Who generated the random allocation sequence, who enrolled participants, and who assigned participants to interventions	
Blinding	11a	If done, who was blinded after assignment to interventions (for example, participants, care providers, those assessing outcomes) and how	
	11b	If relevant, description of the similarity of interventions	
Statistical methods	12a	Statistical methods used to compare groups for primary and secondary outcomes	
	12b	Methods for additional analyses, such as subgroup analyses and adjusted analyses	
Results			
Participant flow (a diagram is strongly recommended)	13a	For each group, the numbers of participants who were randomly assigned, received intended treatment, and were analysed for the primary outcome	
	13b	For each group, losses and exclusions after randomisation, together with reasons	
Recruitment	14a	Dates defining the periods of recruitment and follow-up	
	14b	Why the trial ended or was stopped	
Baseline data	15	A table showing baseline demographic and clinical characteristics for each group	
Numbers analysed	16	For each group, number of participants (denominator) included in each analysis and whether the analysis was by original assigned groups	
Outcomes and estimation	17a	For each primary and secondary outcome, results for each group, and the estimated effect size and its precision (such as 95% confidence interval)	
	17b	For binary outcomes, presentation of both absolute and relative effect sizes is recommended	
Ancillary analyses	18	Results of any other analyses performed, including subgroup analyses and adjusted analyses, distinguishing pre-specified from exploratory	
Harms	19	All important harms or unintended effects in each group (for specific guidance see CONSORT for harms)	
Discussion			
Limitations	20	Trial limitations, addressing sources of potential bias, imprecision, and, if relevant, multiplicity of analyses	
Generalisability	21	Generalisability (external validity, applicability) of the trial findings	
Interpretation	22	Interpretation consistent with results, balancing benefits and harms, and considering other relevant evidence	
Other information			
Registration	23	Registration number and name of trial registry	
Protocol	24	Where the full trial protocol can be accessed, if available	
Funding	25	Sources of funding and other support (such as supply of drugs), role of funders	

图 13-1 CONSORT 声明核查清单（2010 版）

二、背景介绍（Introduction）

该部分包括1个条目2小项（2a和2b）。2a（background）要求作者详细阐述本研究立题的科学依据和该科学问题的合理性，包括研究的问题是什么、目前该科学问题的研究进展情况如何、是否存在未解决的问题等内容。2b（objective）需要作者阐述本研究的科学假说，或者明确本研究的研究目标。

三、方　　法

该部分包括5个条目9小项（3a～7b）。3a和3b为试验设计（trial design），3a要求作者描述清楚研究的设计类型（如同期平行对照、析因设计）及各组样本量的分配比例（如1∶1、2∶1等）；3b要求作者阐述临床试验开始后对研究设计的重要修改（如研究对象纳入标准），并给出修改的理由，如果研究人员未对研究方案进行修改，3b可以写"无

（NA）"。4a和4b为受试者（participants），其中4a需要作者说明临床试验招募对象的合格标准（包括纳入标准、排除标准、退出标准等）；4b要求作者阐述并明确临床试验数据采集的环境和地点。5为干预措施（interventions），作者在该部分需要详细说明本临床试验中各个组别的干预措施（包括干预措施的定义、生产厂家、用法用量、干预频次和干预周期等），内容应翔实全面，并保证其可重复性。6a和6b为结果（outcomes），6a要求作者说明事先设定的主要疗效指标和次要疗效指标的确切定义，包括每一个指标的具体评估方法和时间节点；6b需要作者阐述临床试验开始后对研究评估指标的任何修改，并给出修改的理由，如果研究人员未修改，6b可以写"无（NA）"。7a和7b为样本量（sample size），7a要求作者说明临床试验研究的样本量计算依据和方法；7b为备选项，如果临床试验方案设计了期中分析或提前终止研究计划，考虑到改变预期方案缩短了研究周期，多次分析方案也会导致I类错误的损耗，因此需要对检验水准α进行调整，在样本量计算时需要进行说明。

四、随机化方案

该部分包括5个条目8小项（8a～12b）。8a和8b为随机数字生成（sequence generation），8a要求作者说明临床试验中用于随机化分组的随机数字的产生方法（如计算机产生、中央随机化系统等）；8b要求阐述随机化方案类型（如简单随机化法、区组随机化法等），并描述限制性条件的具体细节（如区组的长度）。9是分配隐藏方案（allocation concealment mechanism），研究人员要阐述执行随机分配方案的具体细节，说明如何根据随机数字将受试者进行分组，以及在干预措施实施前保障随机化方案隐藏的具体方法（如黑色不透明信封）。10是实施（implementation），作者要说明随机化分配数字生成的操作者，受试者招募负责人，受试者依据随机化方案被分配到不同干预组别的实施者。11a和11b是盲法（blinding），11a要求研究人员如果准备使用盲法，要阐述清楚设盲的具体对象（如受试者、干预实施者、研究结局评估者），并说明设盲的具体操作方案和内容；11b要求研究人员阐述清楚，如果设盲，研究人员保障不同干预组干预方案相似性以实现盲法的具体内容。12a和12b为统计方法（statistical methods），12a要求研究人员说明比较不同组别主要疗效指标及次要疗效指标的统计分析方法（如t检验、卡方检验等）；12b需要研究人员阐述其余数据的统计分析方法，包括亚组分析和影响因素调整分析（如logistic回归分析）。

五、结　　果

该部分包括7个条目10小项（13a～19）。13a和13b为受试者流程（participant flow）（见图13-2），13a要求作者阐述不同组别的随机分配受试者人数，接受既定干预方案的人数和最后纳入主要疗效指标评估分析的人数；13b需要作者说明受试者随机分组后，不同组别对象脱落和排除的人数及原因说明。14a和14b为招募（recruitment），14a要求作者阐述临床试验研究中受试者的招募期和随访期，写清楚具体开始时间和结束时间。14b需要作者说明临床试验结束或终止的具体原因。15为基线数据（baseline data），一般是结果部分的第一段内容，用表格的形式展示每一组受试者的基线人口学特征和临床表现。16为统计分析数据（numbers analyzed），研究人员需阐述每一个组别中纳入统计分析的受试者人数，并说明统计分析是否基于受试者的原始分组开展（intention to treat，ITT）。17a和17b为结果和评估（outcomes and estimation），17a要求作者详细展示每个组别的主要疗效指标和次要疗效指标的分析结果，以及不同组别疗效比较的差异值大小（如RR）和精度（如95%CI）；17b推荐作者可以采用绝对值（率差RD）和相对值（RR）来反映二分类变量结局指标的疗效差异大小。18为辅助分析（ancillary analyses），要求研究人员对文中的亚组分析和影响因素调整分析等分析内容进行描述。19为危害（harms），要求研究人员阐述每个组中干预措施对受试者的危害或发生的超预期效应（包括不良事件、不良反应、严重不良反应等）。

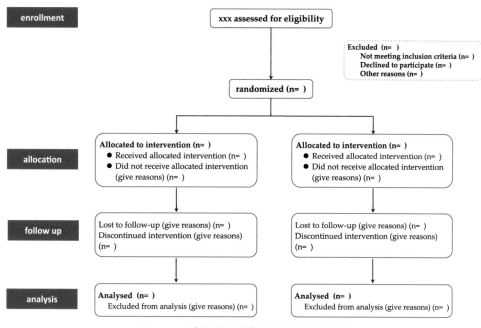

图 13-2　随机对照临床试验受试者流程图

六、讨　　论

该部分包括3个条目3小项（20～22）。20为局限性（limitations），要求阐述临床试验研究存在的局限性，潜在混杂因素和影响研究结果准确性的解决方案，以及多重比较统计分析的局限性等问题。21为外推性（generalisability），研究人员要阐述临床试验结果的可推广性，包括外部有效性和适用性。22为解读（interpretation），研究人员要根据主要研究结论，平衡干预措施的获益和风险，同时考虑其他相关研究证据，对研究结果做出合理解读。

七、其他信息

该部分包括3个条目3小项（23～25）。23为注册登记（registration），研究人员需要在文章中描述清楚本临床试验研究的注册登记号和注册登记的名称。24为研究方案（protocol），研究人员要阐述本临床试验的研究方案是否已发表，以及获取研究方案的方法。25为经费支持（funding），研究人员需要在文章中描述本临床试验的经费和其他支持（如药物）来源及经费提供方在本研究中的角色，是否存在利益冲突等情况。

第二节　CONSORT 声明应用

本章所解读的CONSORT声明（2010版）是最新版本，其主要目的是帮助临床试验研究人员规范撰写研究报告，同时为杂志社编辑和同行评议者判断临床试验研究文章撰写是否规范的重要参考。CONSORT声明（2010版）以两组平行随机对照研究设计为例，对临床试验研究文章和报告撰写时需要注意的25个条目37小项内容进行了详细阐述。声明中的内容适合于绝大多数类型的临床试验研究，对于个别特殊类型的临床试验研究（如单臂设计临床研究），研究人员、杂志社编辑和读者可以登录CONSORT网站（http：//www.consort-statement.org）获取更多的扩展内容和信息。

尽管CONSORT声明的主要目的是用于指导临床研究报告和论文的规范性撰写，但研究人员仍可以参考声明中的细节内容，特别是方法学和随机化方案部分，规范和完善RCT研究的设计和过程实施。最后，再次强调CONSORT声明仅作为RCT研究报告撰写的规范性指导参考，不能作为评价临床研究质量的工具。

第十四章 临床试验设计的新型方案

> **导言**
>
> 　　随着分子生物学、医学检测技术和临床研究技术的进步，针对危重疑难疾病的临床诊断和药物研发飞速发展。近年来，疾病的诊断和治疗逐步走进精准医学时代，如对肿瘤的药物治疗已从过去相对单一粗放式的放疗或化疗，逐步走向靶向治疗、免疫治疗等共存时代。诊疗技术的进步在为广大病患带来疾病治愈福音的同时，新型药物和治疗技术的研发也给临床试验设计提出了更高的要求，传统的临床试验研究设计方案已无法满足新型诊疗技术研发需求。因此，近年来在临床研究方法学领域出现了一些新型设计，促使临床试验设计逐步向高效和精准的方向发展。本章以新型药物研发为背景，介绍近年来进入临床试验研究设计的无缝设计、篮式设计、伞式设计、富集设计、标志物分层设计等新型临床试验设计方案，供开展临床研究方案设计时参考。

一、Ⅰ期临床试验方案

　　传统上来讲，Ⅰ期临床药物试验的主要目的是确认最大耐受剂量或最佳生物效应剂量，同时为后续的Ⅱ期临床研究推荐剂量。近年来，为快速达到药物研发的主要目的，越来越多的新型Ⅰ期临床试验设计方案问世。Ⅰ期药物临床试验的研究方法可分为三大类：①基于规则/算法的设计，包括传统3+3临床试验设计、加速滴定设计及药理学指导剂量爬坡方法设计等；②基于模型的设计，包括连续评估方法设计、控制过量用药的剂量递增方法设计等；③基于模型辅助的设计，包括贝叶斯最优区间设计、改进毒性概率区间设计、mTPI-2设计、Keyboard设计及加速滴定3+3设计等。传统3+3临床试验设计是在假设药物效应和毒性随剂量增加而增加的条件下进行剂量增减。由于不能按临床需要变化、获得MTD准确偏差值，可能会导致在指导后续Ⅱ期临床试验时，由于剂量不足而不能显现应有的疗效。为克服传统3+3临床试验设计的缺陷，产生了加速滴定3+3设计，其主要特点为初始剂量快速递增并允许对同一受试者进行剂量递增，有助于减少接受低剂量治疗的受试者数量并能加快研究进度。药理引导的剂量递增设计可实时测量每位患者的药动学数据以确定随后的剂量水平，只要血药浓度-时间曲线面积未达预先定义水平，就按每剂量一个患者进行剂量爬坡，剂量增量通常为100%，而一旦达到目标血药浓度-时间曲线面积或出现剂量限制毒性反应的发生，就将剂量爬坡方法切换为传统3+3临床试验设计。基于模型辅助设计和基于模型设计的临床试验方案具有相似的准确性，但更为简单易用；这类方法的特点是剂量增减的规则类似于传统3+3临床试验设计，但是规则的制定基于统计模型的估计，因此，相较于传统3+3临床试验设计具有更好的统计特性和适用性。

二、无缝设计临床试验方案

近年来，新型药物研发面临着加速推进临床试验研究进度的需求，以在较短时间内得到相对确切同时满足统计学要求的研究结论，满足患者迫切的临床需求。然而，既往的确证性的Ⅲ期临床试验方案大多需要提供生存获益的疗效数据，研究周期较长，造成部分疗效好的药物或治疗方法无法早期用于患者而使其获益。在此背景下，无缝设计（seamless trials design）逐步取代传统的三阶段药物研发模式成为加快获得研究结论的重要路径。例如，2015年上市的奥希替尼研发团队通过无缝Ⅰ/Ⅱ期设计，在Ⅰ期剂量爬坡观察安全性的同时观察治疗有效性（Ⅱ期），同时实行人群分层，防止无效人群对结果的稀释，最后在2年时间内基于411例晚期非小细胞肺癌患者的两项单臂研究结果数据获得美国食品药品监督管理局的批准，缩短了研发的周期。此外，在应用无缝Ⅱ/Ⅲ期设计消除Ⅱ期和Ⅲ期之间的空白期时，既可采用推断无缝设计在主要分析中纳入Ⅱ期试验受试者，也可以采用操作无缝设计，将Ⅱ期试验受试者排除在主要分析之外。推断无缝设计需要根据适应性的性质和假设检验策略做出相应的调整，而操作无缝设计则不需要对Ⅰ类错误的控制进行多重性调整。近年来，新药研发模式也发生了巨大变革，使用扩展队列早期临床无缝试验设计，即通过动态处理数据、队列扩展等方法，将传统的分期试验（Ⅰ期/Ⅱ期/Ⅲ期/Ⅳ期）压缩成单一的连续试验，以实现传统多个分期试验所需实现的目标，从而有助于提高研发效率、降低试验成本、缩短临床开发总时间。应强调的是，无缝设计并非只有优点，相对于传统分期设计，无缝设计方案无论是对研发还是对监管都提出了更为严格的要求，同时因试验快速推进带来的受试者伦理风险控制需要得到充分考量。为了更好地控制含有多个扩展队列的无缝试验的风险，提高扩展队列试验的安全性，美国食品药品监督管理局指南对申办方提出了四个建议。①监测和报告研究过程安全问题；②建立独立的安全评估委员会或独立的数据监测委员会；③研发团队与伦理审查委员会保持一致的沟通；④定期更新知情同意书。

三、篮式设计临床试验方案

近年来，随着分子生物学技术的飞速发展，人类对疾病表型的认识不断深入，因此对疾病的治疗也逐渐步入基于分子表型的精准诊疗时代。伴随着精准医学的不断发展，人类对疾病的认知逐步精细化，例如，过去根据发病部位和形态病理确定为某一种肿瘤的患者，目前可被分割为数十种肿瘤。而过去不同种类的肿瘤，目前根据其分子生物学特征而划分为同一类肿瘤。传统的临床试验设计是一个临床试验方案仅在单一疾病人群中进行一两个药物或方案的试验。大量涌现的疾病亚群就存在研发速度上的局限性，对于那些亚群患者数量较少的疾病就显得尤为滞后，需要大量筛选患者和智能试验设计才能有效利用资源。在此背景下，篮式设计临床试验方案应运而生。

　　篮式设计临床试验研究旨在评估一种药物治疗具有同一种生物学特征的不同疾病类型的临床效果，每一个子方案都针对一种或多种传统疾病类型。如图 14-1 所示，篮式设计临床试验包括无对照的篮式设计和随机对照篮式设计两种类型。篮式设计类似于中医学的异病同治理念，即用相同的治疗方案对发病机理相同的不同疾病进行统一治疗。需要说明的是，这里所提及的异病是基于传统的按照发病部位和形态病理所进行的诊断，篮子设计只是形象说法，其背后的实质是精准医学理念的临床实践。篮式设计的一个重要优势是共享，通过异病同治理念提高效率，加快药物开发速度。按照传统临床试验方案，篮式设计中每个疾病亚型都要进行一次独立筛选，重复筛选将延缓患者入组的速度，甚至因为患者疾病的进展而失去了进入试验的机会。另外，篮式设计将搭建一个独立的框架或平台，其信息化系统、数据监管、毒性评估、疗效判定、试验决策的人员配置等均可做到中心化管理，除了高效外还可提高试验的质量，同质化的管理为后续基于较大样本量进行高质量的转化研究提供了强有力的支撑。

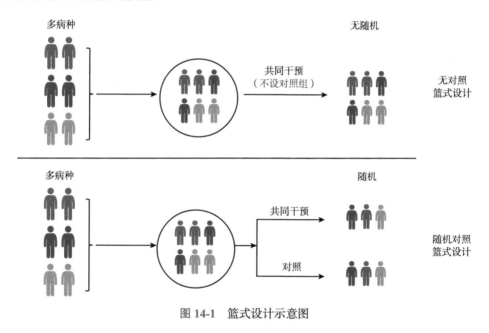

图 14-1　篮式设计示意图

四、伞式设计临床试验方案

　　与篮式设计临床试验方案类似，伞式设计临床试验方案也是在分子生物学技术飞速发展、人类对疾病表型的认识不断深入的背景下出现的一种新型临床试验设计方案。伞式设计旨在评估多种药物针对同一种疾病但不同生物标志物类型的患者的治疗效果。如图 14-2 所示，伞式设计包括无对照伞式设计和随机对照伞式设计两种类型。与篮式设计类似于异病同治不同，伞式设计是同病异治的方案设计。同样，这里的同病也是基于传统按照发病部位和形态病理所进行的诊断，伞式设计只是形象说法，其背后的实质也是精准医学理念的临床实践。

　　伞式设计临床试验方案同样具有篮式设计的优点，包括通过共享理念提高研究效率，加快药物研发进度。同时，伞式设计临床试验方案同样会搭建一个独立的框架或平台，其信息化系统、数据监管、疗效判定、试验决策的人员配置等均可做到中心化管理。此外，伞式设计还具有受试者共享的优势。临床研究受试者是临床试验最重要的资源，在随机对照临床试验设计的子方案采用多个子方案共享一个对照组毫无疑问可以节约受试者资源，这对于罕见疾病的患者群体尤为重要。目前，依据治疗反应而自适应调整随机临床试验不断受到关注，这在拥有多个子方案的伞式设计中享有更大的游刃度。与篮式设计类似，伞式设计中同质化的管理也为后续基于较大样本量进行高质量的转化研究提供了强有力的支撑。

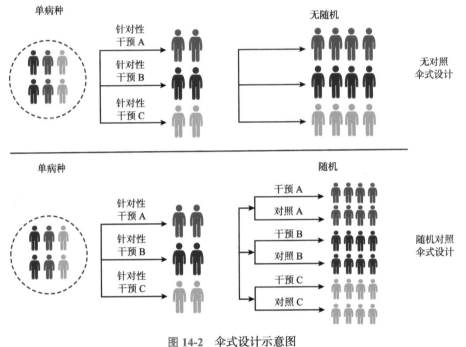

图 14-2　伞式设计示意图

五、主方案设计临床试验方案

　　主方案设计是对传统篮式设计和伞式设计的进一步拓展，主要包括两个方法：①把篮式设计和伞式设计融合在一起的一体化设计；②从传统设计的单纯研究框架搭建转化成研究平台搭建，即所谓的平台试验（platform trial），在这个平台上可添加新的药物和停止无效药物，没有固定的截止时间，具有永久性和动态性两大特点。主方案设计一般采用贝叶斯等自适应决策规则确定是否和何时停止具有低成功概率或有副作用的治疗方案，以及确定是否或何时将未来成功概率高的治疗方案推进研究。对于已有前期研究结果并具备条件的新药物或治疗方案可纳入平台试验；对于已取得成功并获批适应证的药物和方案将调整为平台相应子研究对照组。

　　主方案设计作为临床试验设计的重要创新，也存在如下一些难点需要在实践中考量。

①相比于传统的临床试验，主方案设计所纳入的药物或方案多，涉及的药品研发企业也多，因此如何把这些不同企业的药品和资源进行合理整合是一个难题。②主方案设计所涉及的研究药物、方案以及在整体研究中所入组患者数目和患者的异质性均会增加，给统计设计和分析也带来了挑战。例如，篮子设计虽然入组的是具有同一种生物学特征的人群，但按发病部位和形态病理的传统疾病分类也会对疗效产生影响，不合理的对照组参照可能因为疾病的混杂出现统计学效力的稀释。平台试验的动态性自适应设计和决策的统计学方法目前还不够完善，尤其是期中分析样本量较低，可能会导致错误结论。③不同药物的毒性反应谱不一样，多数药物的纳入会使研究的毒性管理以及需要根据毒性来评估进行方案决策的团队尤为重要，必须在临床试验前根据前期的研究数据慎重考虑，建议尽可能全地纳入相关学科的专家，并适时进行调整。

六、富集设计临床试验方案

在精准医学时代，基于个体水平的分子表型测定变得切实可行，越来越多的临床试验选择以生物标志物为驱动，开展寻找试验药物的最佳获益人群与个性化管理方案。通过有效的生物标志物精准筛选潜在获益人群，有助于提高临床试验成功率，同时还能避免将获益可能性小的患者人群暴露于不必要的安全性风险中。在合理设计与充足资源保障的前提下，生物标志物驱动的临床研究可高效地为患者个性化治疗提供证据。

富集设计临床试验方案仅针对标志物阳性人群进行随机化分组，然后给予干预治疗，评估干预方案的疗效和安全性。富集是指在临床试验中根据受试者的某些特征（如人口学、病理生理学、组织学、基因组学等）精准定义药物临床试验潜在的获益最大化目标人群。广义上，富集设计临床试验方案主要是指随机对照临床试验中用于选择最有可能获益的受试者的方法，但也可扩展到使用外部对照的单臂试验。常见的以生物标志物驱动的富集设计包括预后型富集、预测型富集、复合型富集和适应性富集等，研究人员可根据临床试验关注的主要问题选择合适的设计。富集设计临床试验方案见图14-3。

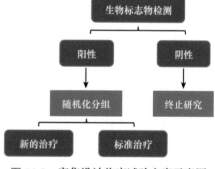

图14-3　富集设计临床试验方案示意图

预后型富集是通过对预后标志物的识别，入选更容易出现预后结局或疾病进展的人群，该设计可增加试验的绝对效应。预后因素的判断只需要通过检验无治疗或在对照组治疗下，标志物阳性与阴性患者发生终点事件的风险是否有差别。预测型富集则是根据疾病特征选择对试验药物最可能有应答的受试者以提高试验效率，该设计既可增加试验的绝对效应，也可增加相对效应，能以较小的样本量获得较高的检验效能。预测因素的判断需要通过比较标志物阳性人群中的药物疗效与标志物阴性人群中的药物疗效之间的差异实现。值得注意的是，预后型富集与预测型富集并不是绝对的，某研究中是预后型的因素在其他研究中也可以作为预测型出现。复合型富集是指同时使用多个标志物（如综合评分的形式）以减少受试者异质性来提高试验效率。适应性富集则是按照预先设定的计划，在保证试验合理性和完整性的前提下，根据试验期中分析结果对目标人群进行适应性调整，如改变入组标准或仅纳入一个标志物亚组的受试者等。

富集设计针对标志物阳性人群可以高效地提供获益风险证据，一般所需样本量也较小。然而值得注意的是，采用富集设计还需要考虑以下几个关键问题。①生物标志物检测的灵敏度和特异度，选择高风险或对试验药物有应答的受试者具有较高的灵敏度，同时对鉴别低风险或对试验药物无应答的受试者有较高的特异度。当标志物检测准确性不够时，假阴性会导致入组效率较低，假阳性又会稀释研究疗效。②试验结果在生物学上是否具有可解释性或可重现性，以及临床实践中的可推广性。③试验结果的适用性与外推性是富集策略的主要问题，当存在标志物检测阈值不确定时，可以考虑入组更宽泛的阳性人群，然后基于不同检测阈值进一步做分层随机。④富集设计不能进一步探索标志物的预测性，为了克服这个局限性，实际上有些试验采取了更灵活的设计形式，如同时设计一个阴性人群的独立队列，在不影响主要队列分析的情况下，提供进一步探索标志物的预后和预测性以及药物在阴性人群中的获益风险比的可能性。

七、标志物分层设计临床试验方案

标志物分层设计临床试验也是在精准医学时代基于生物标志物进行分层后再开展随机化分组，实际是针对全人群的随机化试验方案，见图14-4。同样，标志物分层设计通过有效的生物标志物精准筛选潜在获益人群。在具备合理设计与充足资源保障的前提下，标志物分层设计临床研究可高效地为患者个性化治疗提供证据。需要注意的是，当存在多个生物标志物时，一项试验也可以组合不同的基本设计，如针对一个标志物进行富集分析试验设计，针对另一个标志物开展全人群随机并分层试验设计。

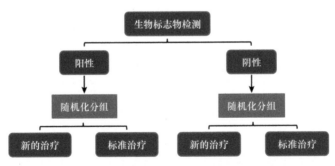

图14-4　标志物分层设计试验方案示意图

标志物分层设计临床试验方案中，根据功能特点不同，与药物研发相关的生物标志物可分为多个类型，包括诊断性、预后性、预测性、药效学、安全性和监测性生物标志物。其中，预后性生物标志物常常在临床试验中被用作分层因素，可以区分未接受治疗干预下诊断相同但自然进程不同的患者人群。在对照研究中利用预后性生物标志物可以降低受试者的异质性和混杂因素对试验结果的干扰，减少组间偏倚，提高结果可靠性。对于前期已有充分的基础研究数据支持但未经临床验证的预测性标志物，通常不建议仅在标志物阳性患者中开展新药试验，而建议将标志物作为分层因素同时纳入阳性与阴性患者人群进行研究。当标志物检测不成熟时，入组全人群可以支持针对不同标志物检测方法和阈值的探索性分析。但是，当标志物阳性率较低或阴性人群获益非常有限时，试验效率也会较低，通常需要更大的样本量和更高的全人群检测成本。

标志物分层设计经常会涉及主要研究终点是阳性亚组还是整体人群的多重性问题。当设计以阳性亚组作为主要研究终点之一或关键次要终点，并且设计了足够的样本量时，研究结果有足够高的把握度证明标志物阳性亚组人群能够从新药治疗中显著获益，则该研究结果可基于生物标志物支持批准试验药物在阳性亚组人群中的适应证。值得注意的是，设计多个主要研究终点时，还需要考虑合适的策略保证整体 I 类错误 α 不增加，可以采取平行策略对 I 类错误进行拆分、回收或采取固定次序序贯检验策略。临床研究实践发现，常见的先检验标志物阳性人群再检验标志物阴性人群或全人群的序贯策略不一定是最优选择，标志物的阳性率、检测准确性以及公司投资风险的判断等都可能是统计分析决策的考量点之一。当采用固定次序检验策略时，第一层检验的效度对整体研究是否成功至关重要。如果标志物检测阳性率低，那么就不适合作为第一层进行设计，因为研究检验效能既受疗效影响，也受事件数/样本量影响，相同随访时长下标志物阳性亚组不一定有更高的检验效能。

第十五章　真实世界临床研究的分类和设计要点

📋 导言

　　随着信息化技术的发展和大数据时代的来临，医学研究数据的可及性和采集便捷性大幅提升，真实世界研究（real world study，RWS）成为医学研究的热点之一。RWS 是通过收集真实世界环境中与患者有关的数据，即真实世界数据（real world data，RWD），通过数据清洗、治理和统计分析，获得医疗产品的使用价值及潜在获益和风险的临床证据。基于 RWS 产生的真实世界证据（real world evidence，RWE）提供了洞察药物和医疗器械在日常医疗实践中实际的使用方式、使用问题以及毒性和疗效结果的真实信息。因此，RWS 是临床试验和药品上市后再评价药物疗效的一种现代医学研究新方法。RWS 作为临床研究的一种新形式同样需要遵循临床研究的一般原则，经过良好的设计、高质量的数据和可靠的统计方法从而产生高质量 RWD。本章从 RWS 概念入手，介绍真实世界临床研究的分类、设计特点和要点，并举例说明，以期为研究人员开展真实世界临床研究提供依据和参考。

第一节　RWS 定义和概念

　　RWS 是指运用流行病学研究方法，在真实无偏倚或偏倚较少的人群中收集与患者有关的数据，通过分析，获得医疗产品的使用价值及潜在获益或风险的临床证据，是临床试验和药品上市后再评价药物疗效的一种现代医学研究新方法。RWS 概念的提出可追溯至 1993 年，Kaplan 等首次以发表论文的形式明确提出了 RWS 的概念。随后，RWS 逐渐兴起，尤其是 2016 年底，美国国会公布的《21 世纪治愈法案》提出，将采用 RWE 用于药品医疗器械审批，引发业内的极大关注。2019 年 4 月，美国 FDA 基于 RWD 批准了辉瑞的爱博新一项新适应证后，RWS 成为制药巨头拓展的重要方向。

　　2007 年，RWS 的概念首次出现在中文科技文献中。随着欧美国家对 RWS 相关法案的提出和实践，我国学者也逐步开展了对 RWS 的探索和应用。2018 年 8 月，在第八届中国肿瘤学临床试验发展论坛上，吴阶平医学基金会和中国胸部肿瘤研究协作组携手发布中国首个《2018 年中国真实世界研究指南》。2019 年 4 月，国家药品监督管理局启动实施中国药品监管科学行动计划，把"将真实世界数据用于医疗器械临床评价的方法学研究"列为首批9个行动计划项目中的一项，标志着中国药品监管部门正式启动将RWD/RWE用于审评审批方面的探索与研究。2019年12月，国家药品监督管理局医疗器械技术审评中心发布《真实世界数据用于医疗器械临床评价技术指导原则（征求意见稿）》。2020年1月，国家药品监督管理局的第一号文件、国内首个《真实世界证据支持药物研发与审评的指导原则（试行）》发布，就此，我国药品的研发与评价进入一个新的阶段。2020年8月，国家药品监督管理局药品审评中心发布《真实世界研究支持儿童药物研发与审评的技术指导原则（试行）》。2020年11月，国家药品监督管理局发布《真实世界数据用于医疗器械临床评价技术指导原则（试行）》。2021年2月，国家药品监督管理局印发《国家药监局关于认定第二批重点实验室的通知》，海南RWD研究与评价重点实验室获得国家药监局认定，标志着全国首个RWD研究与评价重点实验室落户海南，RWS在我国进入新阶段。

第二节　RWS分类和特点

真实世界研究是指运用流行病学研究方法，在真实无偏倚或偏倚较少的人群中收集与患者有关的数据，通过分析，获得医疗产品的使用价值及潜在获益或风险的临床证据，是临床试验和药品上市后再评价药物疗效的一种现代医学研究新方法。真实世界临床研究的方法包括观察性研究和干预性研究两大类。

一、RWS分类

如前所述，真实世界研究的方法仍归属于经典的流行病学研究，包括观察性研究和干预性研究。如图15-1所示，根据研究人员在开展真实世界研究设计时是否采取干预措施，真实世界研究可以分为观察性真实世界研究（observational real world study，ORWS）和干预性真实世界研究（interventional real world study，IRWS）。对于观察性真实世界研究，可以根据是否设置对照组分为描述性研究（descriptive study）和分析性研究（analytical study）。描述性研究包括基于HIS数据分析、现况研究（cross-sectional study）和纵向研究（longitudinal study），而分析性研究包括经典的病例对照研究（case control study）和队列研究（cohort study），纵向研究和队列研究又可以统称为注册登记研究。对于干预性真实世界研究，主要采用实用临床试验（pragmatic clinical trial，PCT）开展。传统临床试验要求有严格定义和筛选的受试者、有经验的研究人员以及较小的样本量，检验理想条件下干预措施的疗效，容易高估临床获益和安全性，可能不适合指导临床实践。为了揭示干预措施在真实世界人群中的有效性，实用临床试验的开展十分必要，其研究对象的纳入条件相对宽泛，干预措施贴近临床实际，研究结论有更好的临床适用性，因此受到广泛关注。

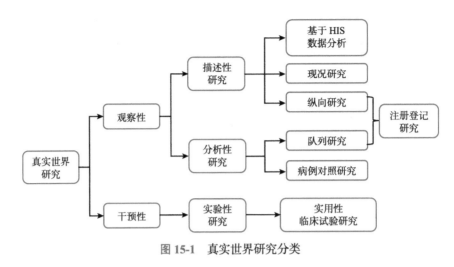

图 15-1　真实世界研究分类

二、真实世界研究的特点

经典流行病学对病因探索和干预效果评价的研究方案选择一般遵循描述性研究—分析性研究—实验性研究的顺序，从揭示现象到探索病因，由浅入深。在缺少研究经费支持、研究人员的临床研究经验不足或对科学问题认知较浅的情况下，研究人员可选择基于HIS数据分析的真实世界研究方案开展研究。发表于《世界临床药物》杂志2020年41卷第3期的"便秘患者的特征及中药治疗用药归经特点分析"文章的作者便是利用HIS数据，经数据清理和统计分析，探讨了便秘患者的临床特征，中药治疗疗效及药物归经特点。该类真实世界研究的优点是，研究数据基于HIS既往产生数据，反映临床客观事实，获取方便，数据量大，研究成本低，适合临床关注问题的前期探索。但由于缺少前期研究设计，数据质量较差，开展多中心临床研究时涉及数据标准化问题，数据库清洗需要花费较大精力。

现况研究又称为横断面研究，是描述性研究最常用的类型，一般通过描述某个特定时间点或时期和特定范围人群中的疾病或健康分布情况，以及暴露因素在人群中的分布特点，来初步探讨暴露与疾病或健康的关系。由于现况研究不设置对照组，仅能计算疾病的患病率，因此也称为患病率研究。2022年发表在 *Frontiers in Medicine* 上的"银屑病患者吸烟率及其与银屑病严重程度关系：横断面调查"（第一作者单位为上海市皮肤病医院）就是一项横断面研究。

纵向研究指在不同的时间点对同一人群的疾病、健康状况和某些因素进行调查，以了解这些因素随时间的变化情况。例如，对事先建立的银屑病患者队列人群每间隔一年开展一次随访，观察银屑病患者的疾病复发特征、代谢综合征发病情况等，就属于纵向研究。纵向研究在时间上是前瞻性的，在性质上属于描述性研究，可以是若干次横断面结果的串联分析。通常可以用于病因分析，进行疾病的发生、发展和转归研究。

病例对照研究是分析性研究最基本、最重要的一种研究类型。如图15-2所示，病例对照研究以现有确诊某种疾病的患者作为病例，以未患有该种疾病但具有可比性的个体作为对照，通过询问、实验室检测、环境因素暴露测量等方式收集既往各种可能的危险因素暴露史，测量比较病例组和对照组中各因素的暴露比例差异，若经统计学检验差异有统计学意义，则可以认为暴露因素与疾病之间存在统计学关联。在评估各种偏倚对研究结果的影响后，借助病因推断技术，综合判定某个或某些暴露因素是否为疾病的危险因素，达到探索或检验疾病病因假设的目的。

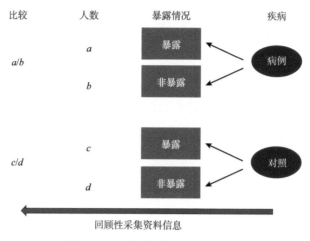

图 15-2　病例对照研究原理示意图

队列研究是分析性研究的另外一种重要研究类型。如图 15-3 所示，队列研究是在一个特定人群中选择所需的研究对象，根据研究对象目前或过去某个时期是否暴露于研究的因素或不同的暴露水平将研究对象分为不同组别，如暴露组和非暴露组，高剂量暴露组和低剂量暴露组，通过询问、实验室检测和问卷调查等方法采集相关信息；并随访观察一段时间后，观察登记不同暴露人群的结局事件发生情况，比较各组结局的发生率，从而评估和检验危险因素与结局的关系。

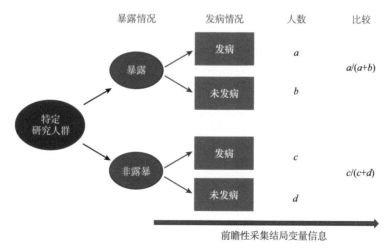

图 15-3　队列研究原理示意图

PCT 是指尽可能接近真实世界临床实践的临床试验，又称实效（实用）性临床试验，其概念由 Schwartz 和 Lellouch 在 1967 年首次提出。PCT 整体上仍需要遵循 RCT 研究设计的指导原则，其实用性主要体现在研究人员与受试者招募、干预措施及其实施、研究随访和研究结果的确定与分析等方面。2005年，由25个国际研究人员和方法学专家组成的团队提出了PRECIS（pragmatic-explanatory continuum indicator summary）工具，帮助研究人员从9个维度了解某项临床试验的实用程度，在试验设计阶段明确试验设计目标及其结果的实用性，以保证临床试验的实施和最初预期研究目标一致。此外，CONSORT声明专家组也发布了基于CONSORT声明的实用性补充条款，帮助研究人员评估临床试验结果的实用性。

第三节　PCT临床研究特点和设计要点

不同类别真实世界研究的设计应相应地参考同类的流行病学研究开展研究设计，包括研究现场的选择、研究对象的确定、样本量估算、资料采集、干预措施实施和评估（干预性真实世界研究）、质量控制和统计分析等内容。受篇幅限制，本书仅介绍PCT的设计要点，其余类别的真实世界研究设计要点和规范可参考其他工具书和教材。

实用性随机对照试验（pragmatic clinical trial，PCT）是测量干预效果（effectiveness）的临床试验，指在常规条件或实际临床情况下，干预措施产生的效果（effectiveness）。解释性RCT评价的干预措施的特异性疗效（efficacy）是指干预措施在严格控制的理想条件下，在经过严格标准筛选后的受试者产生的治疗作用。实用性随机对照试验的特征包括：①实用临床试验本质上属于RCT研究，因此必须随机分组；②PCT主要用于评估临床中实际应用两种或多种干预措施综合临床效果的差异（effectiveness）；③因其设计为贴近临床实际的真实世界研究，常用标准治疗作为对照，不设安慰剂对照；④没有受试者盲法，克服信息偏倚的能力弱于常规RCT研究，常通过信息采集者、结局评价者、统计分析人员盲法提高研究结果的可靠性。表15-1概括了PCT和RCT的特点和差异性比较，以供参考。

表15-1　RCT和PCT设计特点的比较

RCT	PCT
实验性环境	常规医疗环境
评价特异性疗效	评价总体疗效
安慰剂对照	非安慰剂对照
对患者实施盲法	不对患者实施盲法
目的在于鉴别特异性和非特异性效应	目的在于评价总体疗效
标准化治疗，简单干预	常规治疗，复杂干预
干预者掌握标准化干预方案	干预者掌握常规治疗方案
随访周期短	随访周期长
内部真实性高，外部低	外部真实性高，内部低
与临床实践相关性小	与临床实践相关性大，影响大
要求同质性好的人群	要求有差异的代表性受试者
样本量小	样本量大
开展较多	开展少

在开展PCT研究设计时，应遵循代表性、真实性、可比性和显著性的指导思想。代表性是保证研究结果科学性的基础，研究人员应重视研究对象的随机化选择，提高样本代表性。同时在研究开展过程中，关注研究对象的失访率，评估脱落对研究结果的影响。真实性是反映客观事物的正确程度。研究人员在开展研究设计时应重视资料收集和试验指标的测量方法，采取措施控制研究过程中可能存在的三种类型偏倚。可比性是科学性的表现。两事物之间有比较才能有鉴别，有比较才能发现差异，而比较的前提是两事物之间具有可比性。临床研究强调全过程的可比性（对象选择、测量、资料收集）。显著性要求研究人员在进行PCT设计时应从统计学显著性检验角度，评价抽样误差大小（$\alpha=0.05$），在样本量估算和统计学分析描述中给予体现。具体到设计的细节，研究人员同样需要根据PICO原则和CONSORT声明，从研究对象选择、纳入标准和排除标准、样本量估算、随机化分组、盲法及设置、干预措施实施、疗效评估、质控控制、数据集和统计分析十个维度进行认真考量，撰写并执行规范的实用性临床试验。

尽管PCT具有较好的外推性，但其实施过程中也存在一些挑战：第一，研究设计限制较少，研究方案较简单，研究人员和受试者存在异质性，尤其当干预效果依赖于实施人员的专业性时，如手术类临床试验，样本量需要足够大才能揭示研究的异质性并保证检验效能；第二，干预措施通常不设盲，可能引入更多偏倚，但可对结局指标的测量实施评估者盲法；第三，研究数据的收集主要依赖电子医疗信息和健康档案系统，部分国家和地区数字化和信息化水平较低时难以开展；第四，研究终点的选择应为重要临床事件，部分由患者自报，其收集、判定、分析和解读因受到数据类型和质量的影响而面临挑战。

第十六章　诊断试验设计要点和规范

📋 导言

　　疾病诊断是临床治疗和干预的基础和前提，因此诊断试验是临床研究的一个重要内容。正确了解诊断试验的设计要点、评价原则和注意事项不仅可以加强对诊断试验的内涵认识，也可以避免对诊断试验的错误应用。此外，应用临床流行病学方法对诊断试验进行评价研究，有助于正确认识诊断试验的价值，科学解读诊断试验的结果，从而提高临床医务人员的诊断水平。本章从诊断试验的概念入手，介绍诊断试验的设计要点和规范，诊断试验的评价基本原则，诊断试验的真实性、可靠性和临床应用价值的评价指标，提高诊断试验效果的方法等内容，以期为研究人员应用诊断试验开展临床研究奠定基础。

第一节　诊断试验概念

　　诊断试验（diagnostic test，DT）是临床研究的一种重要类型，也是临床流行病学的一个重要内容。诊断的本质是将患者与非患者区别开来，那些用于区分患者与非患者的试验方法或检测检查方法都可以统称为诊断试验。诊断试验是一个广泛的概念，包括病史、体格检查所获得的所有临床测量资料；生化检查、血液检查、病原微生物检查等实验室检查指标；超声诊断、核磁共振和放射性核素等影像学检查资料；心电图、皮肤超声、皮肤CT等器械检查结果；各种诊断标准。临床医务人员对疾病进行诊断时，可以利用诊断试验，对人群的疾病或健康状况做出确切的判断。

　　临床上，诊断试验可以有定性（两分类和多分类变量）和定量等多种数据类型，诊断试验中的多分类数据通常是有序变分类的定性变量数据。无论诊断数据为何种数据类型，临床应用时原则上均应该先简化数据形式，大多数临床应用中的数据类别为有序变量数据，如肿瘤分化程度的分级。有时需要将这些复杂的数据类别转化为简单的两分类数据（正常/异常、有/无、疾病/健康），如高血压的诊断，血压的测量值是一个等距资料，每个距离为1mmHg（1mmHg=0.133kPa），但临床应用时通常简单地将收缩压大于等于140mmHg和（或）舒张压大于等于90mmHg者诊断为高血压，进而将研究对象区分为高血压患者和非高血压患者。

如前所述，诊断试验的目的主要是用于疾病诊断，诊断对指导治疗有决定性意义。疾病的临床诊断过程并不总是完美，在获得最后的诊断之前，医务人员利用各个诊断试验所提供的信息不断修正其诊断。所以诊断试验的评价对临床工作的指导有着非常重要的意义。然而，目前对诊断试验的研究和评价相对落后，临床流行病学方法学还没有在诊断试验的研究与评价中得到广泛采用，导致不少新的诊断试验在刚开始应用于临床时，其临床价值被夸大。因此，准确理解诊断试验的评价方法有助于正确认识诊断试验的实用性及其诊断价值，避免凭经验选择的盲目性和片面性。

第二节　诊断试验的设计要点

同其他类型的临床研究一样，规范的诊断试验同样需要有前期的设计和规划。在诊断试验的设计过程中，需要研究人员明确诊断试验的目的、诊断试验的金标准选择、研究对象的定义，样本量估算，制定诊断试验的真实性评价、可靠性评价和临床应用价值评价标准等内容。

一、明确研究目的

开展诊断试验研究前，项目团队应根据拟评价的诊断试剂、设备、技术的特点，制定清晰明确的研究目标，说明诊断试验的主要目的和核心评价指标体系等内容，为制定详细的研究流程奠定基础。

二、研 究 对 象

诊断试验临床研究中，研究对象应能代表试验检查对象的目标人群，即基于该诊断试验开发的诊断方法在今后临床应用时应具有普遍适用性和鉴别疾病的能力。一个成熟的诊断试验建立，通常需要经过三个研究阶段。①建立试验研究初期，正常人可作为对照组；典型患者为病例组。②试验研究中期，研究对象应选择早期和病情较轻的患者，包括那些可能会干扰诊断试验结果的有合并症患者。例如，在评价皮肤CT诊断基底细胞癌时，研究对象应包括癌前病变患者，以及合并日光性角化病患者。无病组应包括其他皮肤病患者。③试验研究后期，最好选取多中心、较大样本量的患者。这组研究对象代表目标临床患者人群，包括该病的各种临床类型，如不同病情严重程度（轻、中、重），不同病程阶段（早、中、晚），不同症状和体征（典型和不典型），有和无并发症者，还有那些确实无该病，但易与该病相混淆的其他疾病，以使试验的结果具有代表性。这样的诊断试验评价结果真实性最高，具有较大的科学意义和临床实用价值。

三、样　本　量

临床研究中，样本量是在保证研究结论具有一定可靠性的前提下所确定的最小样本数，其意义是降低研究中的抽样误差。样本量过小，诊断指标就可能不稳定，影响对诊断试验结果的评价。诊断试验临床研究中，样本量通常根据被评价诊断试验的灵敏度和特异度分别计算研究所需的患者人数和对照人数，最后合起来得到样本量。诊断试验中，样本大小与检验水准α值、允许误差δ、试验灵敏度Se、特异度Sp有关。通常，α值越大，所需样本量越小，通常取α=0.05或0.01；允许误差δ越小，样本量越大，通常δ取0.05或0.10。

当一项诊断试验的预期灵敏度和特异度均接近50%时，样本量估计公式为

$$n = \frac{z_\alpha^2 p(1-p)}{\delta^2} \tag{16-1}$$

例如，拟开展一项诊断试验，评价新型宫颈癌诊断试剂盒对女性宫颈癌的临床早期诊断价值，前期预实验结果提示，该诊断试剂对早期宫颈癌诊断的灵敏度Se=75%，特异度Sp=60%，试估算本次诊断试验所需要的样本量。

设本诊断试验的检验水准α=0.05，其对应的标准正态分布值z_α=1.96；允许误差δ=0.05，将Se=75%，Sp=60%作为公式中的P值代入式（16-1）得到：

$$n_1 = \frac{z_\alpha^2 p(1-p)}{\delta^2} = \frac{1.96^2 \times 0.75 \times 0.25}{0.05^2} = 289$$

$$n_2 = \frac{z_\alpha^2 p(1-p)}{\delta^2} = \frac{1.96^2 \times 0.60 \times 0.40}{0.05^2} = 369$$

基于灵敏度Se=75%计算得本次诊断试验需招募宫颈癌患者289例；依据特异度Sp=60%计算得本次诊断试验需招募健康人369例。在后续执行过程中，研究人员需要根据具体情况开展研究对象的招募，进而满足宫颈癌患者289例，健康对照369例的要求。

当一项诊断试验的预期灵敏度和特异度小于20%或大于80%时，样本量估计公式为

$$n = \left[\frac{57.3 z_\alpha}{\sin^{-1}(\delta / \sqrt{p(1-p)})} \right]^2 \tag{16-2}$$

例如，拟开展一项诊断试验，评价新型诊断试剂盒对男性前列腺癌的临床早期诊断价值，前期预实验结果提示，该诊断试剂对前列腺癌诊断的灵敏度Se=90%，特异度Sp=85%，试估算本次诊断试验所需要的样本量。

设本诊断试验的检验水准α=0.05，其对应的标准正态分布值z_α=1.96；允许误差δ=0.05，分别将Se=90%，Sp=85%作为公式中的P值代入式（16-2）得到：

$$n_1 = \left[\frac{57.3 z_\alpha}{\sin^{-1}(\delta / \sqrt{p(1-p)})} \right]^2 = \left[\frac{57.3 \times 1.96}{\sin^{-1}(0.05 / \sqrt{0.9 \times 0.1})} \right]^2 = 388$$

$$n_2 = \left[\frac{57.3 z_\alpha}{\sin^{-1}(\delta / \sqrt{p(1-p)})} \right]^2 = \left[\frac{57.3 \times 1.96}{\sin^{-1}(0.05 / \sqrt{0.85 \times 0.15})} \right]^2 = 250$$

　　基于灵敏度Se=90%计算得本次诊断试验需招募前列腺癌患者388例；依据特异度Sp=85%计算得本次诊断试验需招募健康人250例。

四、诊断试验"金标准"

　　金标准是指公认的疾病诊断标准，又称为标准诊断、参考标准等。金标准是指目前医学界公认的诊断某种疾病最准确的、可靠的方法。常用的金标准有病理学诊断、尸体解剖、手术发现、影像学检查，也可采用公认的综合临床诊断标准。

　　需注意的是，待评价的诊断试验如果不与金标准对比，就无法证明待评价诊断试验的准确性；若金标准选择不当，就会造成对研究对象"有病组"、"无病组"划分上的错误，从而影响对诊断试验的正确评价。实际工作中，研究人员应根据临床具体情况选择合适的标准诊断方法，如通常应用病理学检查作为肿瘤诊断的金标准。癌症、慢性退行性疾病筛查时，有时甚至将长期随访的结果作为金标准。需要说明的是，金标准具有相对性，任何一个金标准只是特定时期下医学发展的产物，它有相对稳定性，但不具有永恒性，研究人员需要根据研究目标选择当前最权威的诊断结果作为金标准。

第三节　诊断试验的真实性评价

　　真实性是指诊断试验的结果与实际情况的符合程度。研究诊断性试验真实性，最基本的方法是将待评价的试验与诊断该病的金标准进行盲法比较，以评价其对疾病诊断的真实性。一般而言，真实性是反映诊断试验实际测量结果与真值之间的符合程度，是诊断试验研究与评价的最主要内容。诊断试验的结果与金标准进行比较应实施独立的盲法评价，独立指所有研究对象都要同时进行诊断试验和金标准方法的测定，不能根据诊断试验的结果有选择地进行金标准方法测定；盲法指诊断试验和金标准方法结果的判断或解释不受相互的影响。评价诊断试验真实性的指标包括灵敏度、特异度、假阳性率、假阴性率、总符合率、约登指数和似然比等。

一、真实性评价指标计算

　　根据诊断试验判定结果和金标准判定结果可以建立一个四格表。如表16-1所示，将诊断试验判定结果和金标准判定结果比较会得出四种情况：金标准为患者，诊断试验也为患者，这种情况的患者数为A；金标准为患者，诊断试验为非患者，这种情况的患者数为C；金标准为非患者，诊断试验为患者，这种情况的患者数为B；金标准为非患者，诊断试验也为非患者，这种情况的患者数为D。通过这个四格表就可以计算诊断试验常用的真实性评价指标。

表 16-1   诊断试验和金标准结果整理

诊断试验		金标准判定结果		合计
		患者	非患者	
诊断试验	患者	A	B	$A+B$
判定结果	非患者	C	D	$C+D$
合计		$A+C$	$B+D$	

灵敏度 Se 又称为真阳性率，是指实际有病且被诊断试验判定为患者的百分比，反映被评价诊断试验发现患者的能力，Se 值越大，说明发现患者的能力越强。其计算公式为 Se=A/（$A+C$）×100%。

假阴性率（false negative rate，FNR）又称为漏诊率，是实际患病但诊断试验判定为非患者的百分比。假阴性率与灵敏度互补，也是反映诊断试验发现患者的能力，假阴性率越小越好。其计算公式为 FNR=C/（$A+C$）×100%。

特异度 Sp 又称为真阴性率，是实际未患病者被诊断试验同样判定为非患者的百分比，反映诊断试验鉴别非患者的能力，该值越大越好。其计算公式为 Sp=D/（$B+D$）×100%。

假阳性率（false positive rate，FPR）又称为误诊率，是实际未患病者被诊断试验判定为患者的百分比。假阳性率与特异度互补，同样反映诊断试验鉴别非患者的能力，该值越小越好。其计算公式为 FPR=B/（$B+D$）×100%。

总符合率（agreement rate，AR）又称为一致率，表示诊断试验中真阳性患者数和真阴性非患者数之和占全体受检人员的百分比。反映正确判定患者和非患者的综合能力。总符合率越高，真实性越好。其计算公式为 AR=（$A+D$）/（$A+B+C+D$）×100%。

约登指数（Youden's index，YI）又称为正确诊断指数，是一项综合性指标，其计算公式为 YI=Se+Sp–1，约登指数在 0～1 内波动，用于判定诊断试验正确判定有病和无病的能力。

阳性似然比（positive likelihood ratio，PLR）是反映灵敏度和特异度的符合指标，从而全面反映诊断试验的诊断价值。阳性似然比是四格表中真阳性率与假阳性率的比值，阳性似然比越大越好，它表明阳性结果正确率高。其计算公式如下：

$$PLR = \frac{灵敏度}{1-特异度} = \frac{Se}{1-Sp}$$

阴性似然比（negative likelihood ratio，NLR）也是反映灵敏度和特异度的符合指标，从而全面反映诊断试验的诊断价值。阴性似然比是四格表中假阴性率与真阴性率的比值，阴性似然比越小越好，提示患病可能性小，阴性结果正确率高。其计算公式如下：

$$NLR = \frac{1-灵敏度}{特异度} = \frac{1-Se}{Sp}$$

二、诊断试验界值

临床上，开展诊断试验的根本目的是帮助医务人员正确判定被检查人群有病还是无病，所以诊断试验结果的正常和异常要有明确的界定，这个分界值就称为界值（cut-off point），也称为参考值。临床实践中，有病者与无病者的诊断试验结果往往会出现重叠，这就需要一个判定标准，人为地将其分为阳性和阴性。

通常情况下，诊断试验可分为以下几类。①主观指标：根据被诊断者的主诉确定，如疼痛、失眠等，包括一些诊断量表。②客观指标：用仪器客观测定的指标，如体温、血压、生化检查、CT成像等。③半客观指标：根据诊断者的主观感知来判断的指标，如肿块的质地等。

对于连续变量测量值，诊断试验的界值需要注意其一致性，以保证可比性。例如，高血压的诊断通常采用WHO规定的标准，即收缩压大于等于140mmHg和（或）舒张压大于等于90mmHg是高血压的诊断标准。在不同地区或不同时期采用的标准不一致，诊断结果也会不同。临床上，医务人员希望诊断试验的灵敏度和特异度都很高，即有病者均阳性，无病者均阴性的理想结果，这时有病者与无病者的测定值完全没有重叠，但这种情景实际上并不常见。由于诊断试验本身存在的缺陷以及疾病的复杂性，大多数时候有病者的结果和无病者的结果相互重叠，不能完全区分开（图16-1）。

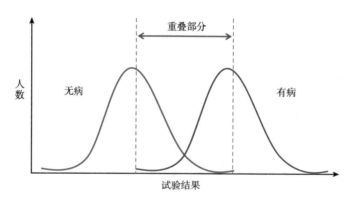

图16-1　有病者与无病者的诊断试验结果分布示意图

临床实践中，诊断试验出现图16-1所示情景更常见，这时需要确定一个划分阳性和阴性的界值。不同的界值选择会影响诊断试验的灵敏度和特异度等指标（图16-2）。在实际选择诊断试验界值标准时，一般要遵循以下原则：

（1）高灵敏度水平诊断试验标准　对于那些预后差、漏诊后果严重，目前临床上有效的治疗手段，尤其是早期治疗可获得较好治疗效果的疾病，则应该将诊断试验的阳性标准定在高灵敏度的水平，尽可能诊断出所有的患者。如图16-2（a）所示，将判定界值向"左"移动，这时诊断试验的灵敏度升高，而特异度降低、假阳性增多，导致需要进一步确诊的可疑病例增多，从而增加检查成本。

（2）高特异度水平诊断试验标准　临床治疗效果不理想的疾病，确诊和治疗费用比较高的疾病，疾病预后不严重且现有治疗方法不理想，或将非患者误诊为患者时后果严重时，应将诊断阳性标准定在高特异度水平，尽量排除非患者，见图16-2（b）。

（3）较高水平灵敏度和特异度的诊断试验标准　当假阳性和假阴性的重要性相等时，一般可以将诊断试验界值标准定在患者与非患者分布的分界线处。

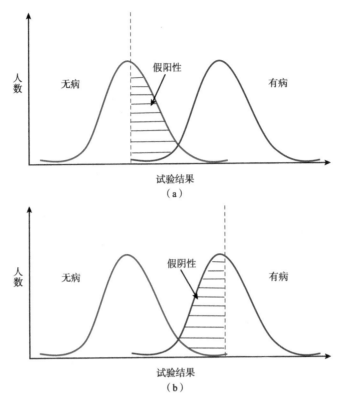

图 16-2　不同的诊断试验结果界值水平对灵敏度和特异度影响示意图

临床实践中，对于连续变量的诊断试验需要选择一个区分正常和异常的诊断界值，通常可以采用正态分布法、百分位数法、ROC曲线法和临床经验判定法等方式确定。

第四节　诊断试验的可靠性评价

可靠性（reliability）也称为可重复性或信度，是指诊断试验在完全相同的条件下，进行重复试验获得结果的稳定性。因为在研究过程中，数据测量和采集过程会存在系统误差和随机误差，导致测量值的不稳定。诊断试验可靠性评价的设计与真实性评价不一样，可靠性评价主要是评价测量变异的大小。

定量变量：用变异系数和标准差表示结果的可靠性。其中变异系数=标准差/均数×100%，变异系数越小，标准差越小，可靠性越好。

定性变量：用观察符合率和Kappa值表示。观察符合率是指两名观察者对同一事物的观察或同一名观察者对同一事物的两次观察结果的一致性百分率。Kappa值是判断不同观察者间校正机遇一致率后观察的一致率情况，其含义为实际符合率与最大可能符合率之比。如表16-2所示，两名皮肤病理医生对200名疑似皮肤肿瘤患者的皮肤病理切片判读的结果，可以通过计算观察符合率和Kappa值来评价诊断试验的可靠性。

表 16-2　两名皮肤病理医生对 200 名疑似皮肤肿瘤患者的读片结果

皮肤病理读片		甲医生		合计
		皮肤癌	非皮肤癌	
乙医生	皮肤癌	A（40）	B（10）	R_1（50）
	非皮肤癌	C（15）	D（135）	R_2（150）
	合计	C_1（55）	C_2（145）	N（200）

$$观察符合率 = (A+D)/N \times 100\% = (40+135)/200 \times 100\% = 87.5\%$$
$$观察符合率 P_0 = (A+D)/N = 87.5\%$$
$$机遇符合率 P_c = (R_1C_1/N + R_2C_2/N)/N \times 100\% = (55 \times 50/200 + 150 \times 145/200)/$$
$$200 \times 100\% = 61.25\%$$
$$Kappa = (P_0 - P_c)/(1 - P_c) = (87.5\% - 61.25\%)/(1 - 61.25\%) = 0.68$$

Kappa 值充分考虑了机遇因素对结果一致性的影响，其取值为 [-1，1]，当 Kappa 值为 0.75～1.00 时表示符合很好，取值为 0.40～0.74 时表示符合一般，当取值为 0.01～0.39 时表示缺乏符合。当观察符合率小于机遇符合率时，Kappa 值为负数，但极少发生。

第五节　诊断试验临床应用价值评价

诊断试验的开发起源于临床，其最终必定要回归临床应用。因此，对于诊断试验的临床应用价值评价必不可少。诊断试验临床应用价值主要为临床收益的内容，主要包括预测值的估计、新确诊病例和卫生经济学评价，以及提升诊断试验效率的方法。

预测值（predictive value，PV）是反映应用诊断试验的检查结果来评估受试者患病或不患病的可能性大小指标。根据诊断试验结果的阳性和阴性，预测值也分为阳性预测值和阴性预测值。

阳性预测值（positive predictive value，PPV）是指诊断试验结果为阳性者中真正患者所占的百分比。对于一项诊断试验来说，PPV 越大，说明诊断试验阳性后受试者患病的概率越大。以表 16-1 为例，诊断试验的 PPV 计算公式为 $= A/(A+B) \times 100\%$。

阴性预测值（negative predictive value，NPV）是指诊断试验结果为阴性者中真正为非患者所占的百分比。对于一项诊断试验来说，NPV 越大，说明诊断试验阴性后受试者为无病者的概率越大。以表 16-1 为例，诊断试验的 NPV 计算公式为 $= D/(C+D) \times 100\%$。

当患病率固定不变时，诊断试验的灵敏度越高，假阴性率将会越低，阴性预测值越高，当灵敏度为 100% 时，阴性预测值也为 100%；相反，诊断试验的特异度越高，假阳性率越低，阳性预测值越高。

当诊断试验的灵敏度和特异度确定后，阳性预测值和患病率成正比，阴性预测值和患病率成反比。一般来说，人群中患病率越高，所诊断的患病人数就越多，阳性预测值就越高，而阴性预测值就越低。

　　因此，为提高诊断试验的效率，常规可以采取选择患病率高的人群开展诊断试验和采用联合试验的方案。联合诊断试验是将两种及以上诊断试验结合起来对结果进行综合判读，包括串联和并联两组形式。其中串联类似于物理学电路图中的串联，即当两种诊断试验均提示阳性时才能确定为病例，因此提高了判定受试者为阳性的标准，诊断试验的灵敏度降低，而特异度升高。并联也类似于物理学电路图中的并联，即两种诊断试验中只要有一个提示阳性便可以确定为病例，因此降低了判定受试者为阳性的标准，诊断试验的灵敏度提高，而特异度降低。

第十七章 德尔菲专家会商法在定性研究中的应用

> **导言**
>
> 德尔菲专家会商法简称德尔菲法（Delphi method），是一种基于专家对某些问题做出独立评价的系统的、互动的定性研究方法。它在广泛征询专家意见的基础上，经过多轮的信息反馈与交流，使意见逐步趋于一致，最终得到比较一致且可靠性较好的结论或方案。德尔菲法常用于单维度指标筛选评价，如银屑病临床研究中医评价指标体系构建和优选、多耐药结核病诊断治疗管理评价体系指标筛选等，或多维度指标综合评价，如某省卫生城市建设指标筛选综合评价、带状疱疹病人临床护理效果的综合评价等。本章介绍德尔菲法的实施步骤、评价指标体系和计算方法，并以基于德尔菲专家会商法制定临床研究培训课程核心内容研究为例介绍德尔菲法的具体应用方法，以期为临床研究人员应用德尔菲法开展定性研究提供参考。

第一节 德尔菲法的定义和特点

德尔菲法是一种定性研究方法，于1946年由美国兰德公司创始实行，是一种反馈匿名函询法，其流程是在对所要预测的问题征得专家的意见之后，进行整理、归纳、统计，再匿名反馈给各专家，再次征求意见，再集中，再反馈，直至得到一致的意见。因此，德尔菲法的本质是在广泛征询专家意见的基础上，经过多轮的信息反馈与交流，使意见逐步趋于一致，最终得到一致且可靠性好的结论或方案。

德尔菲法是一种基于专家对某些问题做出独立评价的系统的、互动的定性研究方法。德尔菲法在医学中的应用，最早开始于对护理工作的研究，并且在使用过程中显示了它的优越性和适用性，受到了越来越多研究者的青睐。近年来，德尔菲法在临床研究方案构建、评价指标体系优化等方面得到广泛应用，它具有函询、信息互动反馈、独立性、时间空间自由性、分析指标可控性和权威性等优点，常用于单维度指标筛选评价或多维度指标综合评价。

第二节　德尔菲法的实施步骤

德尔菲法是一种定性研究方法。德尔菲法的实施是在对所要研究的问题征得专家的匿名反馈意见之后，进行整理、归纳和统计，再匿名反馈给各专家，再次征求意见，再集中统计和反馈，直至得到一致的意见。德尔菲法的实施应用一般至少包括六个步骤。

第一步，前期准备工作。课题组应根据研究目标成立德尔菲法实施协调分析小组，一般由3~5人组成，包括组长1名，组织协调专员1~2人，数据采集和分析专员1~2人。开展德尔菲法定性研究前，协调分析小组应至少召开一次全员会议，明确任务分工，同时负责制定项目征询专家的遴选标准和后期的具体专家招募工作，一般邀请15人左右即可。此外，协调分析小组还应根据研究目的查阅文献，制定现场征询表，并按照邀请专家的数量，将征询表打印好备用。

第二步，开展第一轮专家咨询。德尔菲法协调分析小组在组长统一指挥下，将前期打印好的征询表和参考资料（德尔菲法简介、研究目的、研究背景信息等）逐份整理并做好标记，装入信封或做成压缩文件，通过寄信或电子邮件方式发送出去。如果通过信件邮寄，建议采取挂号信或EMS特快专递方式寄送，这样可以查询信件的实时状态，以防丢失。如果采用电子邮件发送，需要提前获取各位专家的电子邮箱，整理好后统一发送出去。需要注意的是，无论是邮寄或发送电子邮件，发出后均需要向各位专家确认是否收到，并务必告知返回征询意见表的截止日期，以免影响研究进度，同时提高专家的应答率，改善专家积极系数。

第三步，分析第一轮专家咨询结果。根据前期约定的截止日期，收齐并整理好各位专家返回的征询表。建立Excel数据库，将各位专家的评分信息录入Excel数据库，根据德尔菲法评价指标体系，计算各项指标并将主要分析结果通过PPT进行展示。在此基础上，参考第一轮专家意见，可对评价指标系统进行适当的调整，制定第二轮专家咨询表备用。

第四步，开展第二轮专家咨询。德尔菲法协调分析小组在组长统一指挥下，将修订好的第二轮征询表、第一轮专家评分的整体分析结果（PPT展示）逐份整理并做好标记，装入信封或做成压缩文件，通过寄信或电子邮件方式发送出去。同样需要注意的是，无论是寄信还是发送电子邮件，发出后均需向各位专家确认是否收到，并务必在此告知本轮次返回征询意见表的截止日期，以免影响研究进度。

第五步，分析第二轮专家咨询结果。收齐并整理第二轮各位专家返回的征询表。建立Excel数据库，将各位专家的评分信息录入Excel数据库，根据德尔菲法评价指标体系，再次计算各项指标并将主要分析结果通过PPT进行展示。根据事先设定的评估轮次或评价指标中的协调系统来决定是否终止德尔菲法专家意见征询。如果还需要继续开展，重复执行第四步和第五步即可。

第六步，完成分析报告。将最后一轮次的德尔菲法专家征询意见表内容进行整理，筛选出主要指标，得到目标结果，或将分指标体系合并（常用矩阵法、权重法等）。

第三节　德尔菲法评价指标体系

德尔菲法研究结果的可靠性是基于德尔菲法有一套完整的指标评价体系。德尔菲法指标评价体系一共包括9个指标，分别从数据采集的代表性、权威性，数据分析的综合性、可靠性、变异度等多个维度进行综合评价，保证了所采集数据分析的全面性和可靠性。

专家积极系数（expert active coefficient）即征询表的有效回收率，反映了专家对该项工作的支持程度，专家积极系数越大表明专家对该工作越支持，咨询结果越可靠。专家积极系数的计算公式为：EAC=征询表回收份数/征询表发放份数×100%。专家积极系数的最低标准为50%，当小于50%时研究结果的可靠性将被质疑；当专家积极系数大于70%时，表明德尔菲法应用较好，结果可行。实际执行时，研究人员通过与专家积极沟通，往往可以使专家积极系数达到100%。

专家权威系数（Cr）：反映专家的权威程度，一般由两个因素构成。如表17-1所示，专家权威系数包括专家对指标做出判断依据（Ca）和专家对指标的熟悉程度（Cs），其计算公式为Cr=（Ca+Cs）/2。在实际操作时，研究人员可以计算每一个问题条目的专家权威系数，也可以给出一份征询意见表的整体专家权威系数。如果采用第一种方法，协调分析小组后续需要将每一个问题条目的专家权威系统进行汇总，应用平均值或中位数来表示同一个专家的整体专家权威系数，或不同专家对同一个问题的专家权威系数。如果采用第二种方法，协调分析小组同样可以通过计算平均值或中位数，来评价受邀全体专家对征询意见表的整体评价权威性情况。

表 17-1　专家权威系数计算的依据和量化值

判断依据	量化值	熟悉程度	量化值
理论分析	1.0	很熟悉	1.0
实践经验	0.8	熟悉	0.8
对国内外有关进展的了解	0.6	比较熟悉	0.4
参考国内外文献	0.4	不太熟悉	0.2
直觉	0.2	不熟悉	0.0

评分平均值（M）：n个对象对某指标评分的算术平均值，反映专家对该指标的整体评分情况。评分平均值越大，说明该指标越重要。专家评分标准可以参考表17-2中评价等级和量化值，或自行制定评分标准。评分平均值的计算公式为$M_j=（J_1+J_2+J_3+\cdots+J_n）/n$，其中，$M_j$为$j$指标的算术平均值；$J_n$为第$n$个对象对$j$指标的评分。

表 17-2　专家评分的参考依据

评价等级	量化值	评价等级	量化值
很重要	10	不太重要	4
重要	8	不重要	0
一般	6		

评分加权平均值（Mw）：是将 n 个对象的专家权威系数（C_r）作为权重对某指标评分的算术平均值进行加权处理。指标要素加权平均值越大，该指标的相对重要性越高。评分加权平均值的计算公式为

$$M_{wj}=(C_{r1}J_1+C_{r2}J_2+\cdots+C_{rn}J_n)/n$$

式中，J_n 为第 n 个对象对 j 指标的评分；C_{rn} 为第 n 个对象对 j 指标的权威系数。

满分比（K）：认为某个指标很重要的专家数（即给满分的专家数）占全体评分专家的百分比。满分比的计算公式为 $K_j=Sjx/Sjn\times100\%$，其中 Sjx：j 指标给满分的专家数；Sjn：j 指标评分的所有专家数。K_j 取值为 0～1，K_j 值越大指标重要性越高，当 $K_j>50\%$ 时，该指标可确定核心指标。

评分等级和（T）：所有专家对某个指标评分等级的总和，反映某指标的重要性。评分等级和的计算公式为 $T_j=J_1+J_2+J_3+\cdots+J_n$，其中，$T_j$ 为 j 指标的评分等级和，J_n 为第 n 个对象对 j 指标的评分。

变异系数（CV）：所有专家对某个指标评分等级的标准差与均数之比，说明专家对该指标相对重要性认识的波动程度。变异系数的计算公式为 $CV_j=STD_j/M_j$，STD_j 为 j 指标的评分标准差；M_j 为 j 指标的评分均值。在进行综合分析时，指标的变异系数越小，专家评分的一致程度越高，一般认为当 $CV<0.25$ 时，研究结果的变异性小，可靠性好。

协调系数（W）：反映评分专家对所有指标评价意见的协调程度，用以检验专家意见是否达成一致。W 取值范围为 0～1，W 值越大，协调程度越好。一般情况下，当 $W>0.50$ 时，协调程度较好。协调系数的计算公式如下：

$$W=\frac{12}{m^2(n^3-n)-m\sum_{i=1}^{m}t_i}\sum_{i=1}^{n}d_i^2$$

式中，$\sum_{i=1}^{n}d_i^2=\sum_{i=1}^{n}(R_i-\bar{R})^2$。$d_i^2$ 是专家对指标要素 i 的评价等级的离差；n 是指标要素的总数；R_i 是指标要素 i 评价等级和；$\bar{R}$ 是全部指标要素的评价等级和的均值。

$$t_i=\sum_{i=1}^{L}(t_l^3-t_l)$$

L 为 j 专家评价值中有相同评价值的组数；t_i 为 l 组中的相同等级数。

协调系数可以通过计算协调系数显著性检验来判定协调系数的协调性优劣。在 SPSS 软件中，选择【统计分析】→【非参数检验】→【K 个相关样本的检验】→【肯德尔检验】即可计算 W 值，同时给出 P 值，当 $P<0.05$ 时，说明专家评估或预测协调性好，结果可取。

指标期望值（E）：根据每一个指标的加权平均值、满分比、等级和及变异系数，用等概率原则求出它们的期望值，以评价各指标相对重要性的大小。如表 17-3 所示，项目组通过邀请 16 名专家，应用德尔菲法筛选出临床研究专题培训课程核心的评分，表内数据展示的是 19 个培训课程内容的加权平均值、评分等级和、变异系数和满分比四个指标值以及依据数值大小参考秩和检验编秩原则所确定的秩次大小。在表 17-3 计算出 19 个培训课程内容加权平均值、评分等级和、变异系数和满分比的秩次后，将每一个培训课程内容

的四个评估指标的秩次相加后计算其平均值，得到每一个培训课程内容的期望值，然后依据期望值大小进行排序，结果见表17-4。根据期望值可以得出专家综合优选出的前10位的临床研究培训课程包括数据分类和统计分析基础、临床研究设计要点和规范、临床研究选题和研究分类、临床研究的数据采集和过程管理、临床研究科学性立项和伦理审查、CRF设计和编制、数据质量核查和质控要点、临床研究相关管理要求、科研论文撰写要点和规范以及临床研究数据集以及数据统计分析。

表 17-3　临床研究培训课程内容专家评估结果

课程内容	加权平均值	秩次	评分等级和	秩次	变异系数	秩次	满分比	秩次
数据分类和统计分析基础	9.31	1	160	1	0	1	1.00	1
临床研究设计要点和规范	8.58	2	152	2	0.09	2	0.69	2.5
临床研究选题和研究分类	8.45	3	150	3	0.1	3.5	0.69	2.5
临床研究的数据采集和过程管理	8.08	5	148	4	0.11	5	0.63	4.5
临床研究科学性立项和伦理审查	8.09	4	145	6	0.14	7.5	0.56	6
CRF 设计和编制	7.81	7	146	5	0.14	7.5	0.63	4.5
数据质量核查和质控要点	7.87	6	144	7	0.14	7.5	0.50	7
临床研究相关管理要求	7.29	9	134	8.5	0.1	3.5	0.19	10
科研论文撰写要点和规范	7.58	8	133	10	0.14	7.5	0.25	8.5
临床研究数据集和数据统计分析	7.19	10	134	8.5	0.15	10.5	0.25	8.5
临床研究图表制作要点	6.88	11	125	11	0.16	12	0.13	12
临床研究成果转化管理	5.63	13	118	12	0.2	14	0.13	12
临床研究偏倚分类和控制	6.06	12	116	13	0.19	13	0.06	15
EDC 数据库搭建要点	5.13	16	106	15.5	0.15	10.5	0.00	18
专病数据库建设	5.23	15	109	14	0.21	15.5	0.06	15
生物样本库	4.94	17	102	17	0.21	15.5	0.06	15
SPSS/SAS/R 软件数据分析应用	5.55	14	106	15.5	0.22	17	0.00	18
研究型病房建设要求和要点	4.19	19	97	18	0.29	18	0.13	12
交互和效应修饰的识别和评价	4.39	18	93	19	0.37	19	0.00	18

表 17-4　临床研究培训课程内容专家评估指标的秩次及期望值

课程内容	加权平均值	评分等级和	变异系数	满分比	期望值	位次
数据分类和统计分析基础	1	1	1	1	1.00	1
临床研究设计要点和规范	2	2	2	2.5	2.13	2
临床研究选题和研究分类	3	3	3.5	2.5	3.13	3
临床研究的数据采集和过程管理	5	4	5	4.5	4.63	4
临床研究科学性立项和伦理审查	4	6	7.5	6	5.75	5
CRF 设计和编制	7	5	7.5	4.5	6.38	6
数据质量核查和质控要点	6	7	7.5	7	6.50	7

续表

课程内容	加权平均值	评分等级和	变异系数	满分比	期望值	位次
临床研究相关管理要求	9	8.5	3.5	10	7.63	8
科研论文撰写要点和规范	8	10	7.5	8.5	8.63	9
临床研究数据集和数据统计分析	10	8.5	10.5	8.5	9.50	10
临床研究图表制作要点	11	11	12	12	11.50	11
临床研究成果转化管理	13	12	14	12	12.75	12
临床研究偏倚分类和控制	12	13	13	15	13.25	13
EDC 数据库搭建要点	16	15.5	10.5	18	14.88	14
专病数据库建设	15	14	15.5	15	15.00	15
生物样本库	17	17	15.5	15	16.00	16
SPSS/SAS/R 软件数据分析应用	14	15.5	17	18	16.13	17
研究型病房建设要求和要点	19	18	18	12	16.75	18
交互和效应修饰的识别和评价	18	19	19	18	18.50	19

第四节　德尔菲法应用注意事项

应用德尔菲法开展定性研究时，需要注意以下几个问题。第一，根据研究主题制定意见征询专家的纳入标准，并严格按照标准邀请专家。鉴于德尔菲法的结果完全依赖于征询专家的打分，因此意见征询专家选择的权威性和适合度就决定了研究结果价值。建议研究人员一定要选择该研究领域的权威专家，同时兼顾专家所来自地区的代表性，人数以15～20人为宜。第二，在每一轮次的专家意见征询时，研究团队要及时和专家沟通，无论是邮寄还是发送电子邮件，发送后均需要向各位专家确认是否收到，并务必告知返回征询意见表的截止日期，以免影响研究进度；同时可以提高专家的应答率和应答速度，问卷回收率，提高专家积极系数。第三，在制定征询意见表的评分标准时，研究团队可以参考表17-1和表17-2，也可以自行制定评分标准，但需要在撰写研究报告时，在方法学部分交代清楚评分标准的细则和依据。第四，关于如何确定德尔菲法开展的轮次及结束标准。一般有两个选择，①事先设定好德尔菲法开展的轮次，达到设定的轮次后就可以终止研究。例如，事先设定好开展两轮次的德尔菲专家咨询，当做好第二轮次的专家意见征询后，无论专家意见是否统一，均结束研究。②当专家意见达成一致，结果趋于稳定时结束德尔菲专家咨询。专家意见达成一致意见的判定标准通常用协调系数 W 判定，W 值越大，协调程度越好。一般情况下，当 $W > 0.50$ 时，协调程度较好。同时，可以通过计算协调系数显著性检验来判定协调系数的协调性优劣，当 $P < 0.05$ 时，说明专家评估或预测协调性好，结果可取，可以结束德尔菲法专家咨询。

第十八章　临床研究的统计分析思路

📝 **导言**

第一章介绍了临床研究中的数据包括定量变量、定性变量和日期型变量，并讨论了变量变换的规律和需要遵从的原则。本章将基于临床研究数据分类，解读临床医学研究的统计分析思路，主要包括统计学描述和统计学推断两个部分，为临床医务人员开展数据统计提供参考。

第一节　数据分析整体思路

临床研究数据分析的整体思路和内容主要包括统计学描述和统计学推断两个部分。如图18-1所示，统计学描述是应用统计参数和指标值对数据变量进行合理描述和展示的过程，包括对定量变量数据的描述分析和对定性变量数据的描述分析。统计学推断是通过抽样来估计总体参数情况，同时应用反证法和小概率事件原理，由样本信息对总体特征进行推断的过程，包括参数估计和假设检验两个部分。

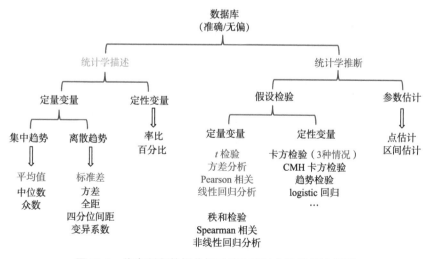

图 18-1　临床研究数据分析思路和统计方法选择流程图

第二节　统计学描述

开展临床研究数据统计分析时，需要先对研究对象的一般资料（人口学资料、基础疾病、过敏史等）进行分析描述，阐述研究对象的一般人口学特征构成情况，评价研究对象在不同试验组别中的分布情况等。对于定量变量，描述性统计分析的主要任务是描述集中趋势和离散趋势。通常用于描述定量变量集中趋势的指标包括：平均值（mean）、中位数（median）和众数（mode）；而描述定量变量离散趋势的指标包括：方差（variance）、标准差（standard deviation）、全距（range）、四分位间距（interquartile range）和变异系数（coefficient of variation）。对于上述描述定量变量集中趋势和离散趋势的指标，在临床研究数据分析时如何正确选择合适的指标进行描述统计分析，需要考虑数据的分布特征。对于符合正态分布或近似正态分布的定量变量，选择平均值和标准差两个指标进行描述；而对于不符合正态分布的定量变量，通常选择中位数和四分位间距进行统计学描述。

如图18-2所示，数据集A包含的20个数据中，"1"有7个，"2"有6个，绘制直方图如图18-2（a）所示，呈现为偏态分布；数据集B包含的20个数据中，"4"有3个，"5"有5个，"6"有3个，绘制直方图如图18-2（b）所示，呈现为正态分布。在实际开展数据统计分析时，一般使用SPSS软件中统计分析→描述统计→explore→plot的正态性检验来判定数据是否符合正态分布（K-S值，$P > 0.05$表示正态分布）。对于数据集A和数据集B，其集中趋势和离散趋势的指标计算如下：

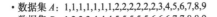

- 数据集 A：1,1,1,1,1,1,1,2,2,2,2,2,2,3,4,5,6,7,8,9
- 数据集 B：1,2,3,3,4,4,4,5,5,5,5,5,6,6,6,7,7,8,8,9

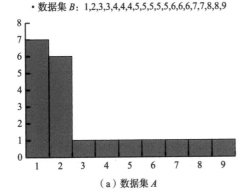

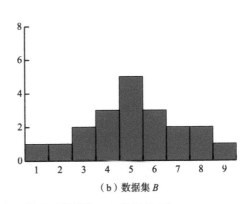

（a）数据集 A　　　　　　　　　　（b）数据集 B

图18-2　临床研究数据集中数据的分布情况（数据集 A 和数据集 B）

1.数据集 A

平均值：$\bar{x} = \dfrac{\sum(1+1+\cdots+8+9)}{20} = 3.05$

中位数：2　　median = (1,1,1,1,1,1,1,2,2,[2,2],2,2,3,4,5,6,7,8,9)

众数：1

方差：$Var = \dfrac{\sum(x-\bar{x})^2}{n} = \dfrac{\sum\limits_{i=1}^{20}(x_i - 3.05)^2}{20} = 6.58$

标准差：$SD = \sqrt{\dfrac{\sum(x-\bar{x})^2}{n}} = \sqrt{\dfrac{\sum\limits_{i=1}^{20}(x_i - 3.05)^2}{20}} = 2.57$

全距：9–1=8

四分位间距：$IQR=(P_{25}, P_{75})=(1.00, 4.75)$

变异系数：$CV = \dfrac{SD}{\bar{x}} = \dfrac{2.57}{3.05} = 0.84$

2. 数据集 B

平均值：$\bar{x} = \dfrac{\sum(1+2+\cdots+8+9)}{20} = 5.15$

中位数：5　　median $=(1,2,3,3,4,4,4,5,5,[5,5],5,6,6,6,7,7,8,8,9)$

众数：5

方差：$Var = \dfrac{\sum(x-\bar{x})^2}{n} = \dfrac{\sum\limits_{i=1}^{20}(x_i - 5.15)^2}{20} = 4.24$

标准差：$SD = \sqrt{\dfrac{\sum(x-\bar{x})^2}{n}} = \sqrt{\dfrac{\sum\limits_{i=1}^{20}(x_i - 5.15)^2}{20}} = 2.06$

全距：9–1=8

四分位间距：$IQR=(P_{25}, P_{75})=(4.00, 6.75)$

变异系数：$CV = \dfrac{SD}{\bar{x}} = \dfrac{2.06}{5.15} = 0.40$

鉴于数据集 A 中的数据属偏态分布资料，描述其集中趋势的指标需选择中位数（median=2），描述其离散趋势的指标选择四分位间距（IQR（1.00，4.75））。而数据集 B 中的数据属正态分布资料，描述其集中趋势的指标需选择平均值（mean=5.15），描述其离散趋势的指标选择标准差（SD=2.06）。

对于定性变量资料，常规选择构成比（proportion）、百分比（percentage）、比值（ratio）和率（rate）来进行统计学描述。在表 18-1 所示的糖尿病皮肤瘙痒患者不同治疗组的一般情况比较中，BMI 值和文化程度为构成比（百分比），性别（男/女）则为比值。在流行病学调查研究中，还经常会用到发病率（incidence）、患病率（prevalence）、罹患率（attack rate）、死亡率（mortality）、病死率（fatality rate）、生存率（survival rate）等，具体内容请参考教材《卫生统计学》（第六版，方积乾主编）获取其定义和应用方法。

表 18-1　糖尿病皮肤瘙痒患者不同治疗组的一般情况比较（median，IQR（P_{25}，P_{75}））

变量名	中药熏蒸组（n=60）	耳穴贴压组（n=64）	联合治疗组（n=63）	统计量	P
年龄（岁）	66.00（59.00–72.00）	65.50（58.50–71.00）	65.00（58.00–71.00）	0.51	0.77
性别（男/女）	33/27	37/27	33/30	0.38	0.83
身高/cm	170（158.50–177）	169（158.50–175）	170（159–175）	0.06	0.97
体重/kg	69.00（63.00–73.50）	70.00（60.00–75.00）	70.00（60.00–75.00）	0.10	0.95
BMI	24.21±3.29	24.47±3.94	24.08±3.66	0.19	0.83
体重过轻，n（%）	1（1.67）	3（4.69）	4（6.35）	*	0.64
体重正常，n（%）	28（46.67）	31（48.44）	25（39.68）		
超重或肥胖，n（%）	31（51.67）	30（46.88）	34（53.97）		
文化程度				3.46	0.75
小学及以下，n（%）	5（8.33）	10（15.63）	11（17.46）		
初中，n（%）	20（33.33）	22（34.38）	18（28.57）		
高中/中专，n（%）	20（33.33）	19（29.69）	17（26.98）		
大专及以上，n（%）	15（25.00）	13（20.31）	17（26.98）		
既往病史（有/无）	47/13	47/17	59/4	9.44	<0.05
药物过敏史（有/无）	13/47	22/42	10/53	6.23	<0.05

注：* 表示 Fisher 精确概率检验

第三节　统计学推断

　　临床研究统计学推断的内容包括参数估计和假设检验两大部分。参数估计分为点估计和区间估计，其中点估计（point estimation）是直接利用样本统计量的一个数值来估计总体参数，如表18-1中中药熏蒸组糖尿病皮肤瘙痒患者的BMI值24.21即为对整体中药熏蒸组糖尿病皮肤瘙痒患者的BMI值的一个点估计，由于点估计值没有考虑到抽样误差的大小，因此难以反映参数的估计值对其真实值的代表性。区间估计（interval estimation）是将样本统计量与标准误结合起来，确定一个具有较大置信度的包含总体参数的范围，称为总体参数的置信区间（confidence interval），通常设置为95%或99%。如表18-1中中药熏蒸组糖尿病皮肤瘙痒患者的BMI平均值为24.21，标准差为3.29，求得标准误 $S_{\bar{x}} = SD / \sqrt{n} = 3.29 / \sqrt{60} = 0.42$，因此中药熏蒸组糖尿病皮肤瘙痒患者的BMI值区间估计为（24.21±1.96×0.42），即 [23.39，25.03]。

　　假设检验是临床研究数据分析的核心，其中心思想是采用反证法和小概率事件原则由样本信息对相应总体的特征进行推断，这部分内容在临床研究报告撰写和论文写作时都占有较大的比例。根据变量类型不同，其假设检验的内容也有所区别。定量变量若符合正态分布且方差齐，则两组之间的比较采用student't检验，多组之间的比较采用方差分析；若符合正态分布但方差不齐，两组之间的比较采用student't检验，多组之间的比较进行数据转换（对数转换、平方根转换、平方根反正弦转换等）后采用方差分析。同时，对于两个变量之间关系的探索，可以使用Pearson相关分析和线性回归分析。对于不符合正态分布的定量变量，通常选择非参数检验分析组间的差异，同时使用Spearman相关分析和非线性回归分析探讨两个变量之间的关系。

对于定性变量，通常选择卡方检验、趋势卡方检验、Ridit检验进行单因素分析，探讨两组或多组变量之间的差异。同时应用logistic回归开展多因素分析，探索研究变量的独立危险因素。这些内容将在第二十一章进行详细介绍。

第十九章 临床试验研究统计分析计划撰写

📋 **导言**

统计分析计划（statistical analysis plan，SAP）制定是临床研究的重要环节，是临床研究数据分析的执行性文件。临床研究 SAP 对临床研究的目的、研究设计、数据采集、质量控制、统计分析方法和结果呈现等方面内容进行详细描述，是统计分析的重要依托和参考。本章从临床研究 SAP 概念入手，重点介绍 SAP 的内容和核心要素，并提供 SAP 核查清单，帮助研究团队完成 SAP 后核查内容撰写的完整性，以便及时查漏补缺，完善临床研究 SAP。

第一节 SAP 的定义和制定

无论是研究人员发起临床研究（investigator initiated trial，IIT），还是企业发起临床研究（industry sponsored trial，IST），撰写 SAP 是制定临床研究方案的重要环节。SAP 是临床研究数据分析的执行性文件，同时对临床研究的目的、研究设计、数据采集、质量控制、统计分析方法和结果呈现等方面内容进行详细描述，是统计分析的重要依托和参考。特别值得注意的是，在临床研究的设计阶段，研究人员依据临床研究方案制定 SAP 可以保障项目数据采集完成后，研究人员回归"初心"，按照原始的 SAP 开展统计分析，避免后期执行过程受数据采集和分析人员的主观性影响，减少人为因素带来的偏倚，提高研究结果的真实性和可靠性。

SAP 是在完成临床研究方案后，由研究团队中统计学家根据研究方案撰写的数据分析计划，是对整个临床研究的统计学考虑和对数据进行统计分析方法的清晰描述。SAP 是临床研究数据分析的执行性文件，临床研究项目完成数据采集后，统计人员需根据该 SAP 文件独立完成统计分析，其目的是避免可能会影响统计分析解释的事后决定。一般情况下，SAP 应在研究方案完成后立即制定，研究人员应在临床研究设计阶段明确该研究所使用的统计分析策略。SAP 的初稿应在研究方案和病例报告表确定之后形成。在临床研究实施过程及数据盲态审核时，可以对 SAP 进行必要的修改、补充和完善，不同时点的 SAP 应标注相应的版本号。一旦完成数据采集特别是数据揭盲，原先制定的 SAP 不得再进行调整。因此，研究人员应在数据锁定前确定正式的 SAP，在数据锁定后按照 SAP 开展数据统计分析，控制混杂偏倚，保证研究结论的科学性和有效性。

第二节 SAP 的内容和要素

临床研究SAP是整个临床研究的统计学考虑和统计分析方法的清晰描述。如图19-1所示，临床研究SAP一般情况下应包括如下内容：临床研究概述、研究目标和设计、评价指标、样本量估算、分析数据集缺失数据和离群值的处理、统计分析方法、统计分析结果展示方法等。临床研究SAP由研究团队中具有临床研究经验的统计学家与主要研究人员商定后，根据研究方案撰写。一份撰写良好的SAP要求全面而详细地阐述临床研究中所涉及的统计分析方法和分析图表等内容。

Acupuncture in patients with COVID-19:

an open-label non-randomized controlled clinical trial

Statistical Analysis Plan

Final version: March 20, 2020

1

Table of contents

2

图19-1 临床研究SAP样稿示例

一、临床研究概述

SAP的第一部分内容应首先简单介绍该临床试验研究的选题背景、选题的临床意义和解决的核心临床问题。其次是重点介绍研究方案中与统计学相关的内容和研究目标，即选择通过怎样的研究设计方案解决哪些临床问题。这部分内容从临床研究方案中直接摘录后稍加调整即可。

二、研究目标和设计

SAP应概括该研究项目的主要研究目的和次要研究目的，此外要重点介绍临床研究的设计要点，主要内容如下：①研究对象，包括诊断标准、纳入标准、排除标准、剔除标准、退出标准等；②设计类型，如差异性设计、优效性设计、等效性设计、非劣效性设计等；③样本量估算，根据不同研究类型及主要疗效指标，说明计划入组受试者的数量及其计算依据；④对照选择，如安慰剂对照、阳性药平行对照、空白对照等；⑤随机化方法，如单纯随机化、简单排序随机化、区组随机化、分层随机化、中央随机化等；⑥盲法及设盲措施，如开放标签设计、单盲设计、双盲设计、三盲设计；⑦研究过程的质量控制。

三、评价指标

评价指标是临床研究SAP的核心和灵魂，因此从研究设计内容中提取出来单独介绍。SAP应清晰描述主要终点指标和次要终点指标的定义，包括具体观察或测量的方法、观察的时间点、指标属性和相应计算公式等内容。主要终点指标也称为主要疗效指标，与临床研究的主要目的直接相关，能够就研究的主要目的提供与临床最有关且可信证据的变量。主要终点指标的选择一般应考虑相关研究领域已有的公认的准则和标准，或者在以往的研究中已经报道过的、已积累又有临床研究经验的、可靠且有效的变量。次要终点指标又称为次要疗效指标，是指与临床研究的次要目的相关的疗效指标，并且是与主要目的相关、起支持作用的指标。安全性终点指标是指不良事件和严重不良事件的发生率。不良事件是在临床研究过程中出现不利的医学事件，无论是否与研究药物相关。

四、样本量估算

样本量估算是临床试验方案设计的重要内容，也是SAP的核心。样本量过小不能保证研究得出可靠的结论，而样本量过大会造成不必要的人力、财力、物力浪费。样本量估算与研究设计（如优效性试验、非劣效性试验、等效性试验等）、检验水准、检验效能、预期效应量、单双侧检验、分配比例等有关，研究人员需要根据相关参数正确估计出样本量，最后根据协变量、脱落率、剔除率和依从性等具体情况进行适当调整。样本量估算软件包括PASS、R、SAS以及在线样本量计算软件，而影响样本量的指标包括：① I 类错误概率α（0.01或0.05），α越大样本量越小；②把握度β（0.1或0.2），β越大样本量越小；③允许误差δ，δ越大样本量越小；④不同干预组的有效率差值或疗效评价差值的均值和标准差等，即干预措施相比于对照效应量的大小，试验组与对照组目标事件发生的差异越大，所需要的样本量越小。样本量估算的具体内容可参考发表在《上海医药》2023年第1期题为《随机对照临床试验设计中的样本量估算方法》的文章和本书第十二章的内容。

五、分析数据集

根据临床研究目的，在SAP中需明确说明分析数据集的定义。临床研究的分析数据集包括FAS、PPS和SS。①FAS即根据意向性分析原则把所有随机化受试者纳入分析的数据集，包括所有随机化的受试者，但违反重要入组标准、受试者未接受试验用药物的治疗、随机化后无任何观测数据的受试者不纳入FAS，FAS一般是疗效评价的主要数据集。②PPS是FAS的一个子集，是将按照方案规定完成药物治疗、无明显方案偏离、完成所有评价的受试者纳入分析的数据集，也是疗效评价的数据集。③SS是所有经随机化分组，至少服用一次研究药物并进行了至少一次安全性评估的所有受试者构成的分析集，是用于评价药物安全性的数据集。在定义分析数据集时，需要遵循尽可能地减少偏倚和防止Ⅰ类错误增加的原则。

六、缺失数据和离群值的处理

所有缺失、未用或错误数据和不合理数据，在数据盲态审核阶段，应由研究人员及生物统计师共同商讨，并最终确定其处理方法。SAP中需要事先说明对缺失数据的处理方法以及对统计分析结果的影响，并进行敏感性分析。如果在研究方案中没有事先说明对缺失数据的处理方法，则需要对未填补和填补后的数据分别进行分析，并比较两者结果的差异。

七、统计分析方法

统计分析方法的描述是临床研究SAP的最核心内容，在统计分析方法中应明确统计分析软件、检验假设、统计分析描述、统计推断、检验水准或统计学意义的判定界值。具体要求包括：①统计分析软件，在SAP中指出本研究拟采用的统计分析软件，如SPSS、Stata/R、SAS等。②定义比较类型和检验假设，在SAP中要说明临床研究的比较类型，如优效性检验、非劣效性检验或等效性检验及其界值。SAP中还应当说明假设检验方法、相应的统计分析方法或模型，检验水准的大小等，假设检验应说明所采用的是单侧检验还是双侧检验。③基线特征分析，人口学等基线资料通常采用描述性分析，对于计量资料使用平均值、标准差、中位数、四分位数、最大值和最小值描述，计数资料使用例数和百分比描述。④依从性和合并用药分析，描述性分析受试者的依从性和合并用药情况。⑤主要/次要指标分析，说明主次要指标分析采用的统计分析方法和统计分析模型，分析模型的选择要注意考虑指标的性质及数据的分布特征。处理效应的估计应给出效应大小、置信区间和假设检验结果。需要注意只有在SAP中事先规定的统计分析内容才可以作为确证性临床研究的证据，其他的分析结果只能是探索性的。⑥安全性分析，安全性指标及其统计分析方法需要在SAP中明确说明，常用的安全性指标包括不良事件的发生率、严重不良事件的发生率以及实验室检查指标由基线时的正常变为随访时异常的比例。临床研究中通常对安全性指标采用描述性统计分析的方法，所有的不良事件均需要列出。⑦其他分析，还包括亚组分析、期中分析、敏感性分析等。

八、统计分析结果展示方法

临床研究SAP还应给出常用的图表模板，供临床试验结束后研究人员撰写临床研究报告时参考用，常用的统计图表示例见图19-2。

表a 临床研究受试者基线人口学特征比较

指标	项目	总计	试验组	对照组	统计量	*P*
定性变量	类别1					
	类别2					
	合计					
定量变量	*N*					
	Mean(SD)					
	Min，Max					
	Median(P_{25}-P_{75})					

表b 临床研究主要终点/疗效指标的比较

中心	项目	FAS		PPS	
		试验组	对照组	试验组	对照组
1中心	合计，*n*(%)				
	有效				
	无效				
2中心	合计，*n*(%)				
	有效				
	无效				
....	....				
合计	合计，*n*(%)				
	有效				
	无效				

表c 临床研究次要终点指标的比较

中心	检验方法	FAS		PPS	
	率差95%CI	CI_L	CI_U	CI_L	CI_U
1中心					
2中心					
3中心					
4中心					
....					
合计					

表d 临床研究不良事件发生情况记录和比较

指标	试验组		对照组		统计量	P
	例次	例数，发生率(%)	例次	例数，发生率(%)		
不良事件（AE）						
不良反应						
严重不良事件（SAE）						
严重不良反应						
重要不良事件						
导致脱落的不良事件						
导致脱落的不良反应						

图19-2 临床研究SAP中常用统计图表示例

第三节 临床研究SAP核查清单

为规范临床研究SAP的撰写，Carrol Gamble等制定了“临床试验研究中统计分析计划内容撰写指南”并发表在2017年*JAMA* 318卷23期供研究人员学习参考。这篇文章提供的SAP核查清单（见表19-1）可以在研究团队完成SAP后核查内容是否完整，以便及时查漏补缺，完善临床研究统计分析计划。

表19-1 SAP检查清单

章节/主题	索引	内容描述	页码
第一部分：管理信息			
试验注册	1a	与研究方案相匹配的描述性标题，可以为副标题	
	1b	临床试验注册号和注册机构名称	
SAP最终版本	2	SAP的版本号及日期	
研究方案版本	3	对应研究方案的版本号	

续表

章节 / 主题	索引	内容描述	页码
SAP 所有版本	4a	SAP 修改记录	
	4b	每一次 SAP 修订的合理性说明	
	4c	与期中分析相关的 SAP 修订时间等	
角色及责任	5	SAP 制定者的姓名、从属关系和角色	
签名	6a	SAP 撰写者	
	6b	高级统计学专家 / 负责人	
	6c	首席研究员 / 项目负责人	
第二部分：研究介绍			
背景与原理	7	研究背景和理论基础的概要，包括研究问题的简要描述和进行试验的简要理由	
研究目标	8	对研究目标或假设的描述	
第三部分：研究方法			
试验设计	9	简要描述试验设计和分配比例，包括简要描述干预措施	
随机化	10	随机化细节，例如，是否使用了最小化法或分层随机化	
样本量估算	11	样本量估算的方法	
设计类型	12	优效性、等效性或非劣效性，说明将进行哪些重要的比较分析	
期中分析和停止原则	13a	明确期中分析的信息，说明将进行哪些期中分析，并列出时间点	
	13b	因期中分析而计划调整的显著性水平	
	13c	早期停止试验的细节	
最终分析时间	14	最终分析的时间	
结局指标评估时间点	15	测量结果的时间点包括访问窗口	
第四部分：统计学原则			
置信区间和 P 值	16	检验水准	
	17	多重性检验中若应用任何校正方法，应对校正方法和基本原理进行描述，同时详细说明如何控制第Ⅰ类错误	
	18	报告的置信区间	
方案依从性和偏离	19a	干预依从性的定义以及如何进行评估	
	19b	描述如何提高干预措施的依从性	
	19c	试验方案偏离的定义	
	19d	描述方案偏离的情况	
分析人群	20	定义统计分析人群，包括 FAS、PPS 和 SS	
第五部分：试验人群			
筛查数据	21	报告筛选数据情况，以描述试验样本的代表性	
入排标准	22	描述受试者的入选和排除标准	
招募	23	包含在受试者入组筛选流程图中的信息	
退出 / 随访	24a	退出的处理，包括干预过程退出和随访退出	
	24b	退出 / 失访的时间定义	
	24c	详细说明退出 / 失访的原因和细节	

续表

章节/主题	索引	内容描述	页码
基线受试者特征	25a	汇总基线人口学特征	
	25b	描述基线特征的统计分析方法	
第六部分：统计分析			
结局指标定义	26	列出并描述每个主要和次要结果，包括以下细节：	
	26a	对结果和时间的说明，应当包括主要或次要终点指标	
	26b	具体计量单位	
	26c	用于推导结果的任何计算或变换	
统计分析方法	27a	采用什么统计分析方法，处理效果如何呈现	
	27b	协变量的调整	
	27c	用于假设检验的统计学方法	
	27d	如果分配假设不成立，可使用的替代方法的细节，如正态性、比例风险等	
	27e	在适用的情况下，对每个结果进行任何计划的敏感性分析	
	27f	对每个结果的任何计划的亚组分析，包括亚组如何定义	
缺失数据	28	报告和假设/统计方法来处理缺失的数据（如多重插补）	
辅助分析	29	包括所有其他额外统计分析方法的介绍	
危害	30	充分详细地总结安全性数据，例如，严重程度、预期和因果关系的信息；不良事件如何编码或分类的细节；如何分析不良事件数据	
统计分析软件	31	使用的具体统计分析软件	
参考文献	32a	对于非标准化的统计分析方法应提供参考文献	
	32b	数据管理计划的参考文献	
	32c	试验主文件和统计主文件的参考文献	
	32d	其他需要遵守的标准操作程序或文件的参考文献	

第二十章 临床研究数据分析原则、要点和统计软件实现

导言

临床研究数据分析是呈现研究结果的方式，是评估临床研究干预措施效果的重要参考和依据。研究人员选择合适的数据采集工具收集数据，进一步经数据质控和清理后，便可开展统计分析工作。临床医学研究的统计分析思路主要包括统计学描述和统计学推断两个部分，为临床医务人员开展数据统计分析提供了参考。但在临床研究数据分析实践中，仍然会存在不清楚统计分析数据库选择的原则，统计分析中需要注意细节和易错点等情况。因此，为帮助研究人员理清临床研究数据分析的原则和要点，本章主要介绍临床研究数据统计分析的原则、统计分析过程中需要注意的事项和要点，以及如何应用 SPSS 软件实现数据的统计分析等内容，以期为研究人员开展数据统计分析提供依据和参考。

第一节 临床研究数据集选择

如前所述，广义临床研究包括描述性研究（现况研究、纵向研究、病例系列研究等）、分析性研究（病例对照、队列研究）、临床试验研究（社区试验研究、个体试验研究等）和数理研究（统计学建模、疾病转归预测等），而狭义临床研究是指 RCT。无论是广义临床研究还是狭义临床研究，项目组完成研究数据采集、清理和质控后，都会产生数据库，也就是统计分析数据集。对于描述性临床研究和分析性临床研究，均属于观察性研究范畴，研究人员未对研究对象实施干预措施，而仅通过观察和测量收集研究对象的人口学、生活行为、疾病特征等数据信息，除前瞻性队列研究外，其他类别的观察性临床研究的研究周期短，项目完成后通常仅形成一个数据库，后续统计分析将基于该数据库（数据集）开展，研究人员需要描述清楚研究对象的应答率、在队列研究随访过程中的失访情况即可，因失访所导致的数据缺失不需要填补，后续通过 Cox 回归等分析展示即可。

在临床试验研究中，研究人员的目标为验证病因假设或评估干预措施的疗效和安全性，但综合考量研究周期、经费、伦理等方面问题，研究对象规模相比于观察性临床研究往往小很多，而且在研究对象筛选方面十分严格，因此需要对入组的每一个研究对象给予充分重视。在

研究对象招募阶段、研究全过程均需要与其保持密切沟通和联系、尽可能避免研究对象的脱落和失访、提高研究数据的完整性。鉴于临床试验研究的特殊性，理想的研究数据集应该是包含所有入组对象的全研究周期内的全部数据，无漏填缺项，无失访和脱落。但在临床研究实践中，由于种种原因还是会出现研究对象脱落、数据采集不完整的情况，所以研究项目结束后，需要对最后形成的数据库进行判定和必要的技术修正，保证项目产生的有效数据的利用最大化。为此，临床研究专家和统计学家对RCT研究的数据库进行分类，包括ITT、FAS和PPS。

如图20-1所示，①ITT集纳入了所有随机化后的受试者进入分析，而不仅是实际完成的受试者。需要注意的是，若某受试者被随机分配到了A组，后续ITT分析中该患者必须一直在A组，即使是该受试者后面接受B组治疗，或者没有接受任何治疗。这样做的目的就是要保持两组间的基线特征均衡可比，将除研究因素以外的其他变量完全均衡和匹配，充分观察干预效果。②FAS是ITT集的子集，是指对所有随机化受试者的数据做最少和公正的剔除后所得到的数据集，保持原始数据集的完整性，减少偏倚。③PPS是FAS的一个子集，指受试者在入排标准、接受治疗、主要指标测量等方面不存在严重方案违背，它只对依从干预措施的研究对象进行分析。一般情况下，临床试验研究优先选择FAS进行统计分析；但同时研究人员报告基于PPS的分析结果，作为补充材料（supplementary material）放在文章附件。相比于PPS，基于FAS数据分析更容易得到无统计学差异的结果，在非劣性或等效性临床研究设计时将导致 I 类错误风险的增加，研究人员应给予充分关注，尽可能同时应用PPS和FAS进行分析，综合评估临床研究中干预措施的疗效和安全性。

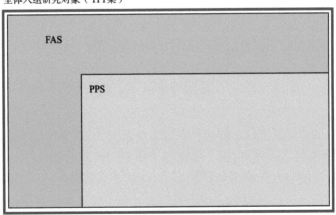

全体入组研究对象（ITT集）

FAS

PPS

图 20-1 临床研究数据集分类和逻辑关系

第二节 临床研究数据分析原则

临床研究数据统计分析至少应包括如下4方面的内容。①对临床研究数据库中的变量定义或分类处理给出解释说明。例如，吸烟率、饮酒率、治疗有效率等应给出定义和计算方法；年龄、文化程度、收入等分类变量的具体分组和依据。②统计学描述内容，应对临床研究数据库中的定量变量和定性变量给出详细的描述方案。例如，定量变量若符合正态分布，则用平均值±标准差描述，若不符合正态分布，则用中位数和四分位数间距描述；对于定性变量，一般用率、构成比或百分比描述。③统计学检验和推断内容，同样应根据变量类型不同，给出具体统计分析方案。例如，定量变量若符合正态分布且方差齐，两组之间的比较采用t检验，多组之间的比较采用方差分析；若方差不齐，两组之间的比较采用t'检验，多组之间的比较先进行数据转换（对数变换、平方根变换、平方根反正弦变换等）再采用方差分析。对于不符合正态分布的定量变量，选择非参数检验分析组间的差异，对于定性变量，通常选择卡方检验、趋势卡方检验进行单因素分析，探讨两组或多组变量之间的差异。应用logistic回归开展多因素分析，探索研究变量的独立危险因素。④交代清楚数据分析所使用的统计分析软件及检验水准。常用的统计分析软件包括SPSS、SAS、EpiInfo、Stata和R软件等，检验水准一般设定为0.05或0.01，描述为本研究以$P<0.05$表示差异有统计学意义或本研究以$P<0.01$表示差异有统计学意义。在优效性设计、非劣效性设计中，因统计学检验为单侧检验，检验水准调整为0.025或0.005。

　　在临床研究数据分析结果的呈现内容方面，观察性临床研究（现况研究、病例对照研究、队列研究等）一般需包括如下3方面内容：①研究对象的一般人口学特征，以及不同暴露组或不同病例分组研究对象一般人口学特征比较；②暴露因素和结局变量（疾病、死亡等）之间的单因素分析，包括潜在混杂因素与暴露因素和结局变量之间的单因素分析结果；③暴露因素和结局变量之间的多因素分析，以控制混杂因素，评估暴露因素与结局之间的单独效应。RCT研究分析结果的呈现更加固定，一般包括一张图和三个表。参考第十三章的内容，一张图为随机对照临床研究各实施阶段流程图，三个表分别为①受试者一般情况表，包括试验组和对照组；②主要疗效指标和次要疗效指标评估表；③安全性和不良反应情况表，见图20-2。

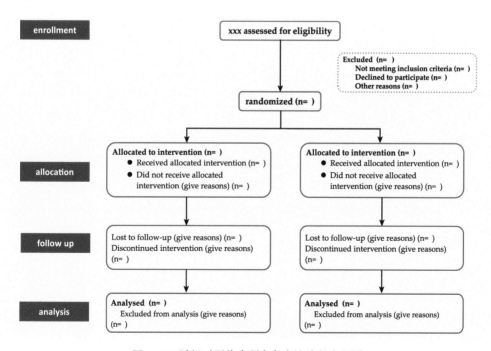

图20-2　随机对照临床研究各实施阶段流程图

第三节　临床研究数据分析要点和 SPSS 软件实现

临床研究中，不同类型设计的数据统计分析的整体思路一致，均包括统计学描述和统计学推断两个部分。如图20-3所示，临床研究数据统计分析方法的选择均基于变量类型，同时不同变量类型还需要根据其自身分布特点来进一步选择合适的指标和分析方法。对于统计分析方法选择这部分内容，研究人员可参考本书第十八章内容或查阅其他统计学书籍，此处不再赘述。本节将重点介绍临床研究数据分析过程中容易疏忽的细节，以及需要注意的核心内容和易错点。

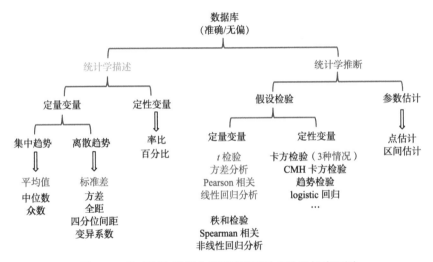

图 20-3　临床研究数据分析思路和统计方法选择流程图

一、定量变量分布的正态性问题

临床研究数据统计分析实践中，许多研究人员对定量变量直接选择平均值±标准差进行描述，并应用t检验或方差分析进行组间差异的统计学检验。如前面所述，对于定量变量统计分析方法的选择，需首先考虑其是否符合正态分布，然后相应地选择合适的指标和统计学检验方法。正态性检验在SPSS软件中可以用explore模块实现。具体操作如图20-4所示，选择【Analyze】→【Descriptive Statistics】→【Explore】，打开对话框，在"Dependent List"中添加需要分析的变量（如b2a），然后单击【Plots】按钮，打开次级对话框，在"Descriptive"处勾选"Histogram"，并勾选"Normality plots with tests"，然后单击【Continue】按钮，再单击【OK】按钮即可。分析结果主要通过Sig.值来判定，Shapiro-Wilk对应的Sig.值＞0.05时，数据符合正态分布，频数图呈现中间高，两边低，左右对称的特征。当Shapiro-Wilk对应的Sig值≤0.05时，数据将不符合正态分布。而Kolmogorov-Smirnov常用于样本量大于2000例时变量的正态性检验。

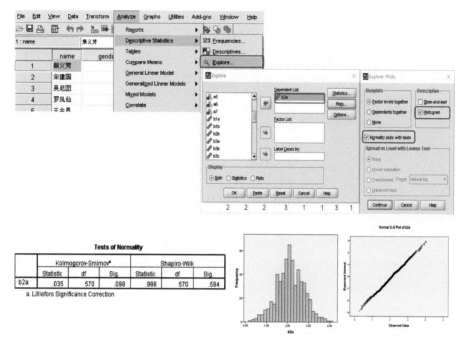

图 20-4　定量变量数据正态性检验方法在 SPSS16.0 软件中的实现示意图

二、重复测量方差分析问题

RCT研究中，研究人员常常设置多个疗效评价时间点，对于这种类型的定量变量数据，不能简单地使用不同评价时点测量值与基线测量值之间开展 t 检验来评估疗效，这时应该选择重复测量方差分析来分析不同组别、不同评估时间点干预措施临床疗效差异的组间效应、时间效应和组间与时间交互效应。具体操作如图20-5所示，选择【Analyze】→【General Linear Model】→【Repeated Measures】，打开对话框，在 "Within-Subject Define Factor（s）" 定义重复测量变量名称和次数，然后单击【Define】按钮，打开次级对话框，在 "Within-Subjects Variables" 添加重复测量变量，在 "Between-Subjects Factor（s）" 添加组别变量，然后单击【Plots】按钮定义绘图，在【Post Hoc】和【Options】定义数据分析结果展现内容，然后单击【OK】按钮即可。

三、卡方检验结果解读问题

对于定性变量组间比较，通常采用卡方检验。操作如图20-6所示，选择【Analyze】→【Descriptive Statistics】→【Crosstabs】，打开对话框，在 "Rows" 和 "Columns" 处添加要分析的变量，单击【Statistics】按钮，打开次级对话框，勾选 "Chi-square"，然后单击【Continue】按钮，单击【OK】按钮即可。这些操作过程都比较熟悉，但对于四格表卡方检验的结果，不能把第一行的结果直接拿来使用，而是应该先看一下分析结果下面的（a. b. c.）提示，其中第一条提示四格表中每个格子期望值的大小，进而可以帮助研究人员选择合适的统计量和P值。①当样本量$n \geqslant 40$，同时格子期望值$T \geqslant 5$时，选择"Pearson Chi-Square"对应的统计量和P值；②当样本量$n \geqslant 40$，但格子期望值$1 \leqslant T < 5$时，采用连续性校正χ^2检验，选择"Continuity Correction"对应的统计量和P值；③当总样本量$n < 40$或格子期望值$T < 1$时，采用Fisher确切概率法检验（Fisher's Exact Test）。

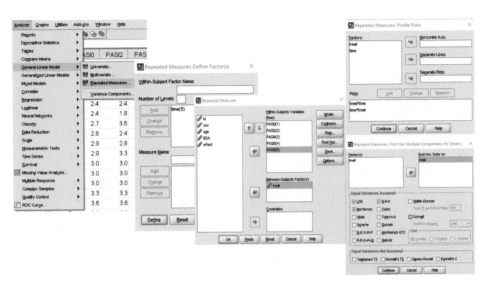

图20-5   重复测量方差分析在SPSS16.0软件中的实现示意图

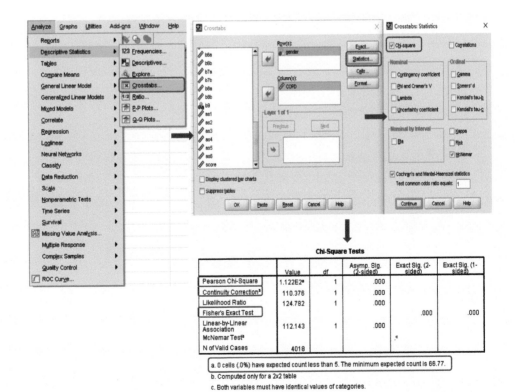

图20-6   卡方检验在SPSS16.0软件中的实现示意图

四、定量变量转换为定性变量问题

数据统计分析过程中，有时需要将定量变量转换为定性变量进行分析，如将患者的实际年龄根据一定的规则转换为年龄组。这时需要用到Transform功能。具体操作如图20-7所示，选择【Transform】→【Recode into Different Variables】，打开对话框，将需要进行转换的变量放入"Numeric Variable→Output Variable"框，在"Output Variable"中定义新的变量名称，单击【Change】按钮进行转换，然后单击【Old and New Values】按钮打开一个新的对话框，在这个新对话框中，根据自己设定的规则，将定量变换转换为定性变量，然后单击【Continue】按钮，再单击【OK】按钮即可。需要提醒的是，尽管【Transform】菜单→【Recode into Same Variables】也可以使用，但这样的操作会覆盖掉原始变量值，无法恢复。因此，建议优先使用【Recode into Different Variables】产生新变量。

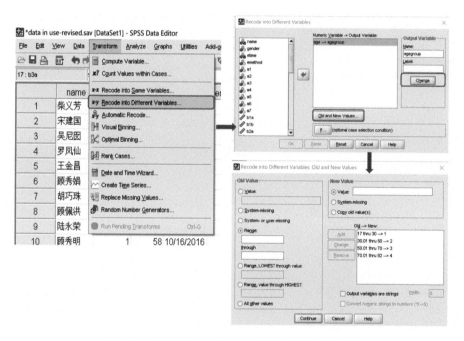

图 20-7　变量变换在 SPSS16.0 软件中的实现示意图

五、logistic 回归分析中多分类定性变量设置哑变量问题

在应用logistic模型进行回归分析时，如果自变量中包含多分类定性变量，需要将其设置为哑变量放入模型，否则统计分析结果展示的不是各分类之间的差别，而是1, 2, 3, 4等数量之间的差异。具体操作如图20-8所示，选择【Analyze】→【Regression】→【Binary Logistic】打开对话框，在"Dependent"框添加因变量，在"Covariates"框添加自变量，然后单击【Categorical】按钮打开新的对话框，将需要设置为哑变量的变量名添加到"Categorical Covariates"，在下面"contrast"设定'indicator'与第一个比'first'或与最后一

个比'last'，然后单击【Continue】按钮，再单击【OK】按钮即可。

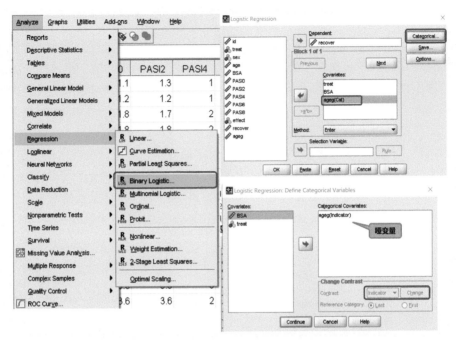

图 20-8　logistic 回归哑变量设置在 SPSS16.0 软件中的实现示意图

第二十一章　SPSS 软件在统计分析中的应用

📝 导言

　　统计分析是临床研究的重要一环。在完成规范的临床研究设计和严谨的临床研究实施后，研究人员需要根据研究目的对在研究过程中采集的数据进行统计分析，并在统计分析的基础上制作图表，撰写研究报告和科研论文。统计分析的规范性和正确性决定了临床研究的成败，以及研究成果未来的应用前景，因此受到越来越多的临床研究人员的关注和重视。用于数据统计分析的软件有很多种，包括需要编程的 SAS 软件、R 软件和不需要编程的 SPSS 软件、Stata 软件及 EpiInfo 软件。本章将选择研究人员最为熟悉的 SPSS 软件介绍临床研究数据的统计分析，包括变量变换、产生新变量、设置哑变量，统计学描述和统计学检验的主要内容，其余未尽展示内容请参考 SPSS 统计分析专业书籍。

第一节　数据库读入和整理

　　无论研究人员采用 Excel 办公软件建立数据库，还是应用专业的数据库软件（如 EpiData 数据库或 EDC 电子数据库平台）建立数据库，最后均需导入 SPSS 软件进行统计分析。如图 21-1 所示，一个 SPSS 数据库包括数据窗口和变量窗口两个界面，变量窗口展示每一个变量的变量名、数据类型、长度、小数点位数、变量标签、赋值等信息。例如 gender 和 age 变量为数值型变量，而 etime 变量为字符型变量。数据窗口展示每个变量所对应的数据，横向看每一行是一条记录，包括所有变量的信息；纵向看则是包含所有研究对象数据个数的每一个变量的信息。

　　研究人员如果直接使用 EpiData 软件或 EDC 电子数据库平台建立数据库，那么这两个软件均可将数据库中的数据直接转换为 SPSS 数据库格式，用 SPSS 软件可以直接打开。如果研究人员应用 Excel 办公软件建立数据库，则需要将 Excel 里面的数据读入 SPSS 软件中才能够进一步统计分析。在将 Excel 中数据读入 SPSS 软件之前，首先需要查看 Excel 的版本，如果数据库是 Microsoft Excel 1997～2003 版本，则可以直接读取；如果数据库是 Microsoft Excel 2010 及以上版本或 WPS 版本，则需要先将这个版本另存为 Microsoft Excel 1997～2003 版本才能读入，否则会出现错误。

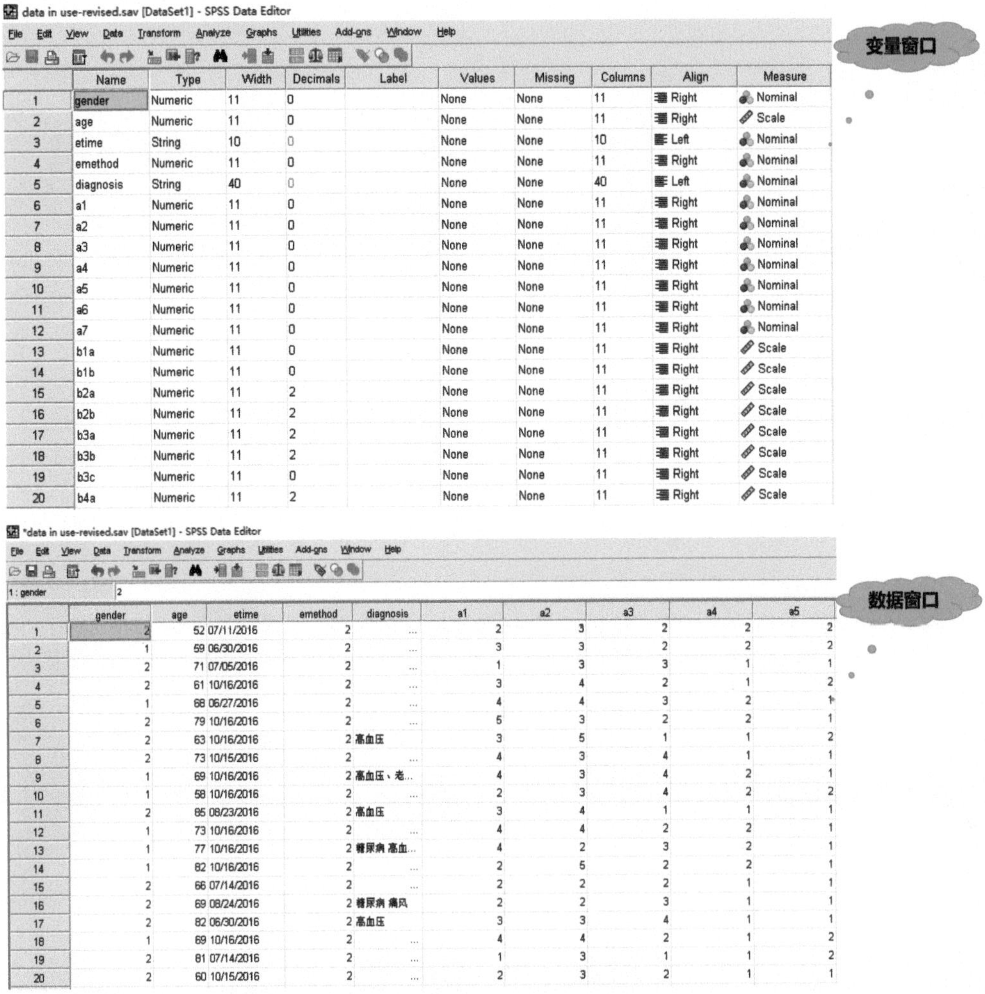

图 21-1 SPSS16.0 软件数据库的变量窗口和数据窗口

　　如图21-2所示，在读取Excel数据库时，先打开SPSS软件，选择【File】→【Open】→【Data】，打开对话框，"File of type"选择Excel，找到要打开的Excel数据库，单击【Open】按钮，在新对话框中"Worksheet"处选择需要打开的文件即可。

　　打开SPSS数据库后，在正式开展数据统计分析之前，需要对数据进行预处理，如将定量变量转换为定性变量，将多分类变量转换为二分类变量，一系列问题赋分后求和等情况。常用到的变量转换菜单包括重新赋值为相同变量【Recode into Same Variables】、重新赋值为不同变量【Recode into Different Variables】，计算变量【Compute Variable】，这些命令菜单全部在【Transform】的次级菜单中。

　　如图21-3所示，重新赋值为相同变量【Recode into Same Variables】菜单是对变量的选项进行重新赋值或合并，操作后不产生新变量，仅选项的数据发生改变。例如，"您的年龄（age）?1）＜25岁　2)25～35岁　3)36～45岁　4）＞45岁"，如果数据分析需要将选项3和选项4合并，同时不产生新变量就可以使用【Recode into Same Variables】。具体操作步骤如下，选择【Transform】→【Recode into Same Variables】，打开对话框，将需要进行变量转换的变量"age"选中，并点入"Variables"中，单击下面【Old and New Variables】功能按钮，打开新的对话框。如图 21-4 所示，在新的对话框中利用"Old Value"将 age 选项 1）＜25 岁　2）25～35 岁　3）36～45 岁　4）＞45 岁分别在"New Value"中设置为数字"1"、"2"、"3"，其对应规律为"1→1"、"2→2"、"3→3"、"4→3"，最后单击【Continue】按钮再单击【OK】按钮即可。这时候 age 变量的选项就变成了"1/2/3"。

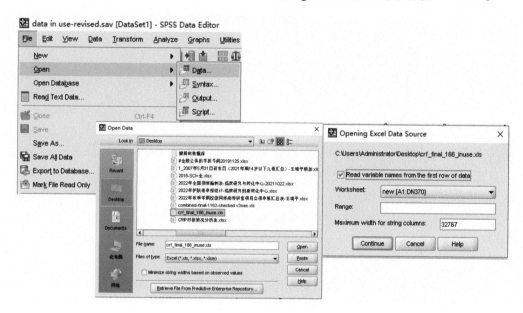

图 21-2　SPSS16.0 软件打开 Excel 数据库

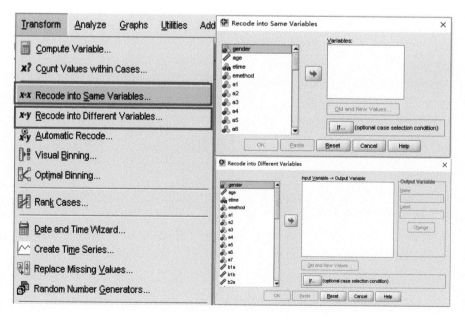

图 21-3　SPSS16.0 软件进行变量变换

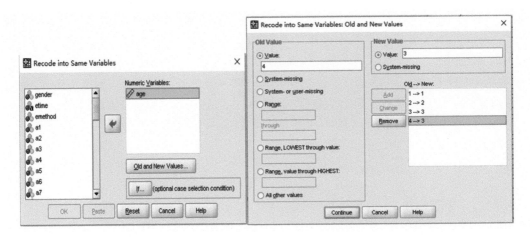

图 21-4　SPSS16.0 软件进行【Recode into Same Variables】变量变换

在临床实际应用时，一般不会选择重新赋值为相同变量。【Recode into Same Variables】菜单是对变量的选项进行重新赋值或合并，这样会覆盖掉原来的变量，如果后续分析需要调取原始的数据，将无法操作。为了解决这个方面的局限性，通常采用重新赋值为不同变量【Recode into Different Variables】的方式对变量的选项进行重新赋值或合并。例如，"您的年龄（age）？1）＜25岁　2）25～35岁　3）36～45岁　4）＞45岁"，如果数据分析需要将选项3和选项4合并，同时不覆盖原始变量的选项特征，可以使用【Recode into Different Variables】产生新变量进行赋值和数据合并。具体操作步骤如图21-5所示，选择【Transform】→【Recode into Different Variables】，打开对话框，将需要进行变量转换的变量"age"选中，并点入"Numeric Variable→Output Variable"窗口，在右侧的"Output Variable"下方的Name中定义新的变量名如"agenew"，然后单击【Change】按钮后，"Numeric Variable→Output Variable"窗口中将出现旧变量和新变量的对应关系"age→agenew"，然后单击下面的"Old and New Values"功能按钮，打开新的对话框。如图21-5所示，在新的对话框中利用"Old Value"窗口将age选项1）＜25岁　2）25～35岁　3）36～45岁　4）＞45岁分别在"New Value"中设置为数字"1"、"2"、"3"，其对应规律为"1→1"、"2→2"、"3→3"、"4→3"，最后单击【Continue】按钮再单击【OK】按钮即可。这时在数据库变量窗口将产生一个新的变量名"agenew"，在数据窗口将对应出现每条记录agenew的选项，其变量的选项就变成了"1/2/3"。

此外，在进行变量变换时，无论是采用重新赋值为相同变量，还是重新赋值为不同变量，除了使用"Old Value"和"New Value"中"Value"的单个数字的一一对应设置外，研究还可以使用"Old Value"下面的"System-missing"、"Range"，"Range，LOWEST through value"、"Range，value through HIGHEST"等功能键灵活应用。例如，要把定量变量"age"转化为分类变量"agegroup"，就可以使用"Range"功能进行操作。利用"Range"中"xx through xx"与"New Value"中的"Value"进行一一对应，根据事先建立的规律，"0 through 24.9→1"，"25 through 35→2"，"35.1 through 45→3"，"45.1 through 200→4"等逐一对应设置，最后单击【Continue】按钮再单击【OK】按钮即可。

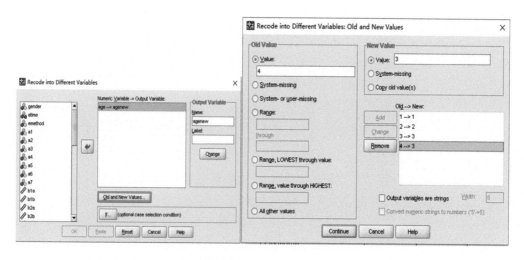

图 21-5　SPSS16.0 软件进行【Recode into Different Variables】变量变换

另一个变量变换的常用功能是计算变量【Compute Variable】。例如，在问卷调查阶段采集了患者的身高和体重，如果需要获得患者的BMI指数，不需要研究人员计算每位患者的BMI值，这时只需要通过变量变换的计算变量功能，将BMI计算公式代入【Compute Variable】便可生成每名患者的BMI指数。具体操作如图21-6所示，选择【Transform】→【Compute Variable】，打开对话框，在新的对话框"Target Variable"命名目标变量名，如"BMI"；在"Numeric Expression"输入BMI的计算公式"weight（kg）/height（m）^2"即可。需要注意的是，计算公式weight（kg）/height（m）^2中的weight和height不是研究人员随意输入的英文名字，而是数据库中"体重"和"身高"对应的变量名，是通过变量

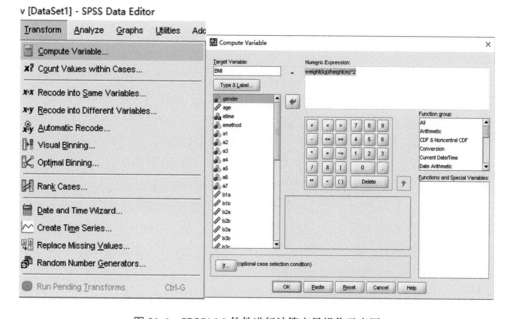

图 21-6　SPSS16.0 软件进行计算变量操作示意图

名列表中选出来的。如果数据库中a1表示"体重（kg）"，a2表示"身高（m）"，那么在"Numeric Expression"输入的计算公式就要修改为"a1/a2^2"，然后单击【OK】按钮完成操作。另外，计算变量【Compute Variable】功能还可以用于一些量表多个指标赋分后的求和，研究人员可以根据实际需要灵活应用。

第二节　应用 SPSS 软件进行统计学描述

本书前面的章节介绍了临床研究数据分析主要包括统计学描述和统计学推断两个部分。统计学描述是统计学推断的基础，研究人员在开展统计分析时需要对数据库中的主要变量进行描写性分析，掌握每个变量的特点，如定量变量是否符合正态分布，定性变量的每个类别中的病例数是否存在过少现象，如果个别分类样本量过少，则需进行就近合并等处理。在了解了每个变量的基本特征和分布特点后，可以对变量进行一些处理和变量变换，为后续的统计学检验分析打好基础。

一、定量变量的统计学描述

如前所述，定量变量的统计学描述内容主要是用统计学指标描述定量变量的集中趋势和离散趋势特征。描述定量变量集中趋势的指标包括平均值（mean）、中位数（median）和众数（mode）；描述定量变量离散趋势的指标包括方差（variance）、标准差（standard deviation）、全距（range）、四分位间距（interquartile range）和变异系数（coefficient of variation）。对于上述描述定量变量集中趋势和离散趋势的指标，在临床研究数据分析时如何正确选择合适的指标进行描述，需要考虑数据的分布特征。对于符合正态分布或近似正态分布的定量变量，选择平均值和标准差两个指标进行描述；对于不符合正态分布的定量变量资料，通常选择中位数和四分位间距进行统计学描述。

定量变量分布的正态性问题是选择合适指标描述其集中趋势和离散趋势的关键。临床研究数据统计分析实践中，许多研究人员对定量变量直接选择平均值 ± 标准差进行描述是不规范的。如前面所述，对于定量变量统计分析方法的选择首先需要考虑其是否符合正态分布，再相应地选择合适的指标和统计学检验方法。正态性检验在SPSS软件中可以用"explore"模块实现。具体操作如图21-7所示，选择【Analyze】→【Descriptive Statistics】→【Explore】，打开对话框，在"Dependent List"放入需要分析的变量（如age），然后单击【Plots】按钮，打开次级对话框，在"Descriptive"处勾选"Histogram"，并将"Normality plots with tests"勾选上，然后单击【Continue】按钮，再单击【OK】按钮即可。分析结果主要通过Sig.值来判定，Shapiro-Wilk对应的Sig.值 ≥ 0.05时，数据符合正态分布。当Shapiro-Wilk对应的Sig.值 < 0.05时，数据不符合正态分布。而Kolmogorov-Smirnov常用于样本量大于2000例时变量的正态性检验。

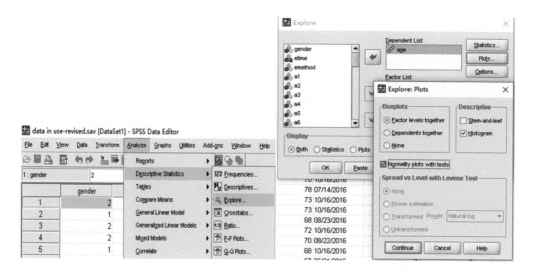

Tests of Normality

	Kolmogorov-Smirnov[a]			Shapiro-Wilk		
	Statistic	df	Sig.	Statistic	df	Sig.
age	0.038	4018	0.000	0.988	4018	0.000

a. Lilliefors Significance Correction

图 21-7　SPSS16.0 软件进行正态性检验操作的示意图

在正态性检验的基础上，如果定量变量符合正态分布，那么研究人员接下来就可以使用平均值 ± 标准差对该变量进行描述，可以通过选择【Analyze】→【Descriptive Statistics】→【Descriptives】打开对话框，在"Variable（s）"中放入要分析变量（如 age），然后单击【Options】按钮打开新的对话框，勾选"Mean"、"Std. deviation"、"Minimum"和"Maximum"等指标后，单击【Continue】按钮，再单击【OK】按钮即可，如图 21-8 所示。这时结果输出窗口将给出 age 这个变量的最小值、最大值、平均值和标准差指标，研究人员读取平均值 ± 标准差即可。

在正态性检验的基础上，如果定量变量不符合正态分布，那么研究人员接下来要使用中位数，四分位数间距（Interquartile Range，IQR，P_{25}，P_{75}）对该变量进行描述。研究人员可以通过选择【Analyze】→【Descriptive Statistics】→【Frequencies】打开对话框，在"Variable（s）"中放入要分析的变量（如 age），然后单击【Statistics】打开新的对话框，勾选"Quartiles"、"Median"等指标后，单击【Continue】按钮，再单击【OK】按钮即可，如图 21-9 所示。这时结果输出窗口将给出 age 这个变量的中位数、P_{25}、P_{75}、研究人员读取中位数，IQR（P_{25}，P_{75}）即可。

上面是根据正态性检验的结果，如果定量变量符合正态分布，则选择【Descriptives】对话框进行分析，如果定量变量不符合正态分布，选择【Frequencies】对话框进行分析。另外，研究人员也可以通过【explore】模块，将定量变量的集中趋势和离散趋势的全部指标给出，研究人员只需要根据定量变量是否符合正态分布，选择合适的指标即可。具体操作如图21-10所示，选择【Analyze】→【Descriptive Statistics】→【Explore】，打开对话框，在"Dependent List"窗口放入要分析的变量（如age），然后单击【Statistics】按钮打开新的对话框，勾选"Descriptives"、"Percentiles"等指标后，单击【Continue】按钮，再单击【OK】按钮即可。这时候结果输出窗口将给出age这个变量的最小值、最大值、平均值和标准差指标，中位数、P_{25}、P_{75}等统计指标，研究人员结合"age"的正态性检验结果，选择读取中位数，IQR（P_{25}，P_{75}）即可。

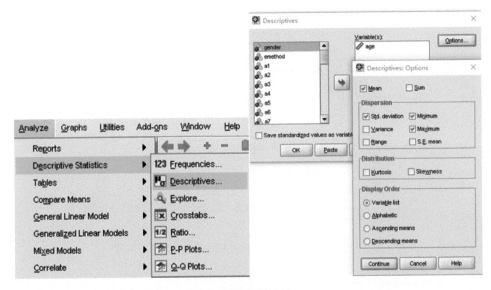

Descriptive Statistics

	N	Minimum	Maximum	Mean	Std. Deviation
age	4018	13	92	62.52	9.605
Valid N (listwise)	4018				

图 21-8　SPSS16.0 软件对符合正态分布的定量变量进行描述分析

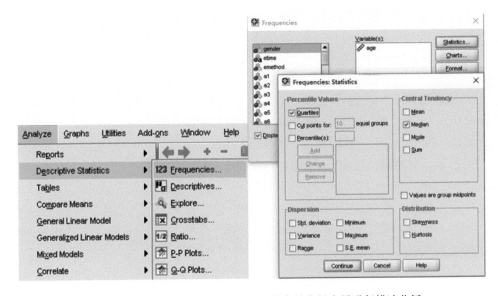

图 21-9　SPSS16.0 软件对不符合正态分布的定量变量进行描述分析

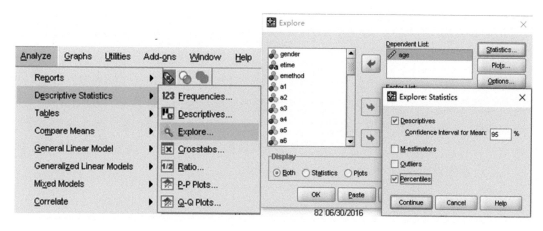

图 21-10　SPSS16.0 软件应用 Explore 对定量变量进行综合描述分析

二、定性变量的统计学描述

对于定性变量，常规选择构成比（proportion）、百分比（percentage）、比值（ratio）和率（rate）来进行统计学描述。如图21-11所示，选择【Analyze】→【Descriptive Statistics】→【Frequencies】，在"Variable（s）"窗口放入要分析变量（如gender，emthod），然后单击【Continue】按钮，再单击【OK】按钮即可。这时候结果输出窗口将给出"gender"和"emethod"的分析结果，在性别方面，男性1863人，占46.4%；女性2155人，占53.6%。在问卷调查方式方面，自填问卷9份，占0.2%；面对面调查问卷4009份，占99.8%。

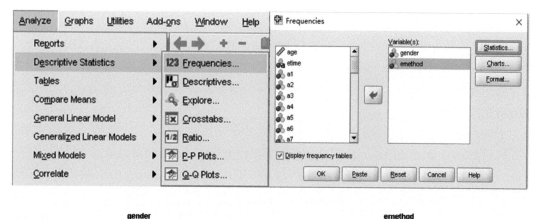

图 21-11　SPSS16.0 软件应用 Frequencies 对定性变量进行描述分析

第三节　应用 SPSS 软件进行统计学推断

统计学推断是临床研究统计分析的核心内容，是检验不同处理、不同暴露组的结局指标之间是否存在差异的重要手段。其统计学检验的原理是通过反证法和 $P < 0.05$ 小概率事件在检验基于随机抽样的样本之间的差异来源于真实差异还是随机误差，进而推断总体之间的差异。统计学推断的内容包括参数估计和假设检验两个部分，因参数估计较为简单，本节重点介绍假设检验的内容。

一、定量变量的统计学检验

如前面所介绍的统计学描述内容，定量变量的统计学检验方法选择也依赖于定量变量指标的分布特征。如果待分析的变量符合正态分布，那么两组之间的比较选择 t 检验，多组之间的比较选择方差分析，两个变量之间的关联性探讨选择 Pearson 相关，变量之间的依存关系选择线性回归等；如果待分析的变量不符合正态分布，两组之间的比较选择非参数秩和检验，多组之间的比较选择非参数 H 检验，两个变量之间的关联性探讨选择 Spearman 相关，变量之间的依存关系选择非线性回归等。

如前所述，通过前面的描述性分析了解到，年龄（age）为非正态性定量变量，如果要探讨不同性别（gender）研究对象的年龄是否存在差异，可以选择非参数秩和检验进行统计分析。正式开展统计分析之前，需要先通过【Explore】模块进一步确认不同性别研究对象的年龄是否符合正态分布，然后进行非参数秩和检验。其操作步骤如图 21-12 所示，选择【Analyze】→【Descriptive Statistics】→【Explore】，打开对话框，在 "Dependent List" 窗口放入要分析变量（如 age），在 "Factor List" 窗口放入要分析的组别变量（如 gender），然后单击【Plots】按钮，打开次级对话框，在 "Descriptive" 处勾选 "Histogram"，并将 "Normality plots with tests" 勾选上，然后单击【Continue】按钮，再单击【OK】按钮即可。如图 21-12 所示，男性和女性患者的年龄分布均为偏态分布，因此选择非参数秩和检验进行统计学检验。

不同性别患者年龄之间差异的非参数秩和检验方法如图 21-13 所示，选择【Analyze】→【Nonparametric Tests】→【2 Independent Samples】，打开对话框，在 "Test Variable List" 窗口放入要分析变量（如 age），在 "Grouping Variable" 窗口放入分组变量（如性别 gender），单击 "Define Groups" 按钮打开新的对话框。根据分组变量的选项特点分别定义 "Group1" 和 "Group2"，如果 Gender 是 "1 男 2 女"，那么 "Group1" 和 "Group2" 分别对应填入 "1" 和 "2"；如果 Gender 是 "1 男 0 女"，那么 "Group1" 和 "Group2" 分别对应填入 "1" 和 "0"；然后单击 "Options" 按钮，打开次级对话框，在 "Statistics" 处勾选 "Descriptive" 和 "Quartiles"，然后单击【Continue】按钮，再单击【OK】按钮即可。

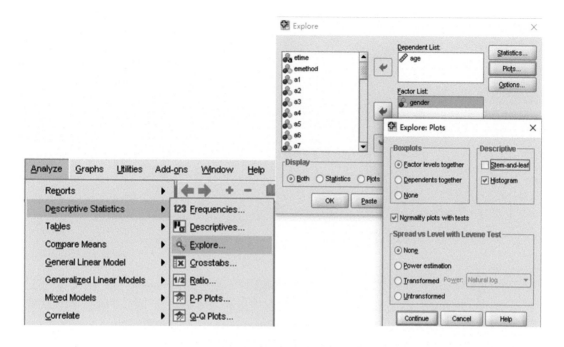

Tests of Normality

	gender	Kolmogorov-Smirnov^a			Shapiro-Wilk		
		Statistic	df	Sig.	Statistic	df	Sig.
age	1	0.040	1863	0.000	0.986	1863	0.000
	2	0.046	2155	0.000	0.987	2155	0.000

图 21-12　SPSS16.0 软件应用 Explore 分组探索定量变量的正态性

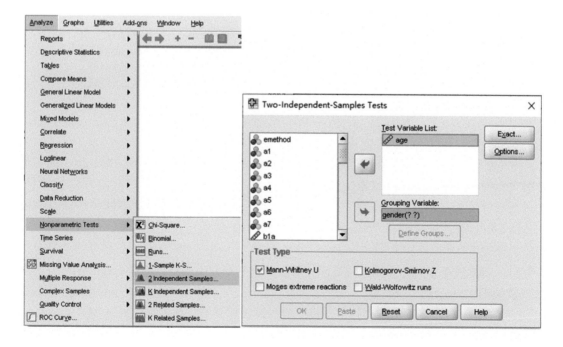

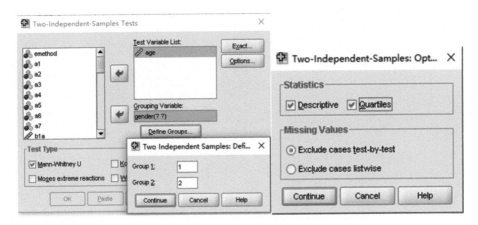

图 21-13　SPSS16.0 软件进行非参数秩和检验示意图

分析结果如图 21-14 所示，"Descriptive Statistics" 是对变量 "age" 和 "gender" 的基本特征描述；"Ranks" 结果分别描述了男性和女性患者 "年龄 age" 的平均秩次和总秩和；"Test Statistics" 是秩和检验的结果，$Z=-5.163$，$P<0.001$。根据结果可知，男性患者和女性患者之间的年龄差异有统计学意义。

Descriptive Statistics

						Percentiles		
	N	Mean	Std. Deviation	Minimum	Maximum	25th	50th (Median)	75th
age	4018	62.52	9.605	13	92	56.00	63.00	69.00
gender	4018	1.54	.499	1	2	1.00	2.00	2.00

Ranks

	ge···	N	Mean Rank	Sum of Ranks
age	1	1863	2111.07	3932932.50
	2	2155	1921.69	4141238.50
	Total	4018		

Test Statistics[a]

	age
Mann-Whitney U	1818148.500
Wilcoxon W	4141238.500
Z	−5.163
Asymp. Sig. (2-tailed)	0.000

a. Grouping Variable: gender

图 21-14　SPSS16.0 软件进行非参数秩和检验结果

多组之间不符合正态分布的定量变量的比较常规也采用非参数检验，如分析不同年龄分组（1）＜25岁　2)26～35岁　3）＞35岁）研究对象COPD得分之间是否存在差异。在进行统计分析之前，同样需要先通过【Explore】模块来进一步确认不同年龄分组研究对象的COPD是否符合正态分布，其操作步骤如图21-12所示，此处省略。通过分析，不同年龄分组（1）＜25岁　2)26～35岁　3）＞35岁）研究对象的COPD得分均不符合正态分布，后续采用非参数检验进行统计分析。多组不符合正态分布定量变量的比较分析操作步骤如图21-15所示，选择【Analyze】→【Nonparametric Tests】→【K Independent Samples】，打开对话框，在 "Test Variable List" 窗口放入要分析变量（如score），在 "Grouping Variable" 窗口放入分组变量（如agenew），单击【Define Range】按钮打开新对话框，根据分组变量的选项特点分别定义"Minimum"和"Maximum"，如agenew是（1）＜25岁2）26～35岁　3）＞35岁），那么"Minimum"和"Maximum"分别对应填入"1"和"3"；然后单击【Options】按钮，打开次级对话框，在"Statistics"处勾选"Descriptive"和"Quartiles"，然后单击【Continue】按钮，再单击【OK】按钮即可。

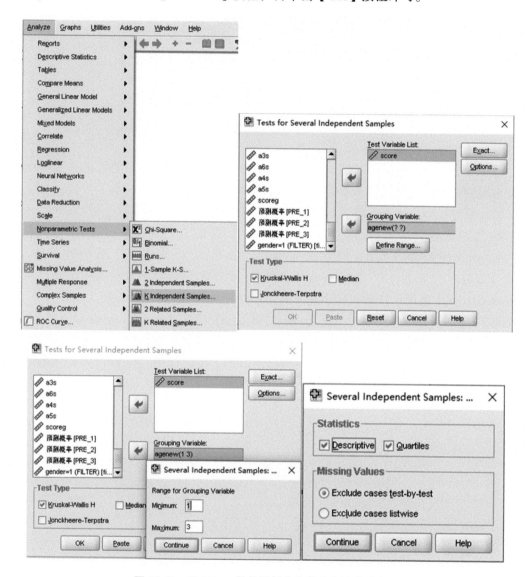

图 21-15　SPSS16.0 软件进行非参数秩和检验示意图

分析结果如图21-16所示，"Descriptive Statistics"是对变量"score"和"agenew"的基本特征描述；"Ranks"分别描述了不同年龄（1）＜25岁　2）26～35岁　3）＞35岁）研究对象"score"的平均秩次和总秩和；"Test Statistics"是秩和检验的结果，卡方值=624.17，$P < 0.001$。根据结果，不同年龄分组研究对象的COPD得分差异有统计学意义。

Descriptive Statistics

	N	Mean	Std. Deviation	Minimum	Maximum	Percentiles		
						25th	50th (Median)	75th
score	4018	2.7937	1.92102	.00	10.00	1.0000	3.0000	4.0000
agenew	4018	1.9241	.85374	1.00	3.00	1.0000	2.0000	3.0000

Ranks

	agenew	N	Mean Rank
score	1	1628	1479.81
	2	1067	2208.68
	3	1323	2500.67
	Total	4018	

Test Statistics^{a,b}

	score
Chi-Square	624.172
df	2
Asymp. Sig.	.000

图 21-16　SPSS16.0 软件进行多组定量变量非参数检验结果

对于定量变量，如果分析的变量符合正态分布，那么两组之间的比较采用 t 检验进行分析即可，如不同性别调查对象FEV1（第一秒用力呼气容积，变量名为b2a）之间差异。首先通过【Explore】探索，显示不同性别调查对象的FEV1均符合正态分布，因此其两组之间的检验采用 t 检验。如图21-17所示，选择【Analyze】→【Compare Means】→【Independent-Samples T Test】，打开对话框，在"Test Variable（s）"窗口放入要分析变量（如FEV1 [b2a]），在"Grouping Variable"窗口放入分组变量（如gender），单击【Define Groups】按钮打开新的对话框，根据分组变量的选项特点分别定义"Group1"和"Group2"，如果gender是"1男2女"，那么"Group1"和"Group2"分别对应填入"1"和"2"；如果gender是"1男0女"，那么"Group1"和"Group2"分别对应填入"1"和"0"，然后单击【Continue】按钮，再单击【OK】按钮即可。分析结果如图21-17所

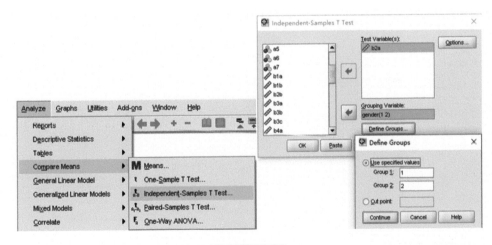

Independent Samples Test

		Levene's Test for Equality of Variances		t-test for Equality of Means					95% Confidence Interval of the Difference	
		F	Sig.	t	df	Sig. (2-tailed)	Mean Difference	Std. Error Difference	Lower	Upper
b2a	Equal variances assumed	22.177	.000	8.328	568	.000	.44742	.05373	.34189	.55294
	Equal variances not assumed			9.116	507.364	.000	.44742	.04908	.35099	.54384

图 21-17　SPSS16.0 软件进行两组定量变量 t 检验结果

示，首先研究人员需要看一下结果左侧的"Levene's Test for Equality of Variances"结果，如果 $P<0.05$ 说明两组之间方差不齐，读取第二排"Equal Variances not assumed"结果，即"$t=9.116$，$P<0.01$"；如果"Levene's Test for Equality of Variances"结果提示 $P>0.05$ 说明两组之间方差齐，读取第一排"Equal variances assumed"结果，即"$t=8.328$，$P<0.01$"。本例中，"Levene's Test for Equality of Variances"结果提示，$F=22.177$，$P<0.05$ 说明两组之间方差不齐，读取第二排"Equal variances not assumed"结果，即"$t=9.116$，$P<0.01$，Mean Difference=0.44742"，不同性别对象FEV1（第一秒用力呼气容积）之间差异有统计学意义。

　　如果分析的定量变量符合正态分布，那么多组之间的比较采用方差分析，如上例中不同年龄组调查对象FEV1（第一秒用力呼气容积，变量名为b2a）之间差异。首先通过【Explore】探索，显示不同年龄组对象的FEV1均符合正态分布，因此其三组间比较采用方差分析。如图21-18所示，选择【Analyze】→【Compare Means】→【One-Way ANOVA】，打开对话框，在"Dependent List"窗口放入要分析变量（如FEV1 [b2a]），在"Factor"窗口放入分组变量（如agenew）。单击【Contrasts】按钮打开新的对话框，勾选"Polynomial"，"Degree"选择"Linear"，单击【Continue】按钮；然后单击【Post Hoc】打开新的对话框，勾选"LSD"、"Dunnett""Control Category"选择"Last"，单击【Continue】按钮；最后单击【Options】按钮，打开次级对话框，在"Statistics"处勾选"Descriptive"，然后单击【Continue】按钮，再单击【OK】按钮即可。分析结果如图21-19所示，首先研究人员需要看一下"ANOVA"结果，组间的均方为10.426，组内均方为0.381，不同年龄组对象的FEV1（第一秒用力呼气容积）之间差异有统计学意义（$F=27.330$，$P<0.01$）。在整

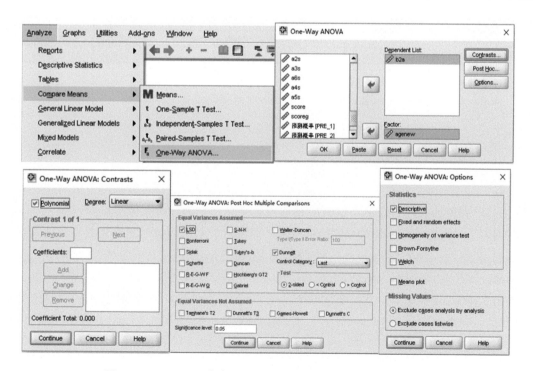

图 21-18　SPSS16.0 软件进行多组定量变量比较方差分析示意图

体有统计学意义的基础上，研究人员需要开展不同组之间的比较。方差分析的结果提供两种类别的组间比较，即不指定比较组的两两比较和指定比较组的两两比较。LSD 为不指定比较组的两两比较的方法，分析结果会给出所有组别之间的比较结果，如本例中，年龄组包括三组（1）＜25岁 2）26～35岁 3）＞35岁），因此，研究结果给出了"1/2"、"1/3"和"2/3"之间的比较结果。Dunnett 为指定比较组的两两比较，本例中指定"Last"为比较组，因此分析结果给出了"1/3"和"2/3"的比较结果，研究人员可以根据需要灵活选择应用。

ANOVA

b2a

	Sum of Squares	df	Mean Square	F	Sig.
Between Groups	20.852	2	10.426	27.330	0.000
Within Groups	216.306	567	0.381		
Total	237.159	569			

Multiple Comparisons

Dependent Variable:b2a

	(I) agenew	(J) agenew	Mean Difference (I-J)	Std. Error	Sig.	95% Confidence Interval	
						Lower Bound	Upper Bound
LSD	1	2	0.20849*	0.06909	0.003	0.0728	0.3442
		3	0.47294*	0.06568	0.000	0.3439	0.6020
	2	1	−0.20849*	0.06909	0.003	−0.3442	−0.0728
		3	0.26445*	0.05999	0.000	0.1466	0.3823
	3	1	−0.47294*	0.06568	0.000	−0.6020	−0.3439
		2	−0.26445*	0.05999	0.000	−0.3823	−0.1466
Dunnett t (2-sided) a	1	3	0.47294*	0.06568	0.000	0.3266	0.6193
	2	3	0.26445*	0.05999	0.000	0.1308	0.3981

*. The mean difference is significant at the 0.05 level.

a. Dunnett t-tests treat one group as a control, and compare all other groups against it.

图 21-19　SPSS16.0 软件进行多组定量变量比较方差分析结果

定量变量重复测量方差分析问题。在RCT研究中，研究人员常常设置多个疗效评价时间点，对于这种类型的定量变量数据，不能简单地使用不同评价时点测量值与基线测量值之间开展 t 检验来评估疗效，这时应该选择重复测量方差分析来分析不同组别、不同评估时间点干预措施临床疗效差异的组间效应、时间效应和组间与时间交互效应。具体操作如图21-20所示，选择【Analyze】→【General Linear Model】→【Repeated Measures】，打开对话框，在 Repeated Measures Define Factor（s）对话框定义重复测量变量名称和次数，然后单击【Define】按钮，打开次级对话框，在"Within-Subjects Variables"放入重复测量变量，在"Between-Subjects Factor（s）"放入组别变量，然后单击【Plots】按钮定义绘图，单击【Post Hoc】按钮和【Options】按钮定义数据分析结果展现内容，然后单击【OK】按钮即可。

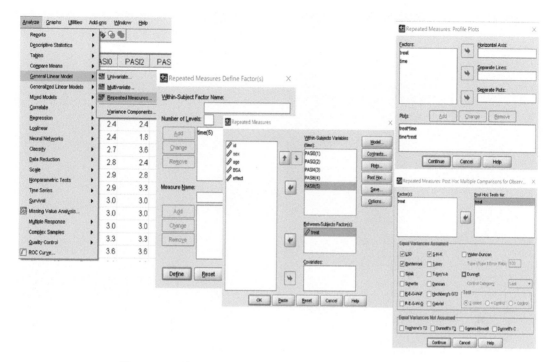

图 21-20　重复测量方差分析在 SPSS16.0 软件中的实现示意图

对于定量变量，如果要探索两个变量之间的相关关系，可以使用相关分析。首先需要用【Explore】探索变量是否符合正态分布，如果两个变量均符合正态分布，后续选择 Pearson 相关；如果两个变量不符合正态分布，后续选择 Spearman 相关，其正态性检验的方法参考图 21-7 的相关内容。其次，切记在进行相关分析前，除了正态性检验外，还要绘制散点图。例如，拟探索调查对象的年龄（age）与 COPD 得分（score）之间是否有相关性，通过正态性检验显示年龄（age）与 COPD 得分（score）均为偏态分布，进一步绘制散点图。如图 21-21 所示，选择【Graphs】→【Legacy Dialogs】→【Scatter/Dot】打开次级菜单，选择 Simple Scatter，单击"Define"按钮打开新的对话框，在"Y Axis"和"X Axis"分别填入待分析的变量"age"和"score"，然后单击【OK】按钮即可。分析结果如图 21-21 所示，age 与 score 之间的散点图呈现正相关趋势，结合年龄（age）与 COPD 得分（score）均为偏态分布，选择 Spearman 相关进行分析。如图 21-22 所示，选择【Analyze】→【Correlate】→【Bivariate】，打开对话框，在"Variables"框放入待分析的变量 age 与 score，在"Correlation Coefficients"勾选"Spearman"，"Test of Significance"勾选"Two-tailed"，然后单击【OK】按钮即可。分析结果显示，age 与 score 之间呈正相关，相关系数 $r=0.396$，$P < 0.01$。如果分析的变量符合正态分布，其操作步骤同上，只需将"Correlation Coefficients"勾选"Pearson"即可。

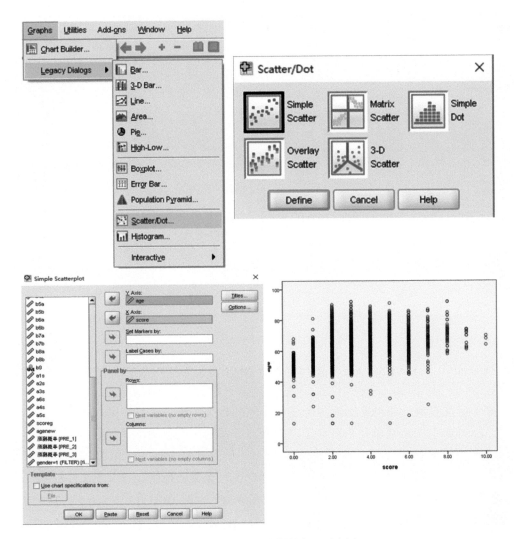

图 21-21　SPSS16.0 绘制散点图示意图

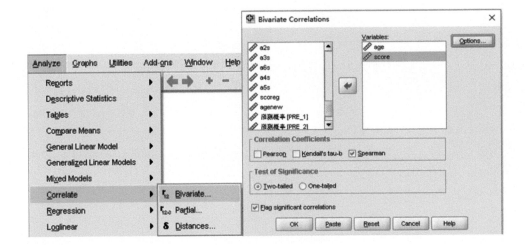

Correlations

			age	score
Spearman's rho	age	Correlation Coefficient	1.000	0.396**
		Sig. (2-tailed)		0.000
		N	4018	4018
	score	Correlation Coefficient	0.396**	1.000
		Sig. (2-tailed)	0.000	
		N	4018	4018

**. Correlation is significant at the 0.01 level (2-tailed).

图 21-22　SPSS16.0 相关分析示意图

前面探讨了两个定量变量的相关关系，有时研究人员还需要探索两个变量之间的依存关系，即一个变量随另一个变量如何变化。由于这部分内容较多，包括简单线性回归模型、多元线性回归模型、广义线性模型、最优尺度回归模型、广义相加线性模型等。限于本书内容篇幅，本章仅介绍简单线性回归模型，其他内容请参考SPSS专业书籍或本书其他章节。如上所述，研究人员拟探索年龄（age）与COPD得分（score）之间的依存关系，以COPD得分（score）为因变量，以年龄（age）为自变量拟合简单线性回归模型。如图21-23所示，选择【Analyze】→【Regression】→【Linear】，打开对话框，在"Depen-

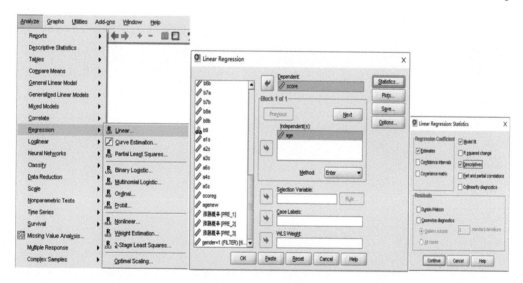

ANOVA[b]

Model		Sum of Squares	df	Mean Square	F	Sig.
1	Regression	1914.163	1	1914.163	595.461	0.000[a]
	Residual	12909.796	4016	3.215		
	Total	14823.959	4017			

Coefficients[a]

Model		Unstandardized Coefficients		Standardized Coefficients	t	Sig.
		B	Std. Error	Beta		
1	(Constant)	−1.700	0.186		−9.124	0.000
	age	0.072	0.003	0.359	24.402	0.000

a. Dependent Variable: score

图 21-23　SPSS16.0 简单线性回归分析示意图

dent"框放入因变量score，在"Independent"框放入自变量age。单击【Statistics】按钮打开对话框，在"Regression Coefficients"勾选择"Estimates"、"Model fit"和"Descriptives"，然后单击【Continue】按钮，再单击【OK】按钮即可。分析结果显示，自变量age检验显示$t=24.402$，$P<0.01$，有统计学意义，同时系数$\beta=0.072$，因此线性回归方程$Y_{score}=-1.700+0.072X_{age}$。

二、定性变量的统计学检验

对于定性变量，主要用频数、构成比、百分比等进行统计学描述。在统计学检验方面，常用卡方检验进行定性变量间的比较。其操作如图21-24所示，选择【Analyze】→【Descriptive Statistics】→【Crosstabs】，打开对话框，在"Row（s）"和"Column（s）"处放入要分析的变量，单击【Statistics】按钮，打开次级对话框，勾选"Chi-square"，然后单击【Continue】按钮，再单击【OK】按钮即可。这些操作过程大家都比较熟悉，但对于四格表卡方检验的结果，不能把第一行的结果直接拿来使用，而是应该先看一下分析结果下面的（a. b. c.）提示，其中第一条提示四格表中每个格子期望值的大小，进而可以帮助研究人员选择合适的统计量和P值。①当样本量$n\geqslant40$，同时格子期望值$T\geqslant5$时，选择"Pearson Chi-square"对应的统计量和P值；②当样本量$n\geqslant40$，但有格子期望值$1<T<5$时，采用连续性校正χ^2检验，选择"Continuity Correction"对应的统计量和P值；③当总样本量$n<40$或格子期望值$T<1$时，采用Fisher确切概率法检验（Fisher's Exact Test）。

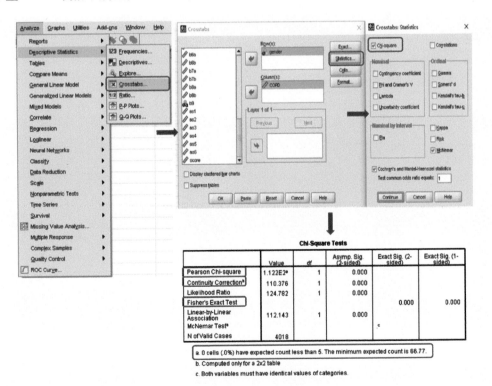

图 21-24　卡方检验在 SPSS16.0 软件中的实现示意图

对于有序定性变量的统计分析，可选择CMH（Cochran's Mantel-Haenszel）卡方检验进行统计分析。例如，分析不同性别（gender，1男、2女）研究对象的年龄分组（age-new，1）＜25岁 2）26～35岁 3）＞35岁）之间是否存在差异。其操作如图21-25所示，选择【Analyze】→【Descriptive Statistics】→【Crosstabs】，打开Crosstabs对话框，在"Row（s）"和"Column（s）"处放入要分析的变量"gender"和"agenew"，单击【Statistics】按钮，打开次级对话框，勾选"Chi-square"、"Cochran's and Mantel-Haenszel statistics"，然后单击【Continue】按钮，再单击【OK】按钮即可。结果如图21-25所示，不同年龄研究对象的年龄分组（1）＜25岁 2）26～35岁 3）＞35岁）之间的差异有统计学意义（χ^2=26.689，$P＜0.001$）。

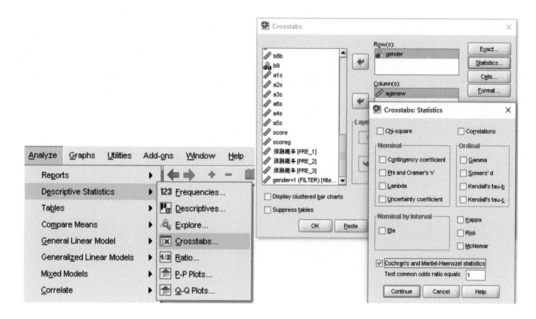

Chi-Square Tests

	Value	df	Asymp. Sig. (2-sided)
Pearson Chi-Square	26.762ᵃ	2	0.000
Likelihood Ratio	26.780	2	0.000
Linear-by-Linear Association	26.689	1	0.000
N of Valid Cases	4018		

a. 0 cells (.0%) have expected count less than 5. The minimum expected count is 494.73.

图 21-25 CMH 卡方检验在 SPSS16.0 软件中的实现示意图

在单因素分析的基础上，研究人员往往需要进行多因素分析。当因变量为分类变量时，无论自变量是定量变量还是定性变量，logistic回归分析是一种合适的选择。在应用logistic模型进行回归分析时，如果自变量中包含多分类定性变量，需要将其设置为哑变量放入模型，否则统计分析结果展示的不是各分类之间的差别，而是1、2、3、4等数量之间的差异。具体操作如图21-26所示，选择【Analyze】→【Regression】→【Binary Logistic】打开对话框，在"Dependent"框放入因变量，在"Covariates"框放入自变量，然后单击【Categorical】按钮打开新的对话框，将需要设置为哑变量的变量放入"Categorical Covariates"，在下面"Contrast"设定"Indicator"选择与第一个比"first"或与最后一个比"last"，然后单击【Continue】按钮，再单击【OK】按钮即可。

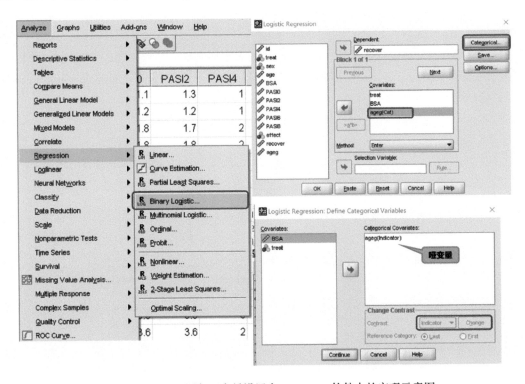

图 21-26　logistic 回归哑变量设置在 SPSS16.0 软件中的实现示意图

三、时间变量的统计学检验

临床研究中，有时会涉及时间变量因素，如肿瘤患者的无进展生存期，银屑病患者 $PASI_{75}$ 达成时间等。为方便理解本部分内容，以"单药和双药"治疗肿瘤患者后的无进展生存时间差异这个研究数据库为例。该研究共纳入肿瘤患者 120 例，其中单药组 58 例，双药组 62 例。数据库共包括 13 个变量，分别为姓名、编号、PFS无进展生存时间、治疗组别、性别、年龄、年龄分组、原发部位赋值、病理类型、病理分化、药物干预赋值、手术情况和finish。如图 21-27 所示，年龄分组包括"＜50"、"50～70"、"＞70"；原发部位赋值包括"结"和"直"；病理类型包括"腺癌"和"非腺癌"；病理分化包括"低分化"、"中高分化"和"不详"；手术情况包括"未根治"、"根治"和"不详"；finish包括"否"和"是"。

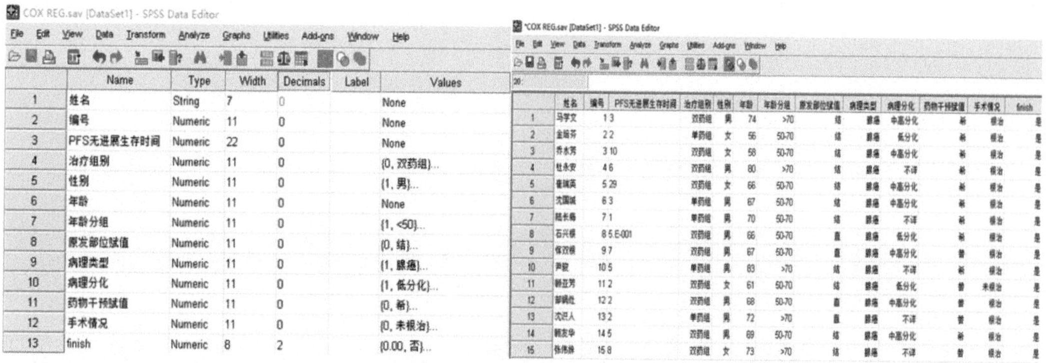

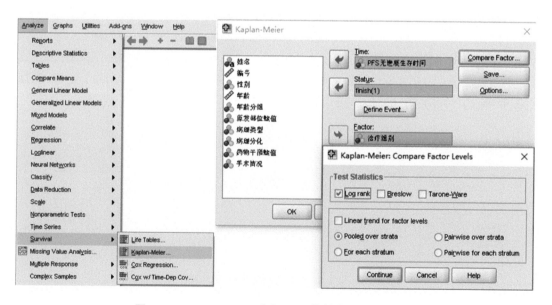

图 21-27　双药和单药治疗肿瘤患者无进展生存时间数据库示意

　　类似于定量变量和定性变量的统计学分析，对于时间变量的统计学分析同样是先开展单因素分析。对于时间变量，通常可使用Kaplan-Meier法进行不同组别研究对象的生存时间分析。如图21-28所示，选择【Analyze】→【Survival】→【Kaplan-Meier】打开对话框，在"Time"框放入时间变量"PFS无进展生存时间"，在"Status"框放入随访完成情况"finish（1）"，在"Factor"框填入分组变量"治疗组别"；然后单击【Compare Factor】按钮打开新的对话框，在"Test Statistics"勾选"Log rank"，单击【Continue】按钮，在Options窗口单击"survival tables"、"mean and median survival"、"survival"等，然后单击【Continue】按钮，再单击【OK】按钮即可。

图 21-28　Kaplan-Meier 法在 SPSS 软件中的实现示意图

　　分析结果如图21-29所示，单药组和双药组的PFS无进展生存时间之间的差异Log-rank分析，χ^2=4.521，P=0.033，差异有统计学意义。

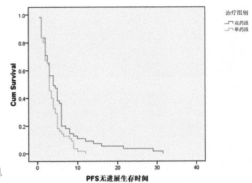

Overall Comparisons			
	Chi-Square	df	Sig.
Log Rank (Mantel-Cox)	4.521	1	0.033

Test of equality of survival distributions for the different levels of 治疗组别.

图 21-29　Kaplan-Meier 法在 SPSS 软件中实现的结果展示

在单因素分析基础上，研究人员往往需要进行多因素分析。当因变量为时间变量时，无论自变量是定量变量还是定性变量，Cox 回归分析是一种合适的选择。在应用 Cox 模型进行回归分析时，如果自变量中包含多分类定性变量，需要将其设置为哑变量放入模型，否则统计分析结果展示的不是各分类之间的差别，而是 1、2、3、4 等数量之间的差异。如上所述，假设经 Kaplan-Meier 单因素分析提示性别、年龄分组为潜在的混杂因素，在分析单药组和多药组的 PFS 无进展生存时间差异时，需要同时将性别和年龄作为哑变量放入模型进行分析。其具体操作如图 21-30 所示，选择【Analyze】→【Survival】→【Cox Regression】打开对话框，在 "Time" 框放入时间变量 "PFS 无进展生存时间"，在 "Status" 框放入随访完成情况 "finish（1）"，在 "Covariates" 框填入分组变量 "治疗组别"、协变量 "性别" 和 "年龄分组"；然后单击【Categorical】按钮打开新的对话框，将 "治疗组别"、"性别" 和 "年龄分组" 放入 "Categorical Covariates"；在 "Plot Type" 中勾选 "Survival" 并将 "治疗组别" 设置为 "Separate Line for" 变量；在【Options】窗口点击设置 CI for exp（B）95% 等，然后单击【Continue】按钮，再单击【OK】按钮即可。

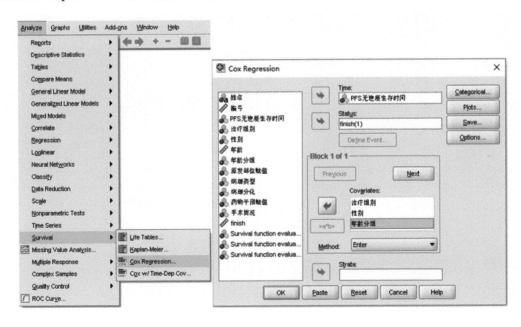

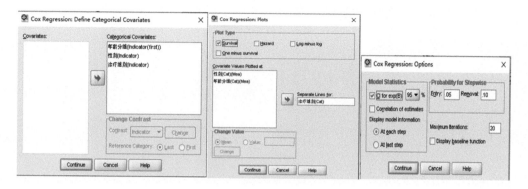

图 21-30　Cox 回归在 SPSS 软件中实现

　　分析结果如图21-31所示，在调整了年龄和性别的影响后，单药组和双药组的PFS无进展生存时间之间的差异经Cox回归分析，hazard ratio，HR=0.679，95% CI（0.455，1.011），差异无统计学意义。

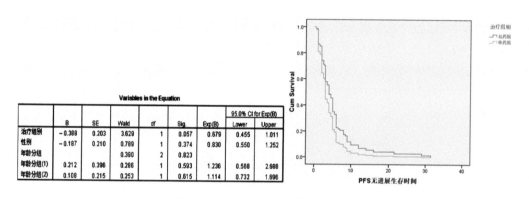

图 21-31　Cox 回归分析结果示意图

第二十二章 倾向性评分匹配 PSM 应用条件及 SPSS 软件实现

📋 导言

在观察性临床研究分析中，种种原因导致偏倚和混杂变量较多。因此，如何基于观察性临床研究开展等效于随机对照临床试验研究的数据处理越来越受到研究人员的关注。倾向性评分匹配（propensity score matching，PSM）是一种统计学方法，可以有效减少这些偏差和混杂变量的影响，以便对观察组和对照组进行更合理的比较。与常规匹配相比，PSM 能考虑更多匹配因素，提高研究效率。本章介绍 PSM 分析的概念和应用条件，以及应用 SPSS23.0 软件实现 PSM 的过程，以期为研究人员开展 PSM 分析提供参考。

第一节　倾向性评分匹配概念

近年来，随着网络信息技术的发展和临床研究的持续升温，越来越多的研究人员开始关注大型人群队列的建立和应用。尽管 RCT 可以提供高级别的循证医学证据，但往往需要耗费较多的人力、物力和财力，同时有些研究中干预措施的随机分组还存在伦理学问题。因此，如何基于观察性临床研究开展等效于 RCT 研究的数据处理越来越受到临床研究人员的关注。1983 年，由 Paul Rosenbaum 和 Donald Rubin 提出的 PSM 分析可以减少研究中的偏差和混杂变量影响，以便对观察组和对照组进行更合理的比较，较为完美地解决了上述问题。

PSM 是一种统计学方法，可有效降低混杂偏倚，并且在整个研究设计阶段，得到类似随机对照研究的效果。PSM 的主要用途是处理观察性临床研究或临床试验研究数据亚组分析。在观察性临床研究和 RCT 研究亚组分析中，种种原因导致偏倚和混杂变量较多，PSM 可以减少混杂变量的影响，增加组间的可比性。与常规匹配相比，PSM 能考虑更多匹配因素，提高研究效率。目前，PSM 分析在医学、公共卫生、经济学等领域应用广泛。

例如，某研究人员想开展吸烟对于大众健康影响的研究，这时往往会采用观察性研究设计，而不是随机对照研究设计。因为如果要开展随机对照试验，需要把研究对象随机分为吸烟组和不吸烟组，这种临床试验不符合科研伦理，无法实施。但面对容易获得的观察研究数据，如果不加调整，很容易获得错误的结论，如拿吸烟组健康状况最好的一些人和不吸烟组健康状况最不好的一些人进行对比，可能会得出吸烟对于健康并无负面影响的结论。从统计学角度分析，这是因为观察性研究无法实施随机化分组，如果出现上述特殊情况，将会在试验组和对照组之间削弱混杂变量的影响，很容易产生系统性的偏差，而 PSM 可以解决这个问题，消除组别之间的干扰因素。

PSM 实施的基础和关键环节是倾向性评分（propensity score，PS），PS 是根据已知协变量的取值（X_i）而计算的第 i 个个体分入处理组的条件概率，其计算公式如下：

$$e(X) = P(G = 1 | X)$$

$$logit[P(G = 1 | X)] = \alpha + \beta_1 x_1 + \cdots + \beta_m x_m$$

$$PS = P(G = 1 | X) = \frac{e^{\alpha + \beta_1 x_1 + \cdots + \beta_m x_m}}{1 + e^{\alpha + \beta_1 x_1 + \cdots + \beta_m x_m}}$$

如上所示，PS 是在给定协变量 X（需要匹配变量拟合）的条件下，个体接受处理（$G=1$）的概率估计，可以采用 logistic 回归、Cox 回归等模型进行拟合。需要明确的是，PS 本身不能控制混杂因素，而是通过基于 PS 开展 PSM、PS 分层、将 PS 作为协变量进行回归分析校正或逆概率加权法可不同程度地提高对比组间的均衡性，从而削弱或平衡协变量对效应估计的影响，达到"类随机化"的效果，又称为事后随机化。其中，PSM 是最常用的方法。

PSM 方法主要包括两种：最邻近距离匹配（nearest neighbor matching）和卡钳匹配（nearest neighbor matching with caliper）。最邻近距离匹配是首先计算观察组每一个对象的 PS 值和对照组每一个对象的 PS 值，通过比较观察组某个对象的 PS 值，在对照组中选出一个 PS 值跟它最接近的对象配成对子的方法，如图 22-1 所示，观察组对象的 PS 值 =0.78，而对照组 3 个目标对象的 PS 值分别为 0.77、0.65、0.74，其中对照组中 PS 值 =0.77 者与观察组对象的 PS 值最为接近，因此两者配对成功。

卡钳匹配同样是首先计算观察组每一个对象的 PS 值和对照组每一个对象的 PS 值，通过比较观察组某个对象的 PS 值，在对照组中选出一个 PS 跟它最接近的对象配成对子的方法，同时最邻近距离的对象还需要满足研究人员设置的卡钳值才能匹配成功。如图 22-2 所示，观察组对象的 PS 值 =0.78，而对照组 3 个目标对象的 PS 值分别为 0.76、0.65、0.74，其中对照组中 PS 值 =0.76 者与观察组对象的 PS 值最为接近，但研究者设定的卡钳值为 C=0.01，而 PS=0.76 与 PS=0.78 之间相差 0.02，超过了设定的标准（C=0.01），因此无法配对成功。

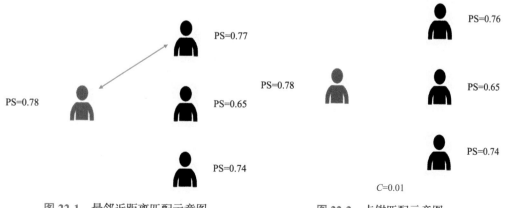

图 22-1　最邻近距离匹配示意图　　　　　图 22-2　卡钳匹配示意图

第二节   倾向性评分匹配应用条件

如前所述，PSM是一种统计分析方法，主要用于处理研究组之间的不匹配或不可比的问题。PSM分析的核心思想是控制偏倚，提高研究组之间的可比性。相比于常规的偏倚控制方法，如限制研究对象、随机化分组、匹配、分层分析、多因素分析等，PSM能考虑更多匹配因素，提高研究效率。

PSM的应用基于临床研究设计类型，目前主要用于描述性临床研究、分析性临床研究和RCT研究亚组分析。PSM的应用条件主要考虑如下两种情形。①在描述性临床研究、分析性临床研究和RCT研究亚组分析中，分组间的样本量比超过1∶4，非暴露组与暴露组直接比较的个体数量差异较大。在这种情形下，根据一定条件，选出非暴露组与暴露组交集，将这两个可比性好的子集进行比较，可减少Ⅰ类错误，研究结论更可靠。②尽管从样本量上接近1∶1的比例，但衡量个体特征的参数很多，如果在组间存在不均衡和不可比情况，从暴露组中选出一个与非暴露组在各项参数上都相同或相近的子集进行对比更为可取。

图22-3展示了PSM的实施过程，包括①通过专业知识和单因素分析结果综合选择协变量，即需要进行匹配的变量集合；②选择PS评分模型，可以根据自变量和因变量的变量分类特征，选择logistic回归、Cox回归、广义估计方程、一般线性模型等；③根据选定的协变量和PS评分模型，计算PS评分并通过软件执行PSM；④基于匹配后的子数据集，对匹配后的变量进行均衡性评价，常规采用标准化差值（D值）法，定量变量和定性变量D值的计算公式如式（22-1，22-2）所示，当D值＜0.1时，组间的均衡性可以被接受；⑤基于PSM后的数据集合开展数据分析，估计处理效应；⑥进行亚组分析和敏感性分析。

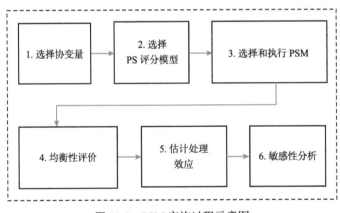

图 22-3   PSM 实施过程示意图

对于连续性变量：

$$d = \frac{\left| \bar{x}_T - \bar{x}_C \right|}{\sqrt{\dfrac{s_T^2 - s_C^2}{2}}}$$

（22-1）

对于分类变量：

$$d = \frac{|p_T - p_C|}{\sqrt{\dfrac{p_T(1-p_T)+p_C(1-p_C)}{2}}} \tag{22-2}$$

第三节　倾向性评分匹配在 SPSS 软件中的实现

在应用SPSS软件开展PSM分析之前，研究人员需要提前做好如下几个方面的准备工作。首先，研究人员需要安装SPSS 23.0及以上的版本软件，较低版本的SPSS软件无PSM分析的功能。其次，研究人员需根据研究目的，确定好暴露因素和结局变量，并确认后续分析的研究类型，如病例对照研究、队列研究或RCT研究亚组分析。最后，在确定的研究设计类型、暴露因素和结局变量的基础上，先开展单因素分析，结合因果判定原则及有向无环图（directed acyclic graph，DAG）判定方法，找出需要匹配控制的变量。为更好地解释PSM在SPSS软件中的实现，本节引用项目团队前期开展的母亲孕期二手烟暴露对新生儿低出生体重影响的队列研究举例说明。

如图22-4所示，母亲孕期二手烟暴露对新生儿低出生体重影响的队列研究数据库主要包括9个变量，其中暴露因素为母亲孕期二手烟暴露，结局变量为低出生体重（＜2500g），潜在需要控制的协变量包括婴儿性别、母亲年龄、母亲文化程度、家庭收入、妊娠期糖尿病史、孕前BMI指数和婴儿分娩孕周。通过单因素分析（协变量与暴露因素之间分析，以及协变量与结局变量之间分析），结合因果判定原则及DAG判定方法，最终确定本研究需要进行匹配的变量包括母亲年龄、孕前BMI、GDM病史、母亲文化程度。

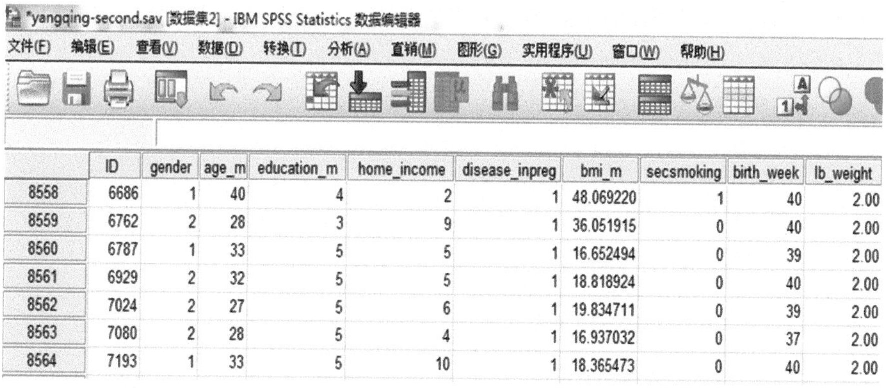

	ID	gender	age_m	education_m	home_income	disease_inpreg	bmi_m	secsmoking	birth_week	lb_weight
8558	6686	1	40	4	2	1	48.069220	1	40	2.00
8559	6762	2	28	3	9	1	36.051915	0	40	2.00
8560	6787	1	33	5	5	1	16.652494	0	39	2.00
8561	6929	2	32	5	5	1	18.818924	0	40	2.00
8562	7024	2	27	5	6	1	19.834711	0	39	2.00
8563	7080	2	28	5	4	1	16.937032	0	37	2.00
8564	7193	1	33	5	10	1	18.365473	0	40	2.00

图 22-4　母亲孕期二手烟暴露对新生儿低出生体重影响的队列研究数据库

在确定暴露因素、结局变量和需匹配的变量后，打开SPSS 23.0软件。如图22-5所示，选择【数据】→【倾向得分匹配】打开对话框，在“组指示符”框放入暴露因素变量，在“预测变量”框放入需匹配的变量；然后在“倾向变量名”框定义新的倾向性评分变量，在“匹配容差”框中设置匹配精度条件，取值范围为0～1，数值越小，匹配的精度越高，但难度越大；在“个案ID”框放入原始数据库的个案编号，在“匹配ID变量名”中定义新数据库中匹配成功对象的编号，在"输出数据集名称"中定义匹配后数据库的名称。完成上述操作后单击【选项】按钮，打开新的对话框。

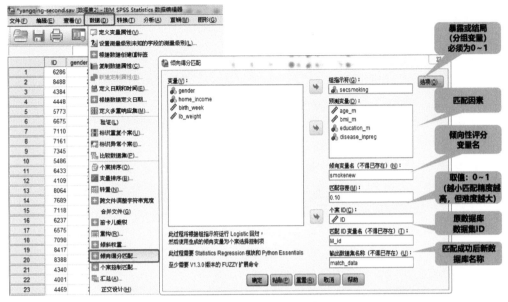

图 22-5   PSM 分析在 SPSS 软件中的操作步骤（一）

如图22-6所示，在"合格个案数变量"框中定义变量名，用于展示匹配成功的个数，同时在"抽样"中选择"不放回"，同时勾选"最优化执行性能"和"抽取匹配项时随机排列个案顺序"。最后，在"随机数种子"中填入数字，并记住，以保证PSM过程的可重现性。完成上述操作后，单击【继续】按钮再单击【确定】按钮，PSM操作完成。需要注意的是，第一次打开运行时PSM可能不成功，需先运行一下其他功能。如使用【数据】菜单的PSM下面的【个案控制匹配】，填好运行一下，再回来做PSM就成功了。

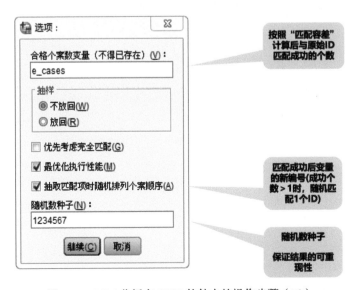

图 22-6   PSM 分析在 SPSS 软件中的操作步骤（二）

如图22-7所示，匹配成功的数据库[match-data]新增加三列数据，其中第一列为"基于匹配因素计算的倾向性得分情况"，第二列为"按照[匹配容差]计算后与原始ID匹配成功的个数"，第三列为"匹配成功后变量的新编号"。

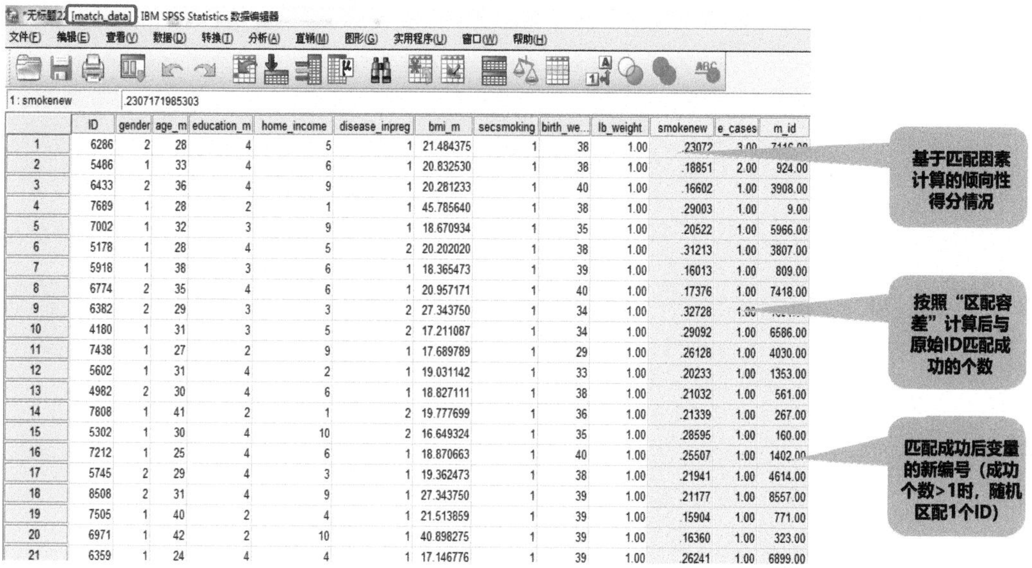

图 22-7　PSM 操作后输出的数据库

如图22-8所示，经PSM分析后，共计匹配成功1785对个案，其中依据前面设定的"匹配容差"完成完全匹配1对，模糊匹配1784对。需要特别指出的是，研究人员在开展PSM分析时，需要对"匹配容差"进行调整测试，在保证匹配成功对数的情况下，尽可能选择完全匹配占比较高的数据库纳入最后的统计分析。

方程中的变量

		B	标准误差	瓦尔德	自由度	显著性	Exp(B)
步骤 1[a]	age_m	-.050	.007	55.040	1	.000	.951
	bmi_m	.007	.004	3.189	1	.074	1.007
	education_m	-.070	.039	3.342	1	.068	.932
	disease_inpreg	.423	.102	17.152	1	.000	1.526
	常量	-.089	.281	.099	1	.752	.915

a. 在步骤 1 输入的变量：age_m, bmi_m, education_m, disease_inpreg。

个案控制匹配统计

匹配类型	计数
完全匹配	1
模糊匹配	1784
不匹配（包括缺失键）	0
不匹配（键有效）	0
抽样	不具有替换功能
日志文件	none
最大程度地提高匹配性能	yes

个案控制匹配容差

匹配变量	值	模糊匹配尝试次数	递增拒绝百分比
精确（所有变量）	.	4122.000	99.976
smokenew	.100	4121.000	56.710

尝试次数是绘制前的匹配比较次数。拒绝百分比显示匹配拒绝率。拒绝归因于 BY 列表中第一个导致拒绝的变量。

图 22-8　PSM 分析结果

经PSM分析后，数据子集合（n_1=1785，n_2=1785）中孕期有二手烟暴露史母亲和孕期无二手烟暴露史母亲在年龄（D=0.08）、体质指数BMI（D=0.02）、孕期罹患妊娠期糖尿病（D=0.04）和文化程度（D=0.07）之间的均衡性好，后续可以基于此数据集合评估孕期二手烟暴露对新生儿低出生体重的影响，见表22-1。

表 22-1　PSM 匹配后变量间的均衡性评价

变量	整体情况	孕期二手烟暴露		D 值
		是（n=1785）	否（n=1785）	
母亲年龄（岁），均数（标准差）	31.91（3.97）	31.83（3.95）	32.11（3.96）	0.08
身高体重指数，均数（标准差）	22.34（7.00）	22.53（6.96）	22.15（7.03）	0.02
孕期罹患妊娠期糖尿病，频数（%）				0.04
是	275（7.70）	144（8.07）	131（7.34）	
否	3295（92.30）	1641（91.93）	1654（92.66）	
文化程度，频数（%）				0.07
文盲 / 小学	26（0.73）	14（0.78）	12（0.67）	
初中	343（9.61）	181（10.14）	162（9.08）	
高中	697（19.52）	373（20.90）	324（18.15）	
大学及以上	2504（70.14）	1217（68.18）	1287（72.10）	

第二十三章 最优尺度回归分析的应用及 SPSS 软件实现

> ☑️ 导言
>
> 　　多因素分析是探讨控制潜在影响因素后,暴露与结局和干预与效应之间独立关联强度的分析方法。最优尺度回归是一种多因素分析方法,其分析过程将定性变量不同取值进行量化处理,从而将定性变量转换为数值型进行统计分析,突破定性变量对分析模型选择的限制,扩大了回归分析的应用能力,解决了多元线性回归分析对自变量为定量变量的限制,在临床研究数据分析中得到广泛应用。本章以婴儿低出生体重的孕期潜在危险因素分析数据库为基础,介绍最优尺度回归的定义、应用条件、最优尺度回归分析的 SPSS 软件实现等内容,以期为研究人员今后开展最优尺度回归分析提供参考。

第一节　最优尺度回归的概念

　　临床研究中,研究人员完成数据采集和数据录入后,一项重要的工作就是根据制定的研究目标开展统计分析,而统计分析方法选择和变量类型密切相关。临床研究中的数据通常可以分为两大类,即定量变量和定性变量,定量变量可以进一步细分为连续型变量和离散型变量,定性变量可以进一步分为二分类变量、多分类有序变量和多分类无序变量。临床研究多因素分析即基于变量类型和特点进行选择。

　　在描述性临床研究设计和临床试验研究亚组分析中,由于混杂因素和(或)效应修饰因素的作用,研究人员在数据分析阶段通常会采用多因素分析方法控制潜在的影响因素,来评估暴露与结局和干预与效应之间独立关联强度。多因素分析的方法有很多,如 logistic 回归、多元线性回归、广义线性模型、广义相加模型、最优尺度回归、Cox 回归等,每一种多因素分析方法都有其适用的条件。

　　最优尺度回归分析,也称分类回归,其适用于因变量为定量变量,自变量为定量变量或定性变量的情况。对于同样适用于因变量为定量变量的一般线性回归,其模型对数据的要求十分严格,当遇到定性变量时,线性回归无法准确地反映定性变量不同取值的距离,如性别变量,男性和女性本身是平级的,没有大小、顺序、趋势区分,若直接纳入线性回归模型，则可能会失去自身的意义。最优尺度回归分析将定性变量不同取值进行量化处理，从而将定性变量转换为数值型变量进行统计分析，突破定性变量对分析模型选择的限制，提高回归分析的应用能力。

第二节　最优尺度回归的应用条件

如前所示，临床研究中的数据一般分为定量变量和定性变量两大类，而数据分析方法的选择均是基于不同的变量类型来开展的。多因素分析的方法有很多类型，包括logistic回归、多元线性回归、广义线性模型、广义相加模型、最优尺度回归、Cox回归、二项式分布回归、Poisson回归等，每一种多因素分析方法都有其适用的条件。如图23-1所示，根据多因素分析模型中因变量和自变量的不同分类组合，可以选择不同的多因素分析模型。当因变量为定性变量，自变量为定量变量、定性变量或定量变量和定性变量组合的情况下，都可以选择logistic回归分析；当因变量为定量变量，自变量为定性变量时，一般将因变量的定量变量转换为定性变量，选择logistic回归分析；当因变量为定量变量，自变量也为定量变量时，一般选择线性回归分析；当因变量为定量变量，自变量为定量变量和定性变量的组合时，可以采用广义线性模型或最优尺度回归分析。当因变量为时间变量（生存年数、随访时间等），自变量为定量变量或（和）定性变量时，应选择Cox回归分析。因此，最优尺度回归分析的应用条件为因变量为定量变量，自变量为定量变量与定性变量组合的情况。

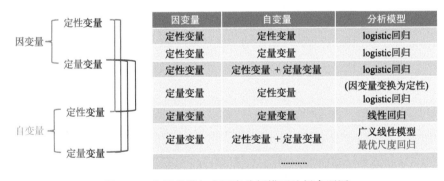

因变量	自变量	分析模型
定性变量	定性变量	logistic回归
定性变量	定量变量	logistic回归
定性变量	定性变量 + 定量变量	logistic回归
定量变量	定性变量	(因变量变换为定性) logistic回归
定量变量	定量变量	线性回归
定量变量	定性变量 + 定量变量	广义线性模型 最优尺度回归
....		

图 23-1　变量分类与多因素分析模型选择参照图

第三节　最优尺度回归在 SPSS 软件中的实现

为便于大家理解，本节以婴儿低出生体重的孕期潜在危险因素分析数据库为基础，介绍最优尺度回归在SPSS软件中实现的操作步骤。如图23-2所示，数据库中共有9个变量，包括出生体重（birthweight）、婴儿性别（gender）、母亲年龄（age_m）、孕期妊娠期糖尿病史（disease_inpreg）、孕前BMI指数（bmi_m）、孕期二手烟暴露（secsmoke_d_preg）、孕期母亲一手烟暴露（fsmoke_d_preg），分娩孕周（birfh_week）以及根据出生体重是否"＜2500g"判定的低出生体重情况（blweight）。根据研究目标，确定本研究中，出生体重为因变量，而婴儿性别、母亲年龄、孕期妊娠期糖尿病史、孕前BMI指数、孕期二手烟暴露和孕期母亲一手烟暴露为自变量。其中，婴儿性别、妊娠期糖尿病史、孕期二手烟暴露、孕期一手烟暴露是定性变量而出生体重、母亲年龄、孕前BMI指数、分娩孕周是定量变量。根据前面的分析，如果将婴儿出生体重转化为低出生体重发生情况（是/否）定性变量，后面的分析选择logistic回归；而如果将婴儿出生体重这个定量变量直接作为因变量，后续的分析选择最优尺度回归分析更为合适。

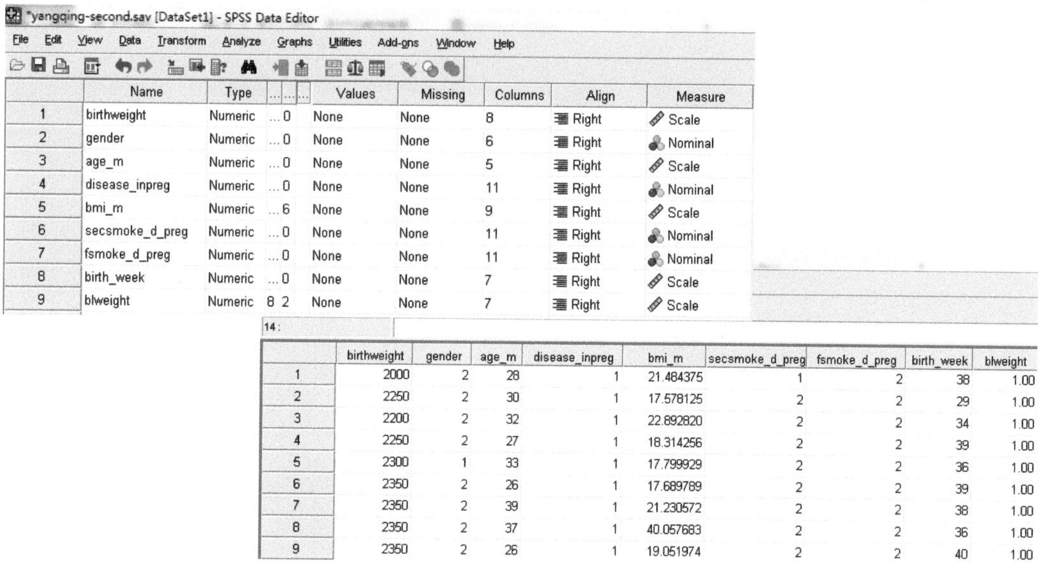
*yangqing-second.sav [DataSet1] - SPSS Data Editor
File Edit View Data Transform Analyze Graphs Utilities Add-ons Window Help

	Name	Type	…	…	…	Values	Missing	Columns	Align	Measure
1	birthweight	Numeric	…	0		None	None	8	Right	Scale
2	gender	Numeric	…	0		None	None	6	Right	Nominal
3	age_m	Numeric	…	0		None	None	5	Right	Scale
4	disease_inpreg	Numeric	…	0		None	None	11	Right	Nominal
5	bmi_m	Numeric	…	6		None	None	9	Right	Scale
6	secsmoke_d_preg	Numeric	…	0		None	None	11	Right	Nominal
7	fsmoke_d_preg	Numeric	…	0		None	None	11	Right	Nominal
8	birth_week	Numeric	…	0		None	None	7	Right	Scale
9	blweight	Numeric	8	2		None	None	7	Right	Scale

14 :

	birthweight	gender	age_m	disease_inpreg	bmi_m	secsmoke_d_preg	fsmoke_d_preg	birth_week	blweight
1	2000	2	28	1	21.484375	1	2	38	1.00
2	2250	2	30	1	17.578125	2	2	29	1.00
3	2200	2	32	1	22.892820	2	2	34	1.00
4	2250	2	27	1	18.314256	2	2	39	1.00
5	2300	1	33	1	17.799929	2	2	36	1.00
6	2350	2	26	1	17.689789	2	2	39	1.00
7	2350	2	39	1	21.230572	2	2	38	1.00
8	2350	2	37	1	40.057683	2	2	36	1.00
9	2350	2	26	1	19.051974	2	2	40	1.00

图 23-2　婴儿低出生体重的孕期潜在危险因素分析数据库

与其他类型的多因素分析一样，最优尺度回归分析前需要通过单因素分析对自变量进行筛选，将单因素分析中"$P \leqslant 0.05$"的变量挑选出来，然后作为自变量纳入最优尺度回归模型进行分析。如图23-3所示，对于婴儿性别、妊娠期糖尿病史和孕期烟草暴露这些分类变量，可以根据婴儿出生体重是否符合正态分布，选择t检验或非参数秩和检验进行单因素分析，最终选出婴儿性别、妊娠期糖尿病史和孕期烟草暴露进入最优尺度回归模型。对于母亲年龄、孕前BMI指数和分娩孕周定量变量，可以通过相关分析和简单线性回归模型来分析变量与婴儿出生体重之间的关系，最终选定分娩孕周进入最优尺度回归模型。

如图23-4所示，选择【Analyze】→【Regression】→【Optimal Scaling】，打开对话框，在"Dependent Variable"放入因变量（birthweight），在"Independent Variable(s)"放入自变量；然后分别选择因变量和每一个自变量，单击【Define Scale】按钮，依据定量变量（Nuneric）、定性变量（Nominal）、等级变量（Ordinal）原则对每一个变量进行调整，完成后再分别单击【Output】按钮和【Save】按钮，打开新的对话框。

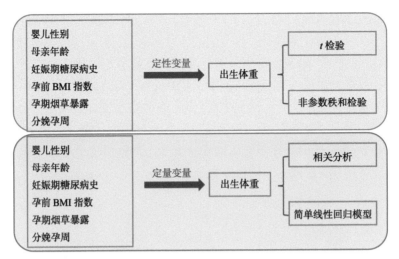

图 23-3　通过单因素分析筛选进入多因素分析的自变量

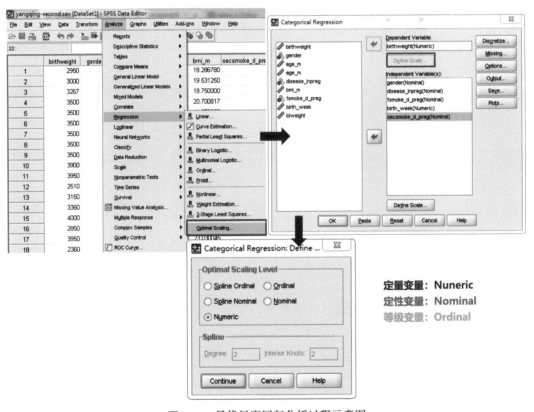

图 23-4　最优尺度回归分析过程示意图

如图 23-5 所示，在 Categorical Regression：Output 对话框，勾选 "Coefficients"、"Iteration history"、"ANOVA"，单击【Continue】按钮；然后在 Categorical Regression：Save 对话框勾选 "Save transformed variables to the active dataset"，单击【Continue】按钮，再单击【OK】按钮即可，输出结果如图 23-6 所示。

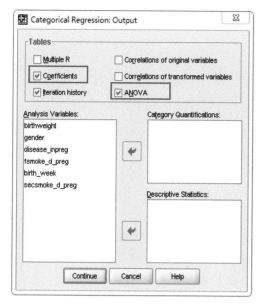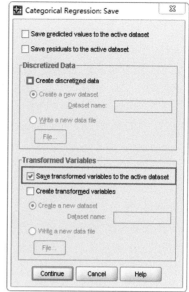

图 23-5　最优尺度回归分析中 Output 和 Save 的设置

ANOVA

	Sum of Squares	df	Mean Square	F	Sig.
Regression	288.230	5	57.646	59.607	.000
Residual	8297.770	8580	.967		
Total	8586.000	8585			

Dependent Variable: birthweight
Predictors: gender disease_inpreg fsmoke_d_preg birth_week secsmoke_d_preg

Coefficients

	Standardized Coefficients		df	F	Sig.
	Beta	Std. Error			
gender	-.086	.011	1	65.066	.000
disease_inpreg	-.019	.011	1	3.220	.073
fsmoke_d_preg	.029	.011	1	7.553	.006
birth_week	.151	.011	1	200.318	.000
secsmoke_d_preg	.050	.011	1	21.970	.000

Dependent Variable: birthweight

变量	方程代号	选项	β	P
性别	x_1	女孩(2)/男孩(1)	−0.086	<0.01
妊娠期糖尿病史	x_2	是(2)/否(1)	−0.019	0.07
孕周	x_3	连续性变量	0.151	<0.01
孕期一手烟暴露	x_4	否(2)/是(1)	0.029	<0.01
孕期二手烟暴露	x_5	否(2)/是(1)	0.050	<0.01

$$y = -0.086x_1 - 0.019x_2 + 0.151x_3 + 0.029x_4 + 0.050x_5$$

图 23-6　最优尺度回归分析输出的结果及方程

　　根据ANOVA分析结果，可见模型拟合情况良好（F=59.607，$P<0.01$）；Coefficients结果中，可以看到纳入最优尺度回归分析模型的5个自变量的回归系数β值，以及变量的统计分析情况。依据每个自变量的β值，最后写出本研究的最优尺度回归方程为$y=-0.086x_1-0.019x_2+0.151x_3+0.029x_4+0.050x_5$，据此可以分析每一个自变量对因变量（婴儿出生体重）的影响。

第二十四章 限制性立方样条在临床研究数据分析中的应用

📝 **导言**

　　临床研究数据分析中，为探究自变量与因变量之间的数量关系，时常需要构建回归模型进行数据的统计分析。但是大多数回归模型要求自变量与因变量呈线性关系，在实际临床研究中经常难以满足这一要求。当自变量与因变量不满足线性关系时，首先，可考虑将连续型变量转化为分类变量进行统计分析，但是分类变量的类别数以及分界点的选择往往会带有一定的主观性并会导致部分信息损失，还可能导致新偏倚的引入。此外，可通过构建多项式回归或样条回归直接拟合自变量与因变量之间的非线性关系。但当数据在某个节点前后趋势发生了改变，即所有数据不能用同一种关系表示时，多项式回归的拟合效果就较差。样条回归是加了约束条件的多项式回归，因为多项式回归使每一段回归的内部效应被强行平均，节点位置容易出现突然跳跃和瞬间变化，这不符合实际情况。这种情况下就需要构建样条回归，才能更准确地拟合自变量与因变量之间的关系。限制性立方样条（restricted cubic spline，RCS）就是分析非线性关系的常见方法之一。本章从概念入手，就开展临床研究数据分析时，如何应用限制性立方样条拟合自变量与因变量之间的非线性关系进行阐述，以期为临床医务人员开展临床研究提供参考。

第一节　限制性立方样条定义

　　英国医学杂志发表的一项前瞻性队列研究中，Lee等通过脂肪质量、瘦体重、身体质量指数预测男性全因死亡率。文章中使用限制性立方样条模型拟合脂肪质量、瘦体重、身体质量指数与男性全因死亡率之间的关系。限制性立方样条拟合结果显示，当脂肪质量在21kg以下时，男性全因死亡率相对平稳；当脂肪质量超过21kg后，男性全因死亡率随脂肪质量增加而迅速增加（HR=1.22，95%CI（1.18，1.26））。如图24-1所示，瘦体重与男性全因死亡率之间的关系呈强U型，当瘦体重在56kg以下时，男性全因死亡率随瘦体重增加而迅速降低（HR=0.87，95%CI（0.82，0.92））；当瘦体重超过56kg后，男性全因死亡率随瘦体重增加而迅速增加（HR=1.14，95%CI（1.09，1.20））。BMI与男性全因死亡率之间的关系呈强U型，当BMI在25以下时，男性全因死亡率随BMI增加而迅速降低（HR=0.92，95%CI（0.87，0.98））；当BMI超过25后，男性全因死亡率随BMI增加而迅速增加（HR=1.16，95%CI（1.13，1.19））。从上述研究结果中可以发现，限制性立方样条在描述自变量与因变量之间关系的应用上具有优异的效果。

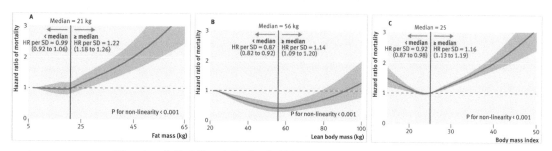

图24-1　身体成分、身体质量指数与男性全因死亡率之间的关系

限制性立方样条分析中一个重要概念为样条。样条原指一种工匠用来绘制平滑曲线的细长木条。工匠们通过将重物固定在木条的不同位置，使木条根据重物的数量与位置发生自由弯曲，并且在弯曲节点处具有连续的曲率，然后沿木条绘制平滑曲线。通过样条绘制的平滑曲线本质上是一个平滑连接的分段多项式函数，它受限于重物的数量和位置，称为节点，而多项式的类型及节点的数量和位置决定了平滑曲线的形状。

回归样条本质上是一个每个节点处连续且二阶可导的分段多项式函数，节点处连续且二阶可导保证了回归样条曲线的平滑性。回归样条往往在自变量取值范围两端预测区间会非常宽，因此常需在两端追加限制条件。限制性立方样条将研究数据拟合回归样条，使其在整个自变量取值范围内均呈光滑的曲线；并要求回归样条在自变量取值范围两端的两个区间内为线性函数，即曲线在第一个节点之前和最后一个节点之后是线性的。正常情况下这会导致限制性立方样条在各段区间内拟合效果略差于分段回归，但是总体趋势上更加合理。

第二节　样条节点的选择和适用条件

一、样条节点的选择

RCS分析的核心就是构建样条曲线。样条曲线本质是一个分段多项式函数，其形状受限于节点的选择。在应用限制性立方样条时，节点的数量和位置可根据研究背景和样本量自行选择。节点数量对限制性立方样条的拟合效果影响较大，会直接决定拟合曲线的形状。节点数量越多，限制性立方样条拟合曲线的形状越复杂，也越容易导致过拟合的问题。当节点数量为2时，拟合曲线形状为一条直线；当节点数量与样本量相等时，拟合曲线形状为一条完全拟合但不平滑的连续折线。节点的位置通常对限制性立方样条的拟合效果影响不大，通常会选择固定间隔的数据点作为节点，这样可以保证拟合曲线经过给定的数据点，并且在节点处保持连续性。

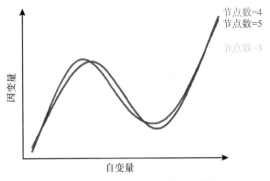

图 24-2　限制性立方样条拟合曲线

一般来说，限制性立方样条节点数量推荐取3～5个。Harrell指出，节点的数量选择4时，限制性立方样条模型的拟合效果较好，可以兼顾拟合曲线的平滑程度和避免过度拟合造成的精度降低，如图24-2所示。当样本量较大（如$n > 100$且为未删失的连续变量）时，节点的数量可以选择5。当样本量较小（如$n < 30$）时，节点的数量也可以选择3。通常情况，限制性立方样条节点位置推荐选取分布均匀且固定间隔的数据点。

例如，当节点数量取3时，节点位置推荐选择P10、P50、P90；当节点数量取4时，节点位置推荐选择P5、P35、P65、P95；当节点数量取5时，节点位置推荐选择P5、P27.5、P50、P72.5、P95，见表24-1。

表 24-1　限制性立方样条节点位置推荐

节点数量	节点1	节点2	节点3	节点4	节点5	节点6	节点7
3	0.1000	0.5000	0.9000				
4	0.0500	0.3500	0.6500	0.9500			
5	0.0500	0.2750	0.5000	0.7250	0.9500		
6	0.0500	0.2300	0.4100	0.5900	0.7700	0.9500	
7	0.0250	0.1833	0.3417	0.5000	0.6583	0.8167	0.9750

二、限制性立方样条分析的适用条件

首先，想要了解因变量前后变化的趋势，分析自变量和因变量之间存在的因果联系，即想要进行回归分析而非相关性分析。自变量是在模型中由研究人员所控制的变量，也称为独立变量；因变量是在模型中由自变量决定或受到自变量影响的变量，也称为依赖变量。自变量和因变量之间存在的关系为函数关系，即因变量是关于自变量的函数。例如，在一项肿瘤药物临床试验中，施加的药物剂量是一个自变量，疾病转归是一个因变量。施加药物剂量的值决定了疾病转归的值，即关于药物剂量的函数。

其次，研究数据无法用一条直线表示，即自变量和因变量呈非线性关联。线性关联指两变量之间保持等比例的关系，其在图形上表现为一条直线，当一个变量变化时另一个变量也会随之变化。线性关联可以用数学方程式来表示，而非线性关联则必须用多种不同的数学方程式组合来表示。线性关联可以用直线表示的线性回归拟合，而非线性关联则只能用多项式回归或样条回归等特定的回归模型拟合。例如，在李玉珠等开展的中老年人睡眠时长与认知、精神健康等广泛表征关系的研究中，中老年人睡眠时长与认知、精神健康呈显著的U型非线性关联，研究数据无法用一条直线来表示。当睡眠时长在7小时以下时，认知、精神健康表现随睡眠时长延长而改善；当睡眠时长超过7小时后，认知、精神健康表现随睡眠时长延长而恶化。

然后，研究数据在某个节点前后趋势发生了改变，即所有数据不能用同一种关系表示。当需要分析自变量与因变量之间的非线性关系时，通常会考虑构建多项式回归模型进行拟合。多项式回归通过增加自变量的高次幂等额外预测因子来扩展模型，容易出现过拟合、共线性和全局性等问题。多项式回归模型随着项数的增多，整个曲线会高频振荡，易出现过拟合的问题，影响研究结果的外推。由于多项式回归是增加自变量的高次幂扩展模型，而自变量与它的高次幂是存在共线性的。多项式回归是针对所有数据的，具有全局性，当研究数据在某个节点前后趋势发生了改变（如数据在小于某个节点前是直线关系，在大于这个节点后是二次项关系）时，多项式回归的拟合结果就较差。当所有数据不能用同一种关系表示时，为克服多项式回归的缺点，常用的改进方法是将数据集划分为多个连续区间，进行单独的模型拟合，即样条回归。

第三节　R软件操作程序和案例分析

由于SAS等软件进行限制性立方样条模型拟合时，绘图质量往往较差。因此，进行限制性立方样条模型拟合时常使用R软件。本节选用上海市GDM孕妇相关研究数据，分析GDM孕妇体育运动时间和孕期血糖异常率之间的关系。该研究中，体育运动时间包括GDM孕妇在孕期进行的日常生活类活动和体育锻炼运动，孕期血糖异常率指孕期血糖检测异常的次数占血糖检测总次数的百分比。研究数据显示，纳入的1139名GDM孕妇的体育运动时间最短为0min/d，最长为175min/d，平均（69.35±31.42）min/d，中位数为65min/d（IQR：45～90min/d）；孕期血糖异常率以10%～20%为主（216人，18.96%），中位数为33.33%（IQR：16.67%～57.14%），见表24-2，图24-3。

表 24-2　GDM 孕妇的孕期体育运动时间

变量	日平均体育运动时间 (min/d)						
	平均数	标准差	中位数	下四分位数	上四分位数	最小值	最大值
总体育运动	69.35	31.42	65.00	45.00	90.00	0.00	175.00
生活运动	68.62	30.93	65.00	45.00	90.00	0.00	170.00
伸展运动	0.49	3.02	0.00	0.00	0.00	0.00	30.00
有氧/肌肉运动	0.24	2.10	0.00	0.00	0.00	0.00	45.00

为探讨GDM孕妇体育运动时间和孕期血糖异常率之间的关系，应用R 4.3.0软件进行模拟分析，主要涉及的程序包为RMS程序包。首先，根据研究目标确定自变量体育运动时间和因变量孕期血糖异常率。在R软件中下载所需的RMS、ggplot2和ggsci程序包做好准备工作。然后编写R语言代码确定回归模型类型，进一步建立限制性立方样条回归模型，然后利用回归模型进行预测，进而形成限制性立方样条图。R软件的程序示例如下。

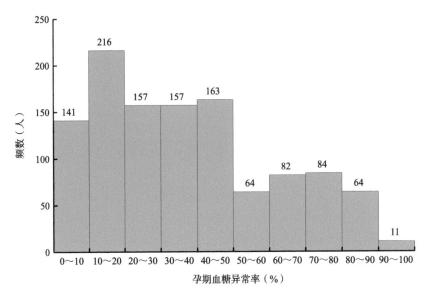

图 24-3　GDM 孕妇的孕期血糖异常率

　　第一步，加载软件包，读取研究数据并设定数据环境。library（rms），library（ggplot2），library（ggsci）#使用library加载软件包。data1＜-read.csv（'D：/R/GDM.csv'）#使用read读取数据库并存储为data1，attach（data1）#使用attach绑定数据框data1，data2＜-data.frame（time，abn）#使用data.frame提取所需数据并存储为data2，dd＜-datadist（data2）#使用datadist对数据进行参数估计并存储为dd，options（datadist='dd'）#使用options将dd设定为数据环境。

　　第二步，将研究数据进行限制性立方样条模型拟合并存储，其次对拟合结果进行方差分析检验是否呈线性关联，然后根据拟合结果计算预测值并存储。fit＜-ols（abn～rcs（time，4），data=data2）#采用最小二乘法ols，运用限制性立方样条模型拟合自变量和因变量之间的关系并存储为fit，代码构成为线性回归fit＜-ols（因变量～rcs（自变量，节点数/节点选择）+其他自变量，data=待分析数据集），logistic回归fit＜-lrm（因变量～rcs（自变量，节点数/节点选择）+其他自变量，data=待分析数据集），Cox回归fit＜-cph（surv（生存时间，结局变量）～rcs（自变量，节点数/节点选择）+其他自变量，data=待分析数据集），an＜-anova（fit）#使用anova进行方差分析并存储为an，predict（fit，time）#使用predict根据拟合数据计算预测值，OLS＜-predict（fit，time）#将预测数据集存储为OLS。

　　第三步，根据预测数据集绘制GDM孕妇体育运动时间与血糖异常率限制性立方样条图。ggplot（）+geom_line（data=OLS，aes（time，yhat），linetype=1，linewidth=1，alpha=0.9，colour="red"）+geom_ribbon（data=OLS，aes（time，ymin=lower，ymax=upper），alpha=0.3，fill="red"）+geom_vline（xintercept=c（60，90，120），lty=2，col="black"）+geom_hline（yintercept=35，lty=2，col="black"）+theme_classic（）+labs（x="日平均体育运动时间/（min/d）"，y="孕期血糖异常率/%"）#ggplot（）绘制底图，geom_line（）绘制拟合曲线，geom_ribbon（）绘制预测区间，geom_vline（）绘制x轴参考线，geom_hline（）

绘制y轴参考线，theme_classic（）去除网格线，labs（）设置图标题或轴标题。

　　限制性立方样条拟合结果显示，GDM孕妇体育运动时间与孕期血糖异常率之间的关系呈倒U型，当GDM孕妇的体育运动时间超过60min/d后，孕期血糖异常率随体育运动时间增加而逐渐降低，体育运动时间小于60min/d时，孕期血糖异常率随体育运动时间增加而逐渐升高。说明每天少于60min/d的体育运动量不足以使其有效降低血糖异常率，导致特殊情况下体育运动时间与孕期血糖异常率呈正相关，见图24-4。

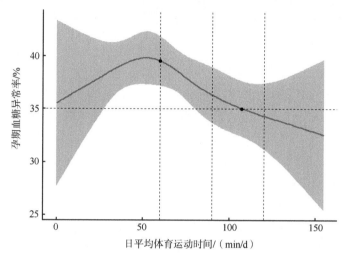

图 24-4　GDM 孕妇体育运动时间与孕期血糖异常率之间的关系

第二十五章 应用 WPS 办公软件表格模块绘制常用图形

📝 导言

临床研究学术论文中，用浓缩的方式清楚表达研究人员想要表达传递的信息，是每个研究人员必备的技能。精雕细琢的文字固然必不可少，然而在数据表达、研究步骤或医学方法的描述方面，仅通过文字表述，往往事倍功半。使用高质量图形，可以优雅而快速地展示数据、演示步骤或阐释方法，快速拉近作者和读者的距离、消除潜在的语言差异。正所谓"一图胜千言"，高质量图形可以提高论文的视觉吸引力，给文章增色添彩，甚至有助于论文的接收和发表。本章采用图示解说的方式，介绍医学研究常用的统计图的 WPS_Excel 软件实现，为研究人员的数据呈现和论文撰写提供帮助。

第一节 临床常用图形的基本要求

各类期刊对图形的要求并不完全相同，但有些原则是通用的。例如，图表标题应置于图形下方、横坐标元素有序排列、刻度线在图形之外、多余元素不可有、必要元素不可无、匀称简洁美观、合理应用必要标注等。在期刊的投稿须知中均会描述投稿文献图形绘制的详细要求，研究人员也可在目标期刊的近期发表文章中参考相应图形的绘制要求。

在医学学术文章中，如图 25-1 所示，一张完整的图形一般包含标题、横坐标轴、横坐标轴名称、纵坐标轴、纵坐标轴名称、数据绘图、图例等七个部分，必要时可以添加标注以更准确地表达必要信息。

第二节 常用图形的 WPS 绘制方法

医学研究中统计图形的种类众多，较常用的图形包括箱式图、条图、线图、雷达图等。一般情况下，研究人员可以通过 WPS_Excel 软件绘制这些常用的图形，其绘制的主要步骤包括数据前处理、生成基础图形、图形修饰、后期格式转换。本节以实例的方式介绍各种常用统计图形的 WPS_Excel 软件绘制方法。

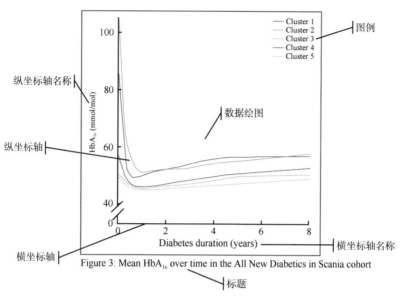

图 25-1　临床研究图形基本要素示意图

一、箱式图绘制

箱式图常用于描述数据分布，通过对最小值、P25、中位数、P75、最大值的简洁呈现，描述数据的对称性、离散程度等信息，常用于几组样本间的比较。为便于理解，此处以吸烟者被诊断烟草相关疾病后的戒烟行为数据库（以下简称吸烟数据库）为例，介绍运用WPS_Excel绘制箱式图的方法。如图 25-2 中"原始数据"所示，吸烟数据库中包含"疾病"、"戒烟时间/周"两个变量。通过绘制箱式图，可很好地呈现吸烟者在诊断不同烟草相关疾病后的戒烟时间差异。WPS_Excel无法直接依据原始数据进行箱式图绘制，需要先依据原始数据计算各组的最小值P0、P25、中位数P50、P75、最大值P100，如图 25-2 中"转换后数据"所示。

原始数据			转换后数据					
疾病	戒烟时间/周		疾病	P0	P25	P50	P75	P100
COPD	1		COPD	2	2	14	31	38
COPD	15		癌症	1	1	8.5	20	25
COPD	38		高血压	1	3	7	11	50
癌症	1		脑卒中	1	2	4	10	22
癌症	7		糖尿病	1	5	8	11	19
癌症	20		哮喘	2	5	17	49	62
高血压	1							
高血压	8							
高血压	32							
脑卒中	2							
脑卒中	3							
脑卒中	9							
糖尿病	1							
糖尿病	7							
糖尿病	14							
哮喘	2							

图 25-2　吸烟者诊断烟草相关疾病后戒烟的时间分布数据库

在确定好各疾病组的P0、P25、P50、P75、P100后，如图25-3所示，在WPS电子表格中选中转换后数据表格区域的所有单元格（E2：J8），选择【插入】→【全部图表】→【全部图表】，打开对话框，选择"条形图"→"堆积条形图"。

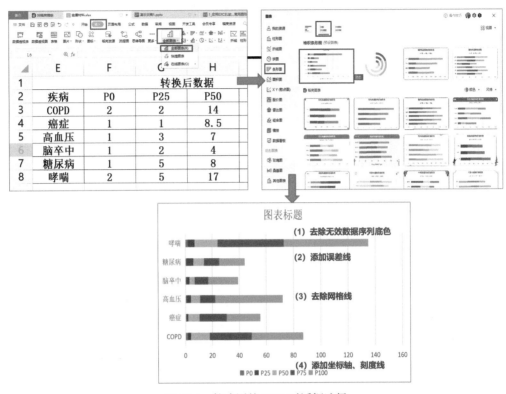

图 25-3　箱式图的 WPS 对话框选择

如图25-4所示，对自动生成的图形进行修饰：①去除无效数据序列底色：右击选中目标数据系列→选择"设置数据系列格式"→右侧属性窗口"填充与线条"选择"无填充"，依次类推去除所有无效序列底色。②添加误差线：单击目标系列→单击图表右上角"图标元素"图标→勾选误差线；右击图表中新增的误差线→单击"设置错误栏格式"→右侧属性"误差线"→"水平误差线-方向"选择"正偏差"→"误差量"选择"自定义"→

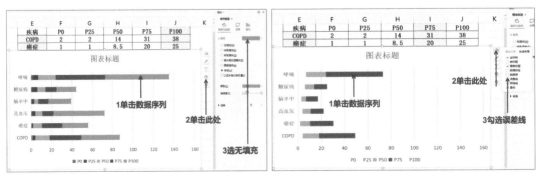

（a）去除无效数据序列底色　　　　　　　　　（b）添加误差线_1

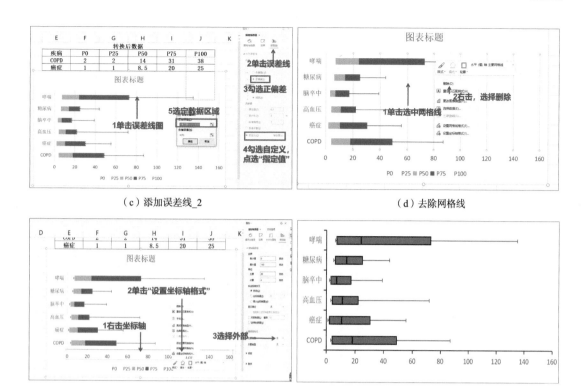

（c）添加误差线_2　　　　　　　（d）去除网格线

（e）坐标轴添加刻度线　　　　　　（f）美化图形

图 25-4　自动生成图形的修饰步骤

点选"指定值"；跳出"自定义错误栏"对话框→"正错误值"选择 P100 对应数据区域。采用同样方法，绘制 P0 对应误差线。③去除网格线：选中网格线→右击→删除。④坐标轴添加刻度线：右击坐标轴→单击"设置坐标轴格式"→在"刻度线标记-主要类型"中选择"外部"。⑤调整边框、底色，美化图形。

二、条 图 绘 制

条图用宽度相同条形的高度或长短来表示数据多少，是最常用的统计图形。例如，两种药物治疗银屑病的疗效可用条图很好地呈现。作图时，首先完成数据整理，选中绘图对应单元格区域，选择【插入】→【全部图表】→【全部图表】，打开对话框，选择"柱形图"，单击合适图形。生成基本图形后，参考"箱式图绘制"对自动生成的图形进行修饰。值得注意的是，Excel 有时无法绘制特殊的横坐标，可在 Excel 中绘制完成后，将图形粘贴至 PPT 进行进一步修饰，修饰完成后对图形元素进行组合，另存为图片，如图 25-5 所示。

	A	B	C	D
1	组别	观察周次	PASI平均值	PASI标准差
2	中药组	0周	7.25	0.96
3		2周	6.4	0.96
4		4周	6.1	0.79
5		6周	4.45	0.89
6		8周	2.8	0.36
7	西药组	0周	9.3	1.4
8		2周	8.3	1.08
9		4周	7.45	1.49
10		6周	5.3	0.69
11		8周	4.45	0.67

（a）整理基本数据

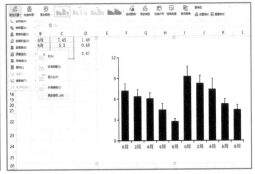

（b）Excel生成基本图形，添加误差线

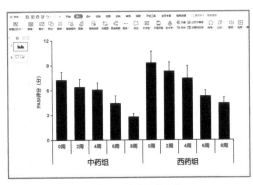

（c）在PPT中完善横坐标

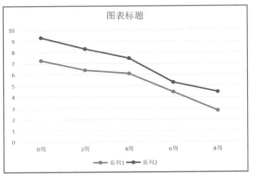

（d）组合并另存为图片

图25-5　条图的Excel绘制

三、线图绘制

线图用线段的升降表示统计指标的变化趋势或因变量随自变量的变化情况，一般适用于连续型变量。例如，两种药物治疗银屑病的疗效随时间的变化特征可用线图很好地呈现。作图时，首先完成数据整理，选中绘图对应单元格区域，选择【插入】→【全部图表】→【全部图表】，打开对话框，选择"折线图"，单击合适图形。生成基本图形后，参考图25-4对自动生成的图形进行修饰，如图25-6所示。

观察周次	PASI平均值		PASI标准差	
	中药组	西药组	中药组	西药组
0周	7.25	9.3	0.96	1.4
2周	6.4	8.3	0.96	1.08
4周	6.1	7.45	0.79	1.49
6周	4.45	5.3	0.89	0.69
8周	2.8	4.45	0.36	0.67

（a）整理基本数据

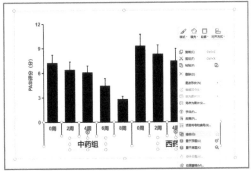

（b）选折线图

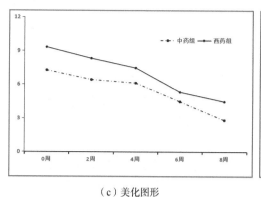

（c）美化图形

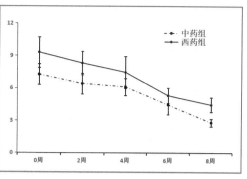

（d）添加误差线

图 25-6　线图的 Excel 绘制

四、雷达图的 Excel 绘制

雷达图又称蜘蛛图，可以将对象的多维数据投影到平面上，实现多维数据的可视化，简洁直观。例如，不同等级护士的中医相关知识掌握情况就可用雷达图呈现。作图时，首先完成数据整理，选中绘图对应单元格区域，选择【插入】→【全部图表】→【全部图表】，打开对话框，选择"折线图"，单击合适图形。生成基本图形后，参考图 25-4 对自动生成的图形进行修饰，如图 25-7 所示。

护士中医护理知识平均得分		
知识分类	二级及以下医院	三级医院
中医基础知识	5	8
中药相关知识	4.5	6.5
中医护理技术知识	5	5
中医食疗知识	5	7
中医相关手法知识	6	10

（a）整理基本数据

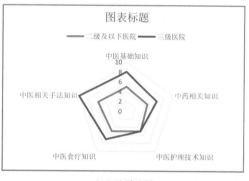

（b）选雷达图

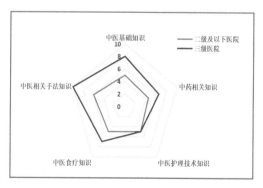

（c）美化图形

图 25-7　雷达图的 Excel 绘制

除WPS办公软件Excel模块外，可用于绘制医学研究常用统计图的工具还有很多，常用的包括SPSS、R、Stata、SAS、GraphPad等。对比其他绘图工具，Excel的门槛极低，经过简单的学习就能快速上手，无须学习复杂的菜单甚至编程语法，操作过程直观，个性化处理方便，尤其适合较简单数据处理。其他专业统计绘图软件，大多综合了数据统计、分析、绘图等复杂功能，具有更专业的处理方式和大数据处理能力。

最后，需要注意的是，通常使用WPS办公软件Excel模块或其他专业软件完成图形绘制后，通常无法直接用于期刊投稿。期刊对图形均有格式、高度、宽度、分辨率等要求，可通过图形格式转换软件对图形进行处理以满足投稿需要。常用的图形格式转换软件有PhotoShop、Adobe Illustrator CS5等。

第二十六章　医用评估量表的信效度评价方法

> **导言**
>
> 　　信效度检验是量表编制或汉化量表投入正式应用前的最后一步，能有效地测试量表的题目是否可以反映真实的被测量的理论变量的水平，并反映量表是否有效地测定到本身所打算测定的内容。本章从量表信效度评价的方法入手，介绍信度评价指标（重测信度、分半信度、克龙巴赫 α 系数）和效度评价指标（内容效度、效标关联效度、结构效度）的定义和计算方式，并以汉化版《医患共享决策问卷》在医美领域应用的信度与效度评价为例，进行 SPSS 软件操作演示，以期为研究人员编制量表或汉化量表后进行信效度评价时提供参考。

第一节　量表的信度和效度评价

　　量表法作为一种常见的测量手段，被广泛地运用于临床研究。一个量表一般由多个项目构成，形成一个复合分数，反映了难以用直接方法测量的理论变量的水平。量表的编制步骤包括，设定有明确研究目标（假设与概念）的范畴和内容、探索量表的维度（内涵）和方面、建立条目池和筛选条目、设计可操作性条目、定性评价量表、预调查和定量评价量表以及建立常模。信效度检验作为量表定量和定性评价中的重要步骤，能有效地测试量表的题目是否能反映真实的被测量的理论变量的水平和反映某量表是否有效地测定到量表题目本身所计划测定的内容。

一、信　度　评　价

　　临床试验信度主要评价量表的精确性、一致性和稳定性，精确性即测量过程中随机误差造成的测定值的变异程度大小。一致性是指对同一调查课题的研究结论的一致程度。高度的一致性表明，同一组受试者对相同的项目完成了不同的量表，其测量值之间呈现出很强的正向相关性。稳定性则是指在不同的时间内，对相同受试者重复测量所得结果的相关程度，如果同一群受试者在不同的时间和空间下接受相同的问卷调查时，结果的差异很小，则说明调查问卷具有较高的稳定性。研究中常用重测信度、分半信度和克龙巴赫 α 系数作为信度指标。

（一）重测信度

重测信度是使用相同的量表对同一组调查对象进行重复测试，观察两次测试结果的相关程度。当两个测量结果具有良好的一致性时，表明该量表具有良好的重测信度。重测信度考察的是问卷在一定时期之后所测得结果的稳定性，是一种外在信度。重测信度的测量方法有两种。一是计算两次调查结果的相关系数，数据类型不同，使用的相关系数也不同。经统计学检验，若相关关系显著（$P < 0.05$），则问卷的信度高，若相关关系不显著（$P > 0.05$），则问卷的信度低。二是对两次调查结果进行两个相关样本差异的显著性检验。若差异显著（$P < 0.05$），则问卷的信度低，若差异不显著（$P > 0.05$），则问卷的信度高。典型的做法是用皮尔逊的积矩相关。

（二）分半信度

分半信度是将问卷的全部题目或分维度的所有题目分半，比较两部分测试结果的一致性。分半信度考察的是内部的一致性程度，是一种内在信度。分半信度评估时可分成前后两个部分，可以根据问题条目编号的奇数和偶数分成两个部分，也可以把所有的测量结果随机地分成两组。先分别计算出各分半上的测量分数（一般是各分半的测量分数的均数），进而计算出两个分半测量分数之间的积矩相关系数 r_h。当两部分满足方差齐性时，把计算所得的积矩相关系数代入折半矫正公式斯皮尔曼-布朗公式（Spearman-Brown formula）：

$$R = \frac{2r_h}{1 + r_h}$$

当两部分不满足方差齐性时，可以使用弗拉纳根（Flanagan）公式：

$$R = 2\left(1 - \frac{S_a^2 + S_b^2}{S_x^2}\right)$$

式中，S_a^2 和 S_b^2 分别为两个样本数据的方差；S_x^2 为总体方差。

也可以使用卢伦（Rulon）公式：

$$R = 1 - \frac{S_d^2}{S_x^2}$$

式中，S_x^2 为总体方差；S_d^2 为两部分得分之差的方差。

（三）克龙巴赫 α 系数

克龙巴赫 α 系数是利用计算项目特有的变异占总变异的比例，然后从1中减去这个比例，最后给这个差乘上一个修正因子的方法，估计测量结果的信度系数。克龙巴赫 α 系数考察的是内部的一致性程度，是一种内在信度，适用于多项选择题。常见的克龙巴赫 α 系数计算公式为

$$\alpha = \frac{k}{k-1}\left(1 - \frac{\sum S_i^2}{S_T^2}\right)$$

式中，i 为调查项目数；S_i^2 为第 i 个调查项目得分的方差，S_T^2 为量表总得分的方差。

　　Nunnally 将克龙巴赫 α 系数值为 0.70 设为一个比较低但是能够被接受的量表界限值。DeVellis 也认为，克龙巴赫 α 系数值为 0.60～0.65 的量表信度太低，最好不要。克龙巴赫 α 系数值为 0.65～0.70 为量表信度允许的最低值，为 0.70～0.80 时表示信度比较好；为 0.80～0.90 时表示信度非常好。对于信度系数的需求是与研究目标以及测试得分的使用目的有关的，如果用户的目标是设计一个预测试的量表或者测试量表构思的先导性，那么克龙巴赫 α 系数值为 0.50～0.60 就可以；进行基础研究时，克龙巴赫 α 系数值最好大于 0.80；对于测验分数为筛选、分组等常用的分类变量时，克龙巴赫 α 系数值为 0.90～0.95 是最合适的标准；若要开发测量工具，克龙巴赫 α 系数值应至少达到 0.70。Nunnally 指出，信度系数与研究类型相关，探索性研究和验证性研究或应用性研究中的信度判定标准应该是不同的。在探索性研究中，克龙巴赫 α 系数值最低要求为大于 0.50；在应用性研究和验证性研究中，克龙巴赫 α 系数宜大于 0.80，最好大于 0.90。当用户编写的研究工具信度低于 0.6 时，应该对研究工具进行修改或者重新编制。

二、效度评价

　　效度是关于对测量结果的确定性程度，主要评价量表的准确度、有效性和正确性，即测定值与目标真实值的偏差大小。效度是反映测量工具能否有效地测量出其意图测量的内容，也就是实际测量结果与预期结果的一致性。因为目标真实值无法被确定，所以效度评价是一个很复杂的过程，往往要和外部的标准进行比较。实际应用中，效度指标主要有内容效度、效标关联效度、结构效度等。

（一）内容效度

　　内容效度是指被调查的内容是否具有代表性，其量表内容是否能够涵盖调查问题的范围，是一种事前的逻辑分析，或者是一种量表合理性的判断，用来检查量表的内容是否能够恰当地测量调查需要测出的内容，或是否能够体现出研究概念的基本内容。

　　内容效度一般通过专家评议打分。专家评议包括两个方面：一是量表本身所测得的是否是研究中需要测量的态度和行动，即是否满足了对概念的操作性定义；二是量表中的问题能否全面地展现操作化的定义，即对操作化定义覆盖的面有多大。专家的结论作为内容效度高低的标准。内容效度与结构效度也具有相关性，所以评价结构效度的量化指标也间接反映了内容效度。所以还可以对每个项目与所属维度的总分做相关分析来评价内容效度，若相关性显著则表明内容效度较好。

（二）效标关联效度

　　效标关联效度又称标准效度，指问卷与所选择的一个外在的参照标准（外在效标）

之间关联的程度，属于事后统计分析的效度检验方法，用于检验问卷是否与测试目的相同且具有良好信度与效度的其他量表效果等同，或确实在测试内容上能够区分不同的群体。主要方法有两个。一是检验所编制的问卷测得的分数与效标测得的分数之间的相关性是否显著，如果相关性不显著（$P > 0.05$），则说明该量表的效度低；如果相关性显著（$P < 0.05$），则说明量表具有高效度。二是用所设计的问卷测试两个不同的样本（其中一个样本具备所要求的特征，另一个样本不具备该特征），做两个独立样本均值差异的显著性检验，如果差异不显著（$P > 0.05$），则说明该量表的效度低；如果差异显著（$P < 0.05$），则说明量表具有高效度。

（三）结构效度

结构效度是指量表对理论构想的内在结构能够测量的程度，是指测量工具对理论的特性或概念能够测量的程度，它是通过对实测的数据进行逻辑或统计分析来对理论构想的正确性进行检验。因子分析是目前最常用的一种方法。因子分析包括探索性因子分析与验证性因子分析。对于维度未知的量表，使用探索性因子分析；对于维度已知的量表，使用验证性因子分析。

判断量表是否适合用因子分析来进行结构效度的检验有以下三个方法。

（1）从KMO（Kaiser-Meyer-Olkin）统计量判断是否适合因子分析　KMO值为0.9以上，表明量表极适合进行因子分析；KMO值为0.8～0.9，表明量表适合进行因子分析；KMO值为0.7～0.8，表明量表尚可进行因子分析；KMO值为0.6～0.7，表明量表勉强可以进行因子分析；KMO值为0.5～0.6，表明量表不适合进行因子分析；KMO值为0.5以下，表明量表非常不适合进行因子分析。KMO检验公式如下：

$$KMO = \frac{\sum\sum_{i \neq j} r_{ij}^2}{\sum\sum_{i \neq j} r_{ij}^2 + \sum\sum_{i \neq j} r_{ij \cdot 1, 2, \cdots, k}^2}$$

式中，r_{ij}表示第i个和第j个变量的相关性；$r_{ij} \cdot 1, 2, \cdots, k$表示第$i$个和第$j$个变量的偏相关性。

（2）从样本数量判断是否适合进行因子分析　变量数和样本数量的比例要接近于1：5，超过1：10更好。样本容量要尽量大，不能少于100。

（3）从反映像相关矩阵判断是否适合因子分析　若反映像相关矩阵主对角线上的值接近1，则适合进行因子分析。反映像相关矩阵的指标取样适切性量数MSA（measures of sampling adequacy）值的公式为

$$MSA_i = \frac{\sum\sum_{i \neq j} r_{ij}^2}{\sum\sum_{i \neq j} r_{ij}^2 + \sum\sum_{i \neq j} r_{ij \cdot 1, 2, \cdots, k}^2} \quad i = 1, 2, \cdots, p$$

式中，r_{ij}表示第i个和第j个变量的相关性；$r_{ij} \cdot 1, 2, \cdots, k$表示第$i$个和第$j$个变量的偏相关性；$p$为自变量个数。

经统计学检验，对于适合用因子分析的量表，衡量每个观测变量与每个潜在因子之间的关系，求解因子载荷矩阵。求解因子载荷的方法有以下几种：主成分分析法、极大似然估计法、非负矩阵分解法和最小二乘法。求出公共因子的方差贡献与变量的共同度。公共

因子的方差贡献是指因子载荷矩阵中第 j 列各个元素的平方和：

$$h_j=a_{1j}^2+a_{2j}^2+a_{3j}^2+\cdots+a_{mj}^2 \quad j=1,2,\cdots,p$$

公共因子 F 的方差贡献是对全部原始变量提供方差贡献的总和，它是衡量公共因子相对重要性的指标，在数值上等于公共因子 F 所对应的特征值。

变量 x 的共同度是指因子载荷矩阵中第 i 行各个元素的平方和：

$$h_i=a_{i1}^2+a_{i2}^2+a_{i3}^2+\cdots+a_{ip}^2$$
$$i=1,2,\cdots,m$$

共同度反映了全部公共因子对变量 x 的总方差的贡献程度，由于 x 的值是经过标准化处理的标准分，方差等于 1，因此，共同度越靠近 1，说明用 p 个公共因子解释变量 x 的信息程度越高，所丢失的信息越少。

因子分析主要包括以下三个步骤：

第一步：筛选因子。研究人员可以通过特征值大于 1 确定因子数量；观察碎石图确定公共因子数量和根据因子的累计方差贡献率确定公共因子数量。

第二步：对各因子进行旋转和命名，若初始因子载荷矩阵中各列的数据差别较大，则可找到共同因子与哪一个原始变量相关，这样便于解释公共因子的意义，且便于命名。然而，当初始因子载荷矩阵的各列之间的数据相差很小时，公共因子的含义模糊不清，从而难以命名。此时需要对因子轴进行旋转，使将初始因子载荷的平方（因子载荷可能为负数）向 0 和 1 两极转化。在旋转轴之后，公共因子的特征值变化，但是对各初始变量而言，其公共因子的方差（即共同度）是不变的。因子旋转方法有正交旋转和斜交旋转。正交旋转方法一般有方差最大法、四次方极大法、等量最大法等。其中最常用的方法是方差最大法。斜交旋转方法一般有直接斜交法和 Promax 法。若依据有关理论或文献研究结论认为各因子间无相关性，则在进行因子旋转时，宜采取正交旋转法；当考虑各因子间的相关性时，应采取斜交旋转法。

第三步：计算因子得分。公共因子确定后，为使相关问题更好地利用公共因子替代原始变量，如对样本进行分类或者综合评估等，需要计算出每一个样本点对应于各个因子的具体数值，即因子得分（factor score）。公共因子被表示为各个原始变量的线性组合。方程式如下：

$$F_1=\beta_{11}x_1+\beta_{12}x_2+\cdots+\beta_{1m}x_m$$
$$F_2=\beta_{21}x_1+\beta_{22}x_2+\cdots+\beta_{2m}x_m$$
$$\vdots$$
$$F_p=\beta_{p1}x_1+\beta_{p2}x_2+\cdots+\beta_{pm}x_m$$

上述公式应用了线性回归方法。SPSS 软件还提供了巴特利特（Bartlett）球形度检验法和安德森-鲁宾（Anderson-Rubin）模型法。在 SPSS 的输出结果中会显示因子得分的系数矩阵（factor score coefficient matrix）。

第二节　量表信效度评估案例

2023 年，上海市皮肤病医院研究团队在评价汉化的《医患共享决策问卷》在医美领域应用的信度与效度的研究中，在上海市公立和私立医疗机构选取50名医美从业者进行调查，共回收有效问卷50份。应用SPSS 22.0软件进行统计分析，采用斯皮尔曼-布朗公式计算折半信度，采用克龙巴赫α系数评价问卷的内部一致性信度，采用因子分析方法评价结构效度。

一、应用 SPSS 软件进行信度检验

汉化版《医患共享决策问卷》包括共享决策过程量表（T1）、共享决策阻碍因素量表（T2）和共享决策促进因素量表（T3）三个量表，分别对三个量表进行信度检验。在 SPSS 软件的分析功能菜单下，有一个信度分析模块，通过选择该模块下的项目就能完成大部分的量表信度分析。具体操作命令是：选择【分析】→【刻度】→【可靠性分析】，项下选框中选中待分析的变量。在模型选项中，SPSS共提供5种信度分析模型，分别是Alpha、分半、格特曼、平行和严格平行。本节主要采用克龙巴赫α系数和分半信度来估计各量表的信度系数。在统计模块的"描述"项下勾选"删除项后的标度"，"ANOVA表"项下选择"无"，在"缺失"项下选择"排除用户缺失值和系统缺失值"，见图26-1。

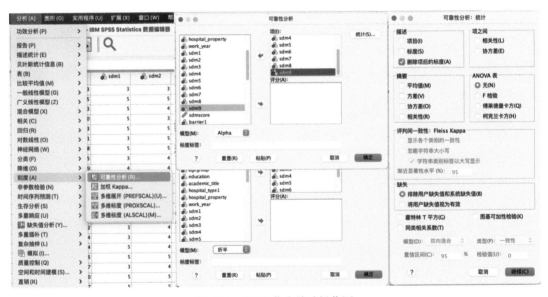

图 26-1　SPSS 信度检验操作图

结果显示，共享决策过程量表（T1）分为两个部分题项，第一部分（5项）的克龙巴赫α系数为0.82，信度良好，第二部分（4项）的克龙巴赫α系数为0.93，信度优。分半信度斯皮尔曼-布朗系数为0.86，信度良好。共享决策阻碍因素量表（T2）分为两个部分题项，第一部分（5项）的克龙巴赫α系数为0.87，信度良好，第二部分（4项）的克龙巴赫α系数为0.90，信度优。分半信度斯皮尔曼-布朗系数为0.91，信度优。共享决策促进因素量表（T3）分为两个部分题项，第一部分（4项）的克龙巴赫α系数为0.85，信度良好，第二部分（4项）的克龙巴赫α系数为0.71，信度可接受。分半信度斯皮尔曼-布朗系数为

0.84，信度良好，具体见表26-1。

表 26-1　汉化版《医患共享决策问卷》的分半信度评估

量表	克龙巴赫 α 系数		斯皮尔曼 - 布朗系数
共享决策过程量表（T1）	第一部分（5项）	第二部分（4项）	0.86
	0.82	0.93	
共享决策阻碍因素量表（T2）	第一部分（5项）	第二部分（4项）	0.91
	0.87	0.90	
共享决策促进因素量表（T3）	第一部分（4项）	第二部分（4项）	0.84
	0.85	0.71	

二、应用 SPSS 进行量表效度检验

在SPSS统计分析软件中没有专门的效度分析模块，内容效度属于主观指标，通常采用专家评价法。因汉化版《医患共享决策问卷》是由一个经典量表SDM-Q-Doc（shared decision making questionnaire-physician version）汉化而成，所以内容效度方面无须研讨。但对此问卷的结构效度采用因子分析，在SPSS中可以通过分析菜单实现。具体操作命令是：选择【分析】→【降维】→【因子】。在变量选框下选中待分析的变量，在"描述"菜单中勾选"初始解"与"KMO和巴特利特球形度检验"，在"旋转"菜单里选择"最大方差法"、"旋转后的解"和"载荷图"，在"提取"菜单里选择"主成分"、"相关性矩阵"、"未旋转因子解（F）"、"碎石图"。探索性因子分析在"提取"项下选择"基于特征值"，验证性因子分析时选择"因子的固定数目"，见图26-2。

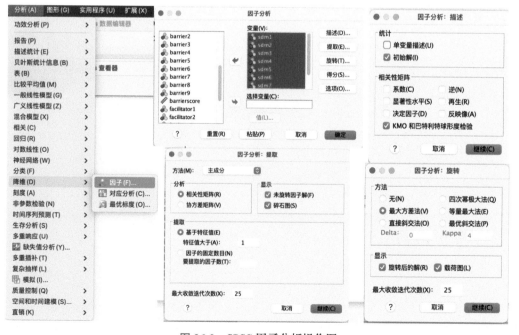

图 26-2　SPSS 因子分析操作图

检验结果显示，T1的KMO=0.85，T2的KMO=0.89，T3的KMO=0.85，三个量表均适合用因子分析来进行效度检验，见表26-2。

表26-2　汉化版《医患共享决策问卷》的巴特利特球形度检验

量表	KMO	自由度	巴特利特球形度检验	显著性
共享决策过程量表（T1）	0.85	36	376.93	＜0.01
共享决策阻碍因素量表（T2）	0.89	36	337.03	＜0.01
共享决策促进因素量表（T3）	0.85	28	208.67	＜0.01

对T1使用验证性因子分析，对T2和T3采取主成分、方差最大、正交旋转法提取公因子。然后从累计方差贡献率、共同度、尽可能少的公因子及因子意义更易解释等方面综合考虑，选择特征根大于1的前3个因子为公因子。结果显示T2和T3也都仅有1个公因子，汉化版《医患共享决策问卷》中的三个量表都为一维结构，见表26-3。

表26-3　汉化版《医患共享决策问卷》的特征根和贡献率

量表	特征根	方差贡献率/%	累计方差贡献率/%
共享决策过程量表（T1）	4.61	51.18	51.18
共享决策阻碍因素量表（T2）	5.92	65.81	65.81
共享决策促进因素量表（T3）	4.56	57.01	57.01

表26-4为汉化版《医患共享决策问卷》T1、T2、T3三个量表中各条目的因子载荷和共同度。T1的9个条目的因子载荷为0.41~0.92，共同度为0.62~0.89；T2的9个条目的因子载荷为0.56~0.93，共同度为0.31~0.86；T3的8个条目的因子载荷为0.35~0.89，共同度为0.12~0.79。

表26-4　汉化版《医患共享决策问卷》因子载荷和共同度

量表	条目	因子载荷	共同度
共享决策过程量表（T1）	在开始沟通时，我明确向求美者表示了要做一个决策	0.41	0.62
	在沟通时，我明确地了解了求美者参与决策的意愿	0.65	0.72
	我明确告诉求美者针对他/她的情况有不同的治疗方案选择	0.75	0.67
	我详尽地向求美者介绍了各方案的优缺点	0.91	0.82
	通过我的介绍，求美者对各方案有了充分的理解	0.85	0.75
	我征求了求美者意见，询问哪个是她/他倾向的治疗方案	0.89	0.80
	求美者和我一起对各个治疗方案进行了权衡和比较	0.81	0.81
	求美者和我最后共同决定了最终的治疗方案	0.92	0.89
	关于后续的治疗安排，我和我的求美者已达成一致	0.84	0.78

续表

量表	条目	因子载荷	共同度
共享决策阻碍因子量表（T2）	求美者主观上不希望参与临床诊疗决策	0.56	0.31
	我不了解什么是"医患共享决策"	0.85	0.73
	我缺乏开展"医患共享决策"的具体实施经验	0.81	0.65
	我没有充裕的时间开展"医患共享决策"	0.86	0.75
	就诊环境太吵，不便开展"医患共享决策"	0.82	0.67
	"医患共享决策"对我开展临床工作没什么必要	0.78	0.60
	没有任何指南等文献推广"医患共享决策"的应用	0.84	0.71
	我对开展"医患共享决策"缺乏信心	0.93	0.86
	"医患共享决策"会增加医疗责任风险	0.81	0.65
共享决策促进因子量表（T3）	我的求美者主观上希望参与临床诊疗决策	0.80	0.65
	我了解什么是"医患共享决策"	0.88	0.77
	我有充裕的时间开展"医患共享决策"	0.71	0.51
	有些特定求美者比较适合开展"医患共享决策"	0.78	0.61
	开展"医患共享决策"能提高我的诊疗沟通效率	0.89	0.79
	开展"医患共享决策"能提升求美者的治疗结果	0.79	0.63
	我所在的医疗机构及其管理层支持医生开展"医患共享决策"	0.69	0.49
	有"医患共享决策"相关的医生培训项目	0.35	0.12

综合表26-3和表26-4，T1的9个条目累计方差贡献率为51.18%，即可解释总变异的51.18%，大于50%，假设成立。其中条目1载荷量大于0.4但小于0.5，考虑到量表内各类条目都与理论有着统一性，并且条目1在量表内有着特异性，条目1在此不做删减。量表内其余各条目载荷值均大于0.5，具有较好的效度。T2采用主成分分析法，发现只有一个公因子，累计方差贡献率为65.81%，即可解释总变异的65.81%，各条目载荷值均大于0.5，无须剔除。T3采用主成分分析法，只有一个公因子，累计方差贡献率为57.01%，可解释总变异的57.01%，条目8载荷值小于0.4，其余各条目载荷值均大于0.5，无须剔除，问卷整体结构效度较好。

第二十七章　树模型在临床研究数据分析中的应用

📝 **导言**

　　决策树模型是一种有监督的机器学习方法，分类规则通常采用 IF-THEN 形式，分析结果常以树形图呈现，具有可解释性强、易于理解的优势，在灾害预测、环境监测、临床诊疗决策等领域均有广泛的应用。本章从决策树模型概念入手，介绍决策树模型的一般构建步骤、CART（classification and regression tree）模型在临床研究数据分析中的应用，并应用 SPSS 软件示例 CART 模型的构建过程和实现方法，为临床研究人员采用决策树模型进行数据分析提供参考。

第一节　决策树模型简介

　　临床研究中，在探讨多个自变量和因变量之间的关系时，常采用多元线性回归、logistic回归、Cox回归、广义线性模型等经典统计分析方法。近年来，随着临床研究的深入和数据挖掘技术的不断发展，机器学习已成为临床研究数据分析的重要工具，以解决不同数据特征之间存在的复杂相互作用问题。决策树模型是机器学习中的一种重要算法，具有可解释性强、易于理解的优势，广泛应用于分类、预测等领域。临床研究中，决策树模型常应用于疾病预测和诊断、危险因素筛查、治疗方法选择等的研究，能较好地为研究人员提供科学的决策依据。

一、决策树模型概念

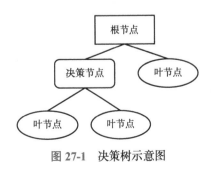

图 27-1　决策树示意图

　　决策树模型是树模型的一种，是一种非参数有监督的机器学习方法，是数据挖掘机器学习领域的常用模型。ID3（Iterative Dichotomiser 3）、C4.5、CART、CHAID（Chi-squared automatic interaction detector）、QUEST（quick unbiased efficient statistical tree）是常见的决策树模型算法。如图27-1所示，一棵决策树由一个根节点、若干决策节点和若干叶节点组成。根节点是决策树的第一个选择点，包含整个数据集；决策节点代表决策过程中所考虑的特征，根据特征取值将数据集进一步划分；叶节点表示分类或预测的结果，将不再继续分割。在相连的两个节点中，更靠近根节点的是父节点，另一个则是子节点，父节点是子节点的直属上级节点。

决策树模型构建一般包括三个步骤：特征选择、决策树生成和决策树剪枝。其中，特征选择是最重要的环节，其目标在于找到最能区分不同类别的特征，从而提升决策树的分类效果。实际应用时，不同的决策树算法有不同的特征衡量标准。例如，在ID3算法中使用信息增益作为特征选择标准，C4.5算法中使用信息增益率作为特征选择标准，而CHAID算法中使用卡方检验结果作为特征选择标准。决策树生成采用自上而下的递归方式进行，计算机会根据所选择的特征的不同取值向下划分，最终形成一棵决策树。决策树剪枝是为了防止过拟合现象发生，提高决策树的泛化能力。剪枝方法有预剪枝和后剪枝两种类型，在这里不做详细解释，感兴趣的读者可以参考相关专业书籍自行学习。

二、CART 算法

CART是一种经典的决策树算法，由Leo Breiman等于1984年正式提出，广泛应用于分类或回归问题。CART算法使用基尼系数作为特征选择标准，基尼系数越小代表所选择的特征越好。同时，CART算法在构建决策树模型时既能处理分类变量也能处理连续变量，适用范围大，目前逐步在临床研究中得到广泛应用。

第二节　CART 算法在临床研究中的应用

CART是一种经典的决策树算法，通常使用基尼系数作为特征选择标准，基于CART算法生成的决策树是一棵二叉树，具有清晰的层级结构，易于理解。

一、数 据 来 源

本节以吸烟饮酒对银屑病患者治疗效果的影响研究数据集为例，阐述如何应用CART探讨银屑病患者治疗效果的影响因素。该数据集中包含8个变量（年龄、性别、文化程度、慢性病史、银屑病家族史、吸烟史、饮酒史和治疗效果），共512条数据记录。因变量为银屑病治疗8周的临床效果，包括治疗成功和治疗不成功两个分类。本研究中将患者治疗8周后银屑病皮损面积和严重程度指数（psoriasis area and severity index，PASI）较基线改善程度不小于75%的患者定义为治疗成功，而PASI较基线改善程度小于75%的患者定义为治疗不成功。除治疗效果外，其余7个变量均可视为影响治疗效果的特征，均为分类变量（年龄"＜50=1，≥50=2"；性别"1=男性，2=女性"；文化程度"1=初中及以下，2=高中，3=大学及以上"；银屑病家族史"1=有，2=无"；慢性病史"1=有，2=无"；吸烟史"1=有，2=无"；饮酒史"1=有，2=无"）。

二、SPSS 操作说明

将银屑病数据集转为SPSS格式导入SPSS分析软件，并进行参数设置。选择【分析】→【分类】→【决策树】选项，在弹窗中，可以单击"定义变量属性"对变量进行定义，若已在"变量视图"中进行定义，可以单击【确定】按钮进行后续操作。

将治疗效果放入因变量列表框，单击【类别】按钮，在复选框中选择一个（或多个）感兴趣的目标类别，本节将治疗成功作为感兴趣的目标变量，单击【继续】按钮返回主对话框；把年龄、性别、文化程度、慢性病史、银屑病家族史、吸烟史和饮酒史七个变量放入自变量列表框；在"生长法"栏中选择"CRT"，如图27-2所示。

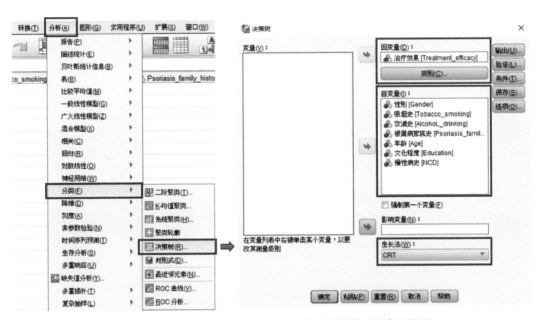

图 27-2　银屑病患者治疗效果影响因素决策树模型构建示意图

在主对话框的右侧有【输出】、【验证】、【条件】、【保存】和【选项】五个按钮，单击【输出】按钮，可以对输出的树形图、生成分类规则等进行设置；单击【验证】按钮，可以选择验证方法；单击【条件】按钮，可以对最大树深、父节点和子节点的最小样本数量等进行设置；单击【保存】按钮，可以选择保存终端节点数、预测值、预测概率等；单击【选项】按钮，可以对缺失值、错误分类成本等进行设置。此处选择以表和图表的形式输出决策树模型，勾选输出自变量对模型的重要性；采用随机分割验证，70%的数据用于训练集，30%的数据用于测试集；设置最大树深为4层，设置父节点和子节点的最小样本数量分别为50和10；勾选保存终端节点数、预测值、预测概率，单击【继续】按钮返回主对话框。单击【确定】按钮，得到决策树模型。可在查看器中双击图片，对图片进行编辑。参数设置如图27-3所示，输出结果如图27-4所示。

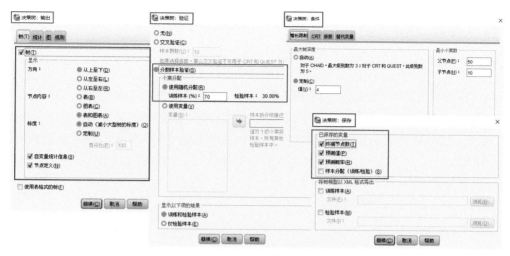

图 27-3 银屑病患者治疗效果影响因素决策树参数设置

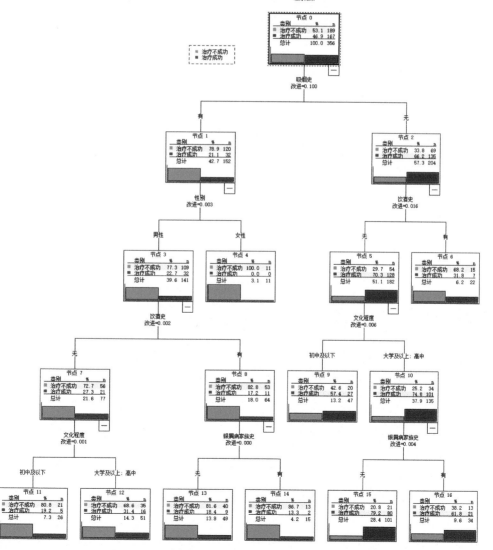

图 27-4 银屑病患者治疗效果影响因素决策树模型图

三、结果描述

决策树结果显示吸烟史是模型的根节点，也是影响治疗效果最重要的影响因素，不吸烟的银屑病患者治疗成功率明显高于吸烟的银屑病患者。其他变量根据重要性依次为饮酒史、性别、文化程度以及银屑病家族史。决策树模型共有9个叶节点，即可提取9条分类规则，见表27-1，如节点15的分类规则为IF "吸烟史 = 无" AND "饮酒史 = 无" AND "文化程度 = 大学及以上；高中" AND "银屑病家族史 = 无" THEN "治疗效果 = 治疗成功"，该节点人群治疗成功的百分比为79.2%。

表 27-1　银屑病患者治疗效果影响因素决策树模型分类规则

序号	节点编号	IF-THEN 条件					治疗效果	治疗成功可能性 /%
		吸烟史	性别	饮酒史	文化程度	银屑病家族史		
1	4	有	女性	–	–	–	不成功	0.0
2	11	有	男性	无	初中及以下	–	不成功	19.2
3	12	有	男性	无	大学及以上；高中	–	不成功	31.4
4	13	有	男性	有		无	不成功	18.4
5	14	有	男性	有		有	不成功	13.3
6	6	无	–	有	–	–	不成功	31.8
7	9	无	–	无	初中及以下	–	成功	57.4
8	15	无	–	无	大学及以上；高中	无	成功	79.2
9	16	无	–	无	大学及以上；高中	有	成功	61.8

四、预测效果评价

使用受试者工作曲线（receiver operator curve，ROC）对模型进行评价。如图27-5所示，选择【分析】→【分类】→【ROC曲线】选项，在检验变量框中放入之前保存的预测概率变量，状态变量框中放入治疗效果变量，设置状态变量值，可在"显示"一栏中勾选需要的参考线和数据，单击【确定】按钮，生成ROC曲线。可在查看器中双击图片，对图片进行编辑。决策树模型的ROC曲线结果，见图27-6。

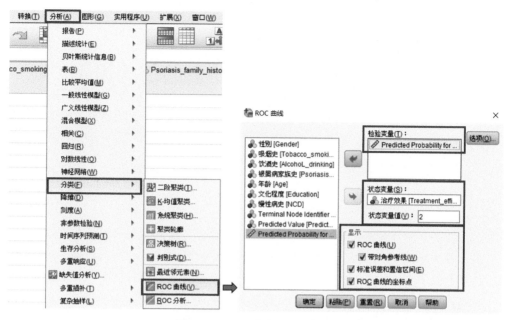

图 27-5 ROC 曲线生成示意图

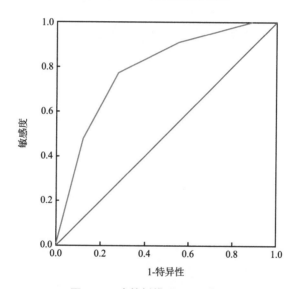

图 27-6 决策树模型 ROC 曲线

第二十八章 临床研究中混杂偏倚的识别和控制策略

📝 导言

混杂偏倚（confounding bias）是指暴露因素与疾病发生的相关程度受到其他因素的歪曲或干扰，因暴露因素对某疾病的作用与其他病因对同一种疾病的作用在同一个研究里交织在一起而引起的暴露效应估计上的系统误差。识别和控制混杂偏倚是临床研究人员需要掌握的一项技能，准确评估和控制混杂因素对研究结果的影响，可以提高研究结论的可靠性和应用价值。本章将介绍混杂偏倚的概念，产生原因和特点，混杂偏倚的识别以及控制混杂因素的措施等内容，以期为研究人员掌握识别、评估和控制临床研究中的混杂因素提供参考。

第一节 混杂偏倚的概念

临床研究中，研究人员在开展暴露与结局、干预与疗效评估时，理想状态是研究对象除暴露因素和非暴露因素、干预因素和非干预因素有区别外，其他因素在不同组研究对象间均衡可比，因此，研究人员通常采用随机化、限制、倾向性评分匹配等方法实现上述目标。但在研究的实施阶段，由于各种原因，往往还会导致研究结果与真实情况之间的系统偏差，导致偏倚发生，引起暴露与结局、干预与疗效评估的偏差，而混杂偏倚就是一种重要的偏倚。认识、识别和控制混杂偏倚是临床研究人员需要掌握的一项基本技能，准确评估和控制混杂因素对研究结果的影响，可以提高研究结论的可靠性和应用价值。本节将介绍混杂偏倚的概念。

临床研究中，测量值与真实值之间的差异称为误差（error），包括随机误差（random error）和系统误差（systematic error）。如图28-1所示，随

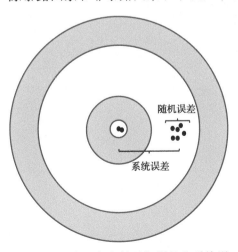

图 28-1 临床研究中的随机误差和系统误差产生示意图

机误差也称为偶然误差和不定误差，是由于在测定过程中一系列有关因素微小的随机波动而形成的具有相互抵偿性的误差，如测量血压，每次测量值之间的差异就是随机误差，随机误差无法完全消除，可通过增加样本量或测量次数减小随机误差。系统误差指一种非随机性误差，如违反随机原则的偏向性误差、在抽样中由登记记录造成的误差等。它使总体特征值在样本中变得过高或过低。例如，测量血压，如果血压计未进行校正，导致测量值整体上系统性地高于或低于真实值的现象即为系统误差，系统误差可以通过一定的技术和方法进行消除。偏倚（bias）是一种系统误差，包括选择性偏倚、信息偏倚和混杂偏倚。

混杂偏倚是偏倚的一种重要类型，是指暴露因素与疾病发生的相关程度受到其他因素的歪曲或干扰，由于暴露因素对某疾病的作用与其他病因对同一种疾病的作用在同一个研究里交织在一起而引起的暴露效应估计上的系统误差。导致混杂产生的因素称为混杂因素，它可以是疾病的危险因素，也可以是保护因素，并且与研究的暴露因素存在关联。

第二节　混杂偏倚产生的原因和特点

临床研究中，除关注的研究变量（干预或暴露）和结局变量的关联外，可能存在第三个因素与这两个变量有关，并且可能部分或全部地影响两者之间的真实联系，它们会掩盖或夸大研究因素与结局之间的关联强度，这些因素就称为混杂因素，导致的偏倚称为混杂偏倚。判定一个因素是否为混杂因素，需要同时满足以下三个条件：①混杂因素必须与所研究疾病的发生有关，是该疾病的危险因素之一；②混杂因素必须与所研究因素有关；③混杂因素必须不是研究因素与疾病病因链上的中间环节或中间步骤，见图 28-2。例如，研究饮酒与肝癌之间的关联时，

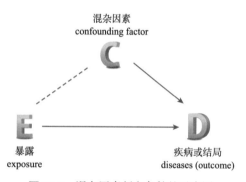

图 28-2　混杂因素判定条件的示意图

吸烟就是一个潜在的混杂因素，因为吸烟是肝癌的危险因素，吸烟与饮酒存在关联；吸烟不是饮酒与肝癌发生病因链上的中间环节。

混杂偏倚具有方向性的特点，其可以表达为正混杂和负混杂，也可以表达为趋向无效值、远离无效值或颠倒。如图 28-3（a）和（b）所示，正混杂为夸大暴露与疾病之间的关联；负混杂为缩小暴露与疾病之间的关联。以 Δ 表示研究效应的真实值，以 Δ' 表示研究效应的估计值。如果 $\Delta > 1$，则暴露为危险因素，$\Delta' > \Delta > 1$，为正混杂，$\Delta > \Delta' > 1$，为负混杂。如果 $\Delta < 1$，则暴露为保护性因素，$\Delta' < \Delta < 1$，为正混杂，$\Delta < \Delta' < 1$，为负混杂。如图 28-3（c）～（e）所示，如果 Δ' 相比于 Δ 更趋向 OR/RR=1，混杂趋向于无效值，混杂因素缩小真实效应；Δ' 相比于 Δ 更远离 OR/RR=1，混杂远离无效值，混杂因素夸大真实效应；Δ' 和 Δ 位于 OR/RR=1 两侧，混杂因素颠倒真实效应。临床研究中，如果混杂偏倚为负混杂，调整后真实的关联强度更大，混杂因素对研究结论无明显影响。但如果混杂因素为正混杂，研究人员需要评估混杂因素的大小并进行合理调整，最后根据调整后的结果进行

综合分析，给出研究结论需谨慎。

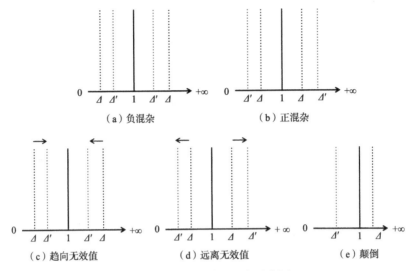

图 28-3　混杂偏倚的方向示意图

混杂偏倚还具有大小特点。假设以 Δ 表示研究效应的真实值，以 Δ' 表示研究效应的估计值。用公式 value=$|\Delta'-\Delta|/\Delta$ 表示正负混杂因素的相对大小，注意评估混杂因素的大小不适用于混杂因素存在颠倒的情况。例如，一项吸烟与肺癌的队列研究结果显示，吸烟与肺癌的估计效应值 RRc=2.6，调整年龄混杂因素后，吸烟与肺癌的效应值 RRa=3.4，根据如下公式计算，混杂偏倚的大小为0.24，方向为负混杂。

$$\text{value} = \frac{|\text{RRc} - \text{RRa}|}{\text{RRa}} = \frac{|2.6 - 3.4|}{3.4} = 0.24$$

第三节　混杂偏倚的识别

前面介绍了混杂偏倚的概念、产生原因、特点、方向和大小等内容。在临床研究过程中，需要识别并控制潜在的混杂偏倚，而识别混杂偏倚常用的方法就是分层分析。为方便研究人员理解，本节引用一项口服避孕药（OC）与心肌梗死（MI）病例对照研究举例说明。

在一项开展口服避孕药（oral contraceptive, OC）与心肌梗死（myocardial infarction, MI）关联性的病例对照研究中，考虑到年龄与口服避孕药有关，年龄与心肌梗死也有关，年龄是潜在的混杂因素，因此根据年龄（<40岁和≥40岁）分为两层来判定年龄是否为口服避孕药与心肌梗死关联的潜在混杂因素，并进行混杂偏倚大小和方向评价。如图28-4所示，首先根据提供的原始数据计算出口服避孕药与心肌梗死发病之间的关联大小 OR$_c$=2.20，95% CI：（1.26～3.84）。考虑年龄是潜在的混杂因素，因此先根据年龄（<40岁和≥40岁）将研究对象分为两层，然后根据混杂因素判定的三个条件，先判定年龄是否与口服避孕药有关，摘取两层对照组患者数据（红色框），计算出年龄与口服避孕药之

间的关联强度OR为3.91；其次判定年龄与心肌梗死是否有关，摘取两层未服用口服避孕药患者数据（黄色框），计算出年龄与心肌梗死之间的关联强度OR值为0.48，结合年龄不是口服避孕药与心肌梗死发病的中间环节，因此可以判定，年龄是潜在的混杂因素。

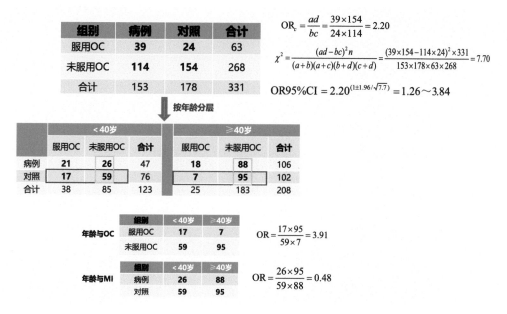

图 28-4　混杂偏倚识别方案之分层分析

进一步分别计算两层中，口服避孕药与心肌梗死之间的关联强度。在"＜40岁"年龄层，口服避孕药与心肌梗死之间的关联强度OR=$(ad)/(bc)$=$(21\times59)/(17\times26)$=2.80；在"≥40岁"年龄层，口服避孕药与心肌梗死之间的关联强度OR=$(ad)/(bc)$=$(18\times95)/(88\times7)$=2.78，两层之间的关联强度同质，进一步确认年龄在口服避孕药与心肌梗死关联之间起到混杂作用。为扣除年龄这个混杂因素的影响，进一步按照如下公式开展Mantel-Hansel合并计算，得到OR_{MH}=2.79，与未调整的OR=2.20相比，年龄为负混杂，缩小了口服避孕药与心肌梗死的关联强度，混杂偏倚大小为value=2.20–2.79/2.79=0.21。

$$OR_{MH} = \frac{\sum (a_i d_i / t_i)}{\sum (b_i c_i / t_i)} = \frac{\dfrac{21\times59}{123} + \dfrac{18\times95}{208}}{\dfrac{26\times17}{123} + \dfrac{7\times88}{208}} = 2.79$$

第四节　混杂偏倚的控制策略

临床研究中，在识别和确认混杂偏倚后，一项重要的工作就是去扣除（校正）混杂偏倚的影响，还原暴露与结局、干预与疗效之间的真实关联强度。在临床研究实际操作中，可以运用研究设计和统计分析中的方法对混杂偏倚进行控制或校正。

一、在临床研究设计阶段控制混杂偏倚

随机化（randomization）：在研究设计阶段，临床试验中以随机化原则将研究对象以同等的概率被分配在各处理组中，将某一个或某些可能的混杂因素在组间达到均衡，控制已知和未知混杂因素。但随机化不适用于观察性研究，同时某些研究有伦理学问题，需引起研究人员关注。

限制（restriction）：针对某一个或某些可能的混杂因素，对研究对象入选条件予以限制，仅在具有一定特征的对象中进行观察，提高受试人群的同质性，以排除混杂因素的干扰。例如，考虑性别对分析年龄因素对急性心肌梗死预后的影响，可以仅选择在40～69岁的男性前壁心肌梗死患者中开展。但是由于进行了限制，研究结果的代表性差，外推性也会受到影响。

匹配（matching）：在研究设计阶段，将某一个或某些可能的混杂因素，在研究对象入选时予以匹配，控制已知的混杂因素，该方法在观察性研究和临床试验中都可以采用。例如，开展一项吸烟与肺癌的病例对照研究，文献显示年龄和性别是潜在混杂因素，在对象入选时进行个体匹配，消除年龄（±1岁）和性别（同性别）影响。该方法的局限性为匹配因素多时难操作，同时对于匹配的因素在统计分析时无法评估其对暴露或结局的影响。

二、在临床研究统计分析阶段控制混杂偏倚

分层或亚组分析：通过分层（stratification）分析或亚组（subgroup）分析，将研究结局按照混杂因素分成几个层或亚组，在组内对终点指标进行分析，然后应用Mantel-Hansel合并计算即可控制混杂偏倚的影响。

标准化（standardization）：当两组对象内部构成存在差别时可能会导致结论的偏差，为校正这种影响可用率的标准化法，通过"迫使"暴露组和非暴露组拥有相同的混杂因素水平，形成人为的组间可比性，然后在混杂因素分布相同的情况下比较两组的发病情况。例如，AB两家医院用同一种疗法治疗某病，治疗对象有普通型和重症型两类患者，其中A医院为三甲医院，收治重症病例较多；B医院为二乙医院，收治普通病例较多。如表28-1和表28-2所示，整体上看A医院的治愈率（47.50%）低于B医院（53.75%），但如果按照患者的严重程度分层看，A医院收治的普通型病例和重症型病例的治愈率均高于B医院，导致合计结果与分层结果不一致的主要原因就是A医院和B医院收治的患者重症型和普通型的比例不一样。为消除患者疾病严重程度这个混杂因素的影响，采用标准化的方法。如表28-3和表28-4所示，首先，选择A医院和B医院就诊病例的合计数作为标准人口共800例，其中普通型400例，重症型400例。其次，分别依据A医院和B医院普通型和重症型病例的治愈率，计算标化治愈人数，然后用标化治愈人数除以标准人口数（800人），即得到A医院和B医院的标化治愈率，分别为53.38% $\left(P_{sa} = \dfrac{260+167}{800} \times 100\% = 53.38\% \right)$ 和

$$47.50\%\left(P_{sb}=\frac{240+140}{800}\times100\%=47.50\%\right)，两者进行比较即可。$$

表 28-1　A 医院和 B 医院的治愈率比较

医院	治愈人数	未治愈人数	合计	治愈率 /%
A 医院	190	210	400	47.50
B 医院	215	185	400	53.75

表 28-2　A 医院和 B 医院普通型和重型治愈率比较

医院	病型	治愈人数	未治愈人数	合计	治愈率 /%
A 医院	普通型	65	35	100	65.00
	重症型	125	175	300	41.67
B 医院	普通型	180	120	300	60.00
	重症型	35	65	100	35.00

表 28-3　A 医院普通型和重型治愈率比较

医院	病型	治愈人数	未治愈人数	合计	治愈率 /%	标准人口	标化治愈人数
A 医院	普通型	65	35	100	65.00	400	260
	重症型	125	175	300	41.67	400	167

表 28-4　B 医院普通型和重型治愈率比较

医院	病型	治愈人数	未治愈人数	合计	治愈率 /%	标准人口	标化治愈人数
B 医院	普通型	180	120	300	60.00	400	240
	重症型	35	65	100	35.00	400	140

多因素分析（multivariate analysis）：在研究分析阶段，将已知的潜在混杂因素放入模型，利用多元回归模型进行流行病学数据分析，进而达到控制混杂因素的目的。常用的模型包括：logistic 回归、多元线性回归模型、广义线性模型、最优尺度回归模型、Cox 回归模型等。具体操作方法可以参考本书其他章节或其他文献和工具书。

倾向性评分匹配（propensity score matching，PSM）：在研究分析阶段，采用 PSM 法从分析数据集中基于事先确定的需控制的混杂偏倚因子产生子数据集，提高组间可比性，控制混杂偏倚，减少 I 类错误，研究结论可靠性更好，具体内容参考本书第二十二章。

第二十九章 临床研究中交互作用、效应修饰的识别和评价

📝 导言

交互作用（interaction effect）是指两个或多个因素相互依赖发生作用而产生的一种效应，在统计学上交互作用说明两个因素在数量上的关联。交互作用的识别和分析在公共卫生领域和临床上均具有重要意义，其有利于描述疾病的特征，探索疾病的病因。临床研究中，发挥交互作用的变量对暴露因素作用于结局变量的效应起到协同或拮抗的作用，研究人员需要进行识别和评估。本章通过示例的方式，介绍交互作用和效应修饰的概念，交互作用的识别方法，以及评估交互作用、效应修饰的评价等内容，以期为研究人员今后开展交互作用和效应修饰的识别和评价提供参考。

第一节 交互作用、效应修饰的概念

临床医学研究尤其是采用病例对照研究和队列研究设计，研究人员在评估暴露与结局的关联强度时，往往需要控制其他因素的影响，进而得到暴露与结局的真实关联强度。影响临床研究暴露与结局评估的因素主要有两大类，一类是前面介绍的包括混杂偏倚在内的各种系统误差所导致的偏倚，研究人员需要识别和控制；另一类是交互作用和效应修饰，是两个或多个因素相互依赖发生作用而产生的一种效应，对暴露因素作用于结局变量的效应起到增强、协同、拮抗等作用，研究人员需要识别和评估。

临床研究中，交互作用一般指两个或多个因素相互依赖发生作用而产生的一种效应。在生物学上是指两个或多个因素相互依赖发生作用而引起疾病或预防控制疾病，而在统计学上交互作用说明两个因素在数量上的关联。交互作用的识别和分析在公共卫生和临床上均具有重要意义，其有利于描述疾病的特征，探索疾病的病因。如果人群中的交互作用由两个因素引起，称为效应修饰，主要表现为协同作用和拮抗作用。协同作用（synergism）是指两个因素的联合作用大于它们单独作用之和，拮抗作用（antagonism）是指两个因素的联合作用小于它们单独作用之和。临床研究中，通常可以通过分层分析对交互作用和效应修饰进行识别。

第二节　交互作用、效应修饰的识别

如第二十八章所述，在临床研究中，研究人员需要识别并控制潜在的混杂偏倚，而对于交互作用，研究人员需要识别并对其进行描述和评价，而不是进行控制。同样，分层分析是识别交互作用的常用方法。为方便研究人员理解，本节仍引用一项口服避孕药（OC）与心肌梗死（MI）病例对照研究并对数据进行适当调整，以举例说明。

在一项开展口服避孕药与心肌梗死关联性的病例对照研究中，考虑到年龄与口服避孕药有关，年龄与心肌梗死也有关，年龄是潜在的混杂因素，因此按照年龄（<40岁和≥40岁）分为两层，来判定年龄是否为口服避孕药与心肌梗死关联的潜在混杂因素。如图29-1所示，首先根据提供的原始数据计算出口服避孕药与心肌梗死发病之间的关联大小 $OR_c=2.20$，95% CI：（1.26～3.84）。考虑年龄是潜在的混杂因素，因此先根据年龄（<40岁和≥40岁）将研究对象分为两层，然后根据混杂因素判定的三个条件，先判定年龄是否与口服避孕药有关，摘取两层对照组患者数据（红色框），计算出年龄与口服避孕药之间的关联强度为3.91；其次判定年龄与心肌梗死是否有关，摘取两层未服用口服避孕药患者数据（黄色框），计算出年龄与心肌梗死之间的关联强度为0.24，结合年龄不是口服避孕药与心肌梗死发病的中间环节，因此年龄是潜在的混杂因素。

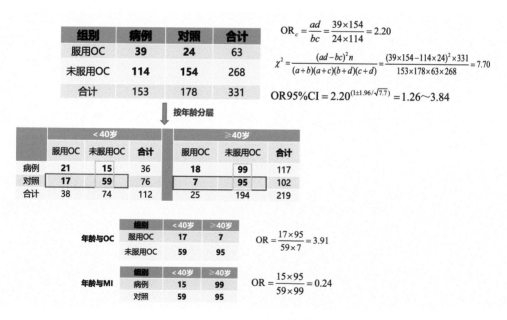

图 29-1　应用分层分析识别交互作用

进一步分别计算两层中，口服避孕药与心肌梗死之间的关联强度。在"<40岁"年龄层，口服避孕药与心肌梗死之间的关联强度 $OR=(ad)/(bc)=(21×59)/(17×15)=4.86$；在"≥40岁"年龄层，口服避孕药与心肌梗死之间的关联强度 $OR=(ad)/(bc)=(18×95)/(99×7)=2.47$，两层之间的关联强度（4.86 > 2.47）相差明显，说明年龄在口服避孕药与心肌梗死发病之间不均衡可比，年龄与口服避孕药之间可能产生了交互作用，共同导致心肌梗死的发生。

第三节　交互作用、效应修饰的评价

临床研究中，与混杂偏倚识别后需要采用措施进行控制不同，发现不同因素之间的交互作用后需要进行描述和评价。而评价一项研究中是否存在交互作用、交互作用的大小依赖于模型，主要包括相加模型和相乘模型。

为了方便理解，这里用图示方式进行说明。如表29-1所示，假设A和B是某人群中与疾病D有关联的两个危险因素。A_0B_0表示两因素均不存在，A_1B_0表示A因素存在B因素不存在，A_0B_1表示B因素存在A因素不存在，A_1B_1表示A因素和B因素均存在。因此，R_{00}表示某人群不暴露于A和B因素的发病概率；R_{10}表示某人群暴露于A而不暴露于B因素的发病概率；R_{01}表示某人群暴露于B而不暴露于A因素的发病概率；R_{11}表示某人群同时暴露于A和B因素的发病概率。

表 29-1　应用分层分析识别交互作用

因素水平		B 因素		合计
		+	−	
A 因素	+	R_{11}	R_{10}	n_3
	−	R_{01}	R_{00}	n_4
合计		n_1	n_2	n

结合上面的例子，相加模型是评价基于同时起作用的A、B两个因素的超额风险等于A因素的超额风险加上B因素的超额风险。即判定$R_{11}-R_{00}=(R_{10}-R_{00})+(R_{01}-R_{00})$，当这个条件满足时，说明$A/B$两个因素基于相加模型无交互作用，当$R_{11}-R_{00}\neq(R_{10}-R_{00})+(R_{01}-R_{00})$时，说明基于相加模型的交互作用存在。如图29-2中的示例，一项吸烟与肺癌的队列研究中，研究对象同时暴露于吸烟和石棉的肺癌发病率明显高于仅暴露于吸烟的研究对象，以及仅暴露于石棉的研究对象。研究结果整理见图29-2，应用相加模型评估吸烟和石棉在肺癌发生过程中的交互作用。根据相加模型理论，首先计算同时暴露石棉和吸烟的肺癌发病风险$R_{11}-R_{00}=1500-60=1440$，然后分别计算仅暴露石棉的肺癌发病风险$R_{01}-R_{00}=300-60=240$，仅暴露吸烟的肺癌发病风险$R_{10}-R_{00}=300-60=240$；因$R_{11}-R_{00}>(R_{10}-R_{00})+(R_{01}-R_{00})$，因此基于相加模型，吸烟和石棉在肺癌的发生有交互作用，根据大小可判定为协同作用。需要说明的是，在进行交互作用评价时，除发病率外，相对危险度指标（RR）和比值比指标（OR）同样也适用。其判定公式分别为$RR_{11}+RR_{00}=RR_{10}+RR_{01}$和$OR_{11}+OR_{00}=OR_{10}+OR_{01}$。

与相加模型相似，相乘模型是评价同时起作用的A、B两个因素的相对风险等于A因素的相对风险乘以B因素的相对风险。即判定$R_{11}/R_{00}=(R_{10}/R_{00})\times(R_{01}/R_{00})$，当这个条件满足时，说明$A$、$B$两个因素基于相乘模型无交互作用，当$R_{11}/R_{00}\neq(R_{10}/R_{00})\times(R_{01}/$

· **相加模型：** 评价同时起作用的 AB 两个因素的超额风险等于 A 因素的超额风险加上 B 因素的超额风险。

$$R_{11} - R_{00} = (R_{10} - R_{00}) + (R_{01} - R_{00})$$

$$\downarrow$$

$$R_{11} + R_{00} = R_{10} + R_{01}$$

factors level		B		total
		+	−	
A	+	R_{11}	R_{10}	n_3
	−	R_{01}	R_{10}	n_4
total		n_1	n_2	n

吸烟	石棉暴露	肺癌发病率(1/10万)
+	+	1500
+	−	300
−	+	300
−	−	60

$$R_{11} - R_{00} = 1500 - 60 = 1440$$
$$\left.\begin{array}{l} R_{10} - R_{00} = 300 - 60 = 240 \\ R_{01} - R_{00} = 300 - 60 = 240 \end{array}\right\}480$$
$$R_{11} - R_{00} \neq (R_{10} - R_{00}) + (R_{01} - R_{00})$$

基于相加模型吸烟和石棉对肺癌发生有交互作用

图 29-2　基于相加模型描述和评价交互作用、效应修饰

R_{00}）时，说明基于相乘模型的交互作用存在。如图29-3所示，一项吸烟与肺癌的队列研究中，研究对象同时暴露于吸烟和石棉后的肺癌发病率明显高于仅暴露于吸烟的研究对象，以及仅暴露于石棉的研究对象。研究结果整理见图29-3，应用相乘模型评估吸烟和石棉在肺癌发生过程中的交互作用。根据相乘模型理论，首先计算同时暴露石棉和吸烟的肺癌发病相对风险 R_{11}/R_{00}=1500/60=25，然后分别计算仅暴露石棉的肺癌发病相对风险 R_{01}/R_{00}=300/60=5，仅暴露吸烟的肺癌发病风险 R_{10}/R_{00}=300/60=5；$R_{11}/R_{00}=R_{10}/R_{00} \times R_{01}/R_{00}$，因此基于相乘模型，吸烟和石棉在肺癌的发生无交互作用。同样需要说明的是，在进行交互作用评价时，除发病率外，相对危险度指标（RR）和比值比指标（OR）也同样适用。其判定公式分别为 $RR_{11} \times RR_{00} = RR_{10} \times RR_{01}$ 和 $OR_{11} \times OR_{00} = OR_{10} \times OR_{01}$。如前所述，相加模型是评价同时起作用的 A、B 两个因素的超额风险等于 A 因素的超额风险加上 B 因素的超额风险，而相乘模型是评价同时起作用的 A、B 两个因素的相对风险等于 A 因素的相对风险乘以 B 因素的相对风险。需要提醒的是，在临床研究中，相加模型适用面更广，相乘模型多用于基因相关研究。另外，研究交互作用可以帮助人们了解这些因素的生物学特征，但是混杂因素并不是一个因素固定不变的特征，其在一项研究中它可能起到混杂的作用，而在另一项研究中，它却可能是交互作用。因此，临床研究中可能会出现下面四种情况，①有混杂，但无交互作用；②无混杂，仅为交互作用；③混杂和交互作用同时存在；④混杂和交互作用均不存在。研究人员在评价时应根据具体情况进行分析。

对于一项口服避孕药与心肌梗死病例对照研究的例子，在分层分析初步识别年龄和口服避孕药对心肌梗死存在潜在的交互作用后，接下来就可以开展交互作用的描述和评价。如图29-4所示，首先根据分层后的数据进行叉生分析，计算 OR_{11}、OR_{10}、OR_{01}、OR_{00}，然后分别用相加模型和相乘模型进行评价，基于相加模型，得到 $OR_{11}+OR_{00} \neq OR_{10}+OR_{01}$，即年龄和口服避孕药对心肌梗死基于相加模型存在交互作用；基于相乘模型，同样 $OR_{11} \times OR_{00} \neq OR_{10} \times OR_{01}$，即年龄和口服避孕药对心肌梗死基于相乘模型也存在交互作用。

- **相乘模型：** 评价同时起作用的 AB 两个因素的相对风险等于 A 因素的相对风险乘以 B 因素的相对风险。

$$R_{11}/R_{00} = (R_{10}/R_{00}) \times (R_{01}/R_{00})$$

$$\downarrow$$

$$R_{11} \times R_{00} = R_{10} \times R_{01}$$

factors level		B		total
		+	−	
A	+	R_{11}	R_{10}	n_3
	−	R_{01}	R_{10}	n_4
total		n_1	n_2	n

吸烟	石棉暴露	肺癌发病率(1/10万)
+	+	1500
+	−	300
−	+	300
−	−	60

$$R_{11}/R_{00} = 1500/60 = 25$$
$$\left.\begin{array}{l} R_{10}/R_{00} = 300/60 = 5 \\ R_{01}/R_{00} = 300/60 = 5 \end{array}\right\} 25$$
$$R_{11}/R_{00} = (R_{10}/R_{00}) \times (R_{01}/R_{00})$$

基于相乘模型吸烟和石棉对肺癌发生无交互作用

图 29-3 基于相乘模型描述和评价交互作用 / 效应修饰

	<40岁			≥40岁		
	服用OC	未服用OC	合计	服用OC	未服用OC	合计
病例	21	15	36	18	99	117
对照	17	59	76	7	95	102
合计	38	74	112	25	194	219

叉生分层

$$\downarrow$$

年龄≥40岁	服用OC	病例	对照	相对危险度OR
+	+	18	7	(18×59)/(15×7)=10.11
+	−	99	95	(99×59)/(15×95)=4.10
−	+	21	17	(21×59)/(15×17)=4.86
−	−	15	59	1

相加模型	相乘模型
$OR_{11} + OR_{00} = OR_{10} + OR_{01}$	$OR_{11} \times OR_{00} = OR_{10} \times OR_{01}$
$10.11 + 1 > 4.10 + 4.86$	$10.11 \times 1 < 4.10 \times 4.86$

图 29-4 年龄和口服避孕药对心肌梗死影响的交互作用评价

第三十章 临床研究项目申请书的撰写与立项

> **导言**
>
> 临床研究是基于临床实践提出科学问题并据此开展科学研究的一种重要形式，是医务人员从事科学研究获取经费的重要来源。与工程师建造大楼需要设计图纸一样，医务工作者开展临床研究也需要一个参考，这份参考就是临床研究项目申请书。临床研究项目申请书撰写是申请科研项目的主要方式，一份好的临床研究项目申请书是叩开科学研究大门的敲门砖，也是通向临床研究科研之路的第一步。临床研究项目申请书通常包括申报人基本信息、项目书正文、立项意见等部分。正文部分是临床研究项目申请书撰写的重点内容，通常包括立项依据、研究内容、技术路线、研究目标、创新性、预期成果、经费预算、项目组成员等内容。本章从临床研究选题切入，介绍临床研究项目申请书撰写时各个部分需要注意的细节及要点，以期为临床医务工作者撰写临床研究项目申请书时提供参考。

第一节 临床研究项目申请书的内容框架

临床研究项目申请书撰写是申请科研项目的主要方式，一份好的临床研究项目申请书是叩开科学研究大门的敲门砖，也是通向临床研究科研之路的第一步。临床研究是医务人员从事科学研究获取经费的重要来源，近年来在中国具有广泛影响。临床研究项目申请书的格式依据经费资助单位的不同存在一定的差异性，但通常包括申报人基本信息、项目书正文、立项意见三部分。如图30-1所示，临床研究项目申请书包括封面页、一般情况、立项依据、课题目标、技术路线、工作基础、完成形式、考核指标、年度计划等部分。其中，正文部分是临床研究项目申请书撰写的重点内容，临床研究项目申请书在撰写时应做到文字简洁、逻辑清晰、重点突出、图文并茂，体现项目的创新性、逻辑性和科学性。本章就临床研究项目申请书正文部分的内容介绍如下，以期为临床医务工作者撰写项目书提供参考。

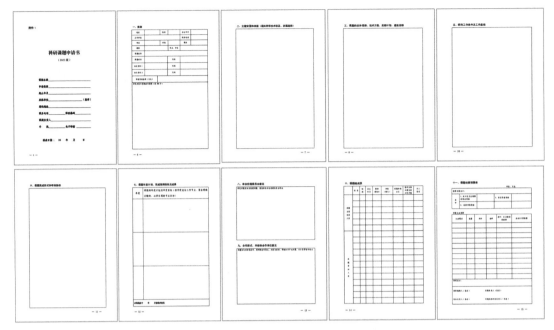

图 30-1　临床研究项目申请书的内容框架

第二节　临床研究项目申请书正文核心内容撰写要点

如第一节所述，临床研究项目申请书撰写是申请科研项目的主要方式。一份好的临床研究项目申请书主要包括封面页、一般情况、立项依据、课题目标、技术路线、工作基础、完成形式、考核指标、年度计划等部分。临床研究项目申请书正文部分是一份临床研究项目申请书的核心，通常包括立项依据、研究内容、技术路线、研究目标、创新性、预期成果、经费预算、项目组成员等内容。本节将重点介绍临床研究项目申请书正文中各个部分的撰写要点和注意事项。

一、临床研究项目选题

选题是撰写临床研究项目申请书的起点和前提。临床医务人员提出合适的科研题目离不开平时的点滴积累，以及大量的文献阅读。在此基础上，仔细阅读项目指南非常关键。每一个临床研究项目的发布通知均附有填写说明、申报要求、申请书模板等相关说明文件，在进行申报之前应首先仔细阅读上述文件，仔细推敲指南中重点支持方向，明确自己是否符合申请该科研项目的条件和要求，与基金项目所资助的学科类型是否相符。

对于如何选择一个合适的临床研究，研究人员可以通过临床实践提出科学问题或通过文献阅读进行选题。临床研究是将已知的规律运用于预防、诊断、治疗、康复等方向，或运用于医学新技术和新设备的开发。每一项临床研究的最终目的均为应用于临床，提高临床疗效，使患者恢复健康。因此，临床研究不应该与临床工作脱节，而是"从临床中来，到临床中去"的过程。医学虽然在长期的临床实践过程中积累了丰富的经验，但面对现代疾病谱系的变化，医学新技术、新方法的不断创新应用，也需要不断探索，从古籍阅览和现代研究中回答"什么是""如何做""为什么"等临床提出的问题。临床实践是产生临床研究问题的根本来源，也是检验科研结论客观与否的标尺，临床医务人员应当在接触临床的过程中做个有心人，深入思考，勤于研究，临证实践，才能做到临床科研一体化发展。另外，文献阅读也是临床研究选题的重要来源。在信息技术飞速发展的当今社会，大量临床研究资料在网络上得到汇总和共享。因此，临床医务人员应学会利用丰富的网络学术资源，了解当下针对该领域研究的前沿和进展，在现有研究的基础上，通过逻辑推理等方式，针对自己的临床问题提出科研假设。通过文献阅读，既能了解该领域过去的研究经验和最新的前沿进展，又能够学习到前人研究的思路、经验和反思，是培养科研思路，开展科研项目的必经之路。此外，本书第六章对如何进行临床研究选题进行了详细阐释，可供学习参考。

确定临床研究题目时，研究人员要做到用恰当的词汇简洁明了地反映研究的主要目的和方法，同时体现研究内容的科学性，起到提纲挈领的作用。好的临床研究题目要抓眼球，让人有眼前一亮的感觉。因此，临床研究项目的创新点、新技术等与众不同之处，要在题目中有所反映。题目一般要求不超过25个字，避免选题范围过大、过小或表述不清。含混不清的研究题目难以得到评委关注。在确定题目前应充分查阅相关文献，避免选题重复；在临床研究项目申请书撰写完成后，要再次对题目字斟句酌，做到恰到好处。

二、临床研究项目摘要

临床研究项目的摘要是整篇临床研究项目申请书的点睛之笔，包含在正文的简表内，通常字数要求不超过400字，虽然篇幅较小，却在整篇临床研究项目申请书中占据统领地位。项目摘要是临床研究项目申请书中其他部分的高度概括和凝练，是评审专家获取项目立项依据、研究内容、创新点的最直接方式，更是吸引评审专家关注，继续阅读临床研究项目申请书正文的关键点。项目摘要应当清晰、简明地概括所申请项目的背景、内容、意义和目的，前期工作基础往往在背景中点出，科学假说通常放在研究内容之中，用简要的句子回答"为什么""做什么""怎么做"的问题，重点突出项目的创新点，叙述逻辑清晰，层次分明，语言流畅，避免出现病句、错别字等低级错误。由于撰写项目摘要需要对整个项目书做到充分把握，因此往往在整个项目书起草完毕后，再高度凝练项目摘要，并且反复推敲，做到"多一字冗长，少一字不足"，才能起到画龙点睛的作用。

三、临床研究立项依据

立项依据包括项目来源、研究意义、国内外研究现状及参考文献，是最能够反映所申请项目意义的部分，也是考验临床研究项目申请书撰写人能力的重要部分，更是评审专家重点评阅的部分，是整个项目申请书的基石和核心。临床研究项目来源是要明确提出该项目的理论和实践推理过程，该过程要符合科学规律和事物发展逻辑，证明项目的提出并非天马行空，而是具有肯定的逻辑推理过程和前期研究基础。临床研究的意义则是要回答

"为什么要做这个项目"，需要分析所申请研究项目具有的理论和实践价值，以及将来可能具有的社会和经济价值，从而让评审者感受到进行该研究的必要性和重要性。开展临床研究之前，项目申请人需要全面梳理该研究领域的国内外研究进展，了解该领域的最新前沿发展动态，才能客观提出现有研究的不足之处，为所申请的科研项目提供依据。立项依据要围绕所开展的研究展开讨论，特别是研究方案中提到的病种、研究指标、技术、方法等，应在立项依据中重点体现。

四、研究目标、研究内容及拟解决的关键科学问题

临床研究的目标应按照研究性质不同分别体现项目在科学理论或临床实践中的意义，重点阐释临床研究中新技术的开发和应用在临床实践中的价值和意义，应有明确的应用目标。若研究周期较长，可在研究总目标之外再设定阶段性目标。研究目标通常不超过3个。

研究内容在撰写时应围绕主题，详细阐明研究过程，包括研究对象、研究方法、观察指标、评价方式等内容，要求语言简练，重点突出，详略得当，真正对研究过程中的技术关键进行突破，着重描述创新思路，对重点难点部分提出解决方案。

拟解决的关键科学问题是指基于对研究内容的分析提炼出的研究项目的关键点，而非研究中遇到的技术难点，是临床研究项目申请书的核心，是所申请项目研究的意义所在。科学不仅是对表象的观测，更是要阐明研究背后的原因和逻辑。关键问题的提出需要申请者全面掌握研究内容和思路，体现项目申请者对于项目执行内容和最终目标的认识程度。申请者应对研究的意义和内容进行全面回顾和高度凝练，以简要的文字把关键问题亮出来。

五、项目特色和创新点

临床研究的特色与创新之处是临床研究项目申请书的一大重点内容，是使临床研究项目申请书能在众多申请书中脱颖而出的关键，在专家评阅临床研究项目申请书后是否给予立项的重要参考。临床研究过程中的特色和创新点可以理解为，当前申请的项目相较于过去已有项目的研究内容和方式有哪些创新的亮点，有哪些独特或不同之处。临床研究的创新点通常包括材料创新、方法创新等多个方面的创新。例如，材料创新，申请人要重点介绍所选择研究材料的优势和意义；方法创新，申请人则主要阐明新研究方法的优缺点，以及与传统方法的区别等。该部分应依据所申请项目的实际情况进行分析，深挖项目的创新性，展现项目特色。

六、项目研究方案及可行性分析

临床研究项目申请书中，项目研究方案及可行性分析是核心内容，通常包括研究方法、技术路线、临床研究干预手段、关键技术等说明，主要介绍研究的具体实施过程，在

撰写时要求逻辑清晰、层次分明、表述明确。临床研究项目申请人可参考CONSORT声明进行撰写，提高临床研究方案撰写的规范性。

临床研究方法和技术路线是实现研究内容的途径，也是评审专家判断临床研究可行程度的依据。临床研究方法的设计应尽可能详尽，考虑到在研究过程中可能出现的种种问题；在设计研究时可根据需要，使用多种先进科学研究方法达到研究目的。在此部分中应对前面提到的拟解决的关键问题提出解决方案。

对于临床研究项目中的技术路线，通常可以使用图表方式展示，辅以必要的说明文字，务必图文清晰，有条理，涵盖研究方案的主要关键点，便于评审专家在短时间内充分了解研究思路。如图30-2所示，项目申请人采用流程图方式展示了RCT中，研究对象的纳入/排除、随机分组情况、干预随访和统计分析情况。

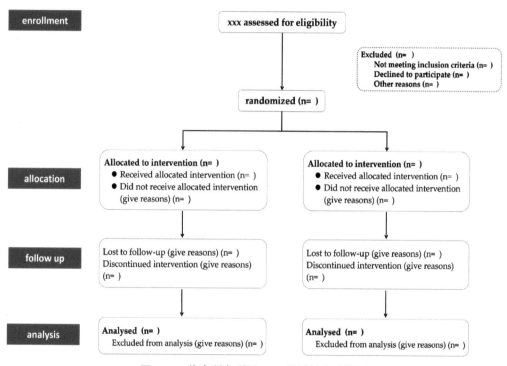

图 30-2 临床研究项目 RCT 设计技术路线图

七、年度计划及预期成果

研究年度计划安排是指在指南限定的研究时间内对研究过程的时间提前进行合理规划，通常以简表的形式呈现，使评审专家确信申请者有能力在预期时间内完成既定的研究内容。研究计划也是项目阶段性考核的重要依据，需依据实际情况合理填报。临床研究的年度计划通常以3～6个月作为一个阶段，列出每一阶段拟定要完成的研究内容及考核指标。

临床研究预期成果是指在研究结题或阶段性评价时预期可取得的研究成果及形式。通常研究成果以论文、专著、研究报告等形式体现；临床研究的预期成果通常以诊疗技术的优化、方案指南、技术总结、专利、测试报告、研发产品等方式呈现。预期成果需明确具体列出成果的类型和数量，还可以包括团队建设以及人才培养。需要提醒的是，申请人在撰写申请书时，不可为了增加竞争力而不切实际地盲目扩大预期成果，而是要根据实际情况进行设定。

八、研究基础和工作条件

项目申请人的研究基础与工作条件是主要评估申请人所申请项目的可行性。研究基础包括研究团队前期已经开展的与本项目相关的研究工作和已取得的研究成果，项目申请者及课题组成员的科研背景、已完成的课题专项等。在撰写研究基础部分时，与本项目无关的工作不要罗列在此，否则反而会冲淡主体，前后不连贯。发表的论文、获得的专利等前期工作，也可以在本部分列出。

工作条件是指项目组已具备的实验条件、尚缺少的实验条件和拟解决的途径。本部分主要体现申请人完成所申请项目的条件、技术和人员保障，同时也要求申请人提供正在承担的与本项目相关的科研项目情况和完成的临床研究项目的情况。

九、经 费 预 算

项目经费预算是开展科研活动的重要前提条件，与项目申报人所申请的项目资金项目联系密切，也是评审专家重点关注的内容之一。目前科研项目经费包含直接费用与间接费用，直接费用又包括材料费、差旅费、国际交流费、会议费、测试化验加工费、出版/文献/信息传播/知识产权事务费、专家咨询费、劳务费、设备费、燃料动力费和其他费用，间接费用是拨付给研究单位、研究团队的经费，用于办公及研究条件支撑及项目组奖励。项目申请人应依据项目的实际需要和科研经费相关规定合理规划经费预算，了解科研经费使用规定。规划预算时，申请人应在实事求是的前提下尽可能为物价上涨等不可控因素留有余地，避免因超出预算或预算不合理而导致研究进度停滞。

第三十一章 科研论文的写作要点和注意事项

> **导言**
>
> 　　科研论文的写作是医务人员对其学术成果与科技信息运用数据、文字、图表和符号等加以表达，进行科学分析和概括，使其研究内容升华为理论文章的过程。无论是从事基础医学研究（basic medical research）还是临床医学研究（clinical medical research），研究人员完成科研项目的设计、资料采集和统计分析等工作后，最后一项重要任务就是将研究结果撰写成科研论文，以便与国内外同行进行交流和传播，提高科研成果的影响力和知名度。撰写科研论文是科研工作的重要组成部分，它对存储科研信息、启迪学术思想、提高研究水平、培养研究人员、考核业务水平等都起着重要作用。同时，科研论文撰写也是展现和交流研究成果的一种重要形式，是扩大科研成果传播广度和影响力的重要载体。一篇撰写规范、符合杂志社规定和要求的研究论文更容易得到编辑人员和同行评议专家的认可，提高论文的录取刊发概率，加快科研成果的传播；相反，科研论文如果撰写不规范、存在问题，将会影响到科研工作的公开发表，需引起广大科研工作者和研究生的重视。本章以"论著"题材为例，重点阐述科研论文的架构、论文各部分的撰写要求和要点，论文中易被疏忽和常见的错误等内容，为今后研究人员和研究生规范撰写科研论文提供依据和参考。

第一节　科研论文撰写原则

　　不同类别的科研论文在写作目的、主体内容和表达形式上可能会存在一些区别和差异，但论文写作的基本原则一致，即要真实、客观地反映事物的本质，反映事物的内部规律，体现科研工作的科学性、创新性、规范性。因此，科研论文撰写要遵循科学性、实用性、创新性、规范性和可读性原则。

一、科　学　性

　　科学性是科研论文撰写的立足点和第一准则。缺乏科学性的论文如同没有灵魂，将失去一切价值和公开发表的意义。通常情况下，科研论文的科学性体现为：①论文中数据真实可靠、样本取材确凿、内容客观真实；②研究的设计严谨规范、研究过程周密有质控；③研究方法符合逻辑、体现一定的先进性和创新性；④试验过程和临床资料的采集源于客观实际，经得起他人的重复和实践验证；⑤研究数据全面可靠，统计分析方法合理规范；⑥分析结果客观和具有说服力，符合辩证逻辑原理。

二、实 用 性

实用性是科研论文的实用价值，是研究结果实践指导意义的体现。科研论文的实用性评价主要关注其产生的社会效益和经济效益，论文所阐述的理论是否可以指导临床实践，研究结果是否能够现促进有的临床诊疗工作，是否能够推进现有的中医、西医研究理论，是否能够解决疾病诊断中的某个技术问题等。凡是能够提高临床技术水平或推进医学发展的论文一般均具有较好的实用性，发表后将具有较高的科学价值和社会价值。

三、创 新 性

研究成果的先进性和新颖性是科研论文创新性的重要体现。好的科研项目和论文一般具有新见解、新发明、新技术、新发现、新材料等共性特点。相比于原始创新，对现有技术和研究方法的改进和优化也是研究创新性的体现，但要做到有研究人员自己的见解。另外，研究人员在追求研究论文创新性的同时要坚决摒弃潜在的伪科学，不能脱离客观实际，要始终遵循科研工作的真实性和科学性。

四、规 范 性

科研论文写作有其特定的规范，一般在论文格式、题目设定、资料引用、图表制作、公式计量单位、注释的标明等方面都有明确要求和规定，研究人员在撰写科研论文时一定要遵守这些规定，体现科研论文的规范性。此外，在科研论文写作中，无论将动物还是人作为研究对象都可能会涉及伦理学问题，因此科研论文一定要重视伦理问题，阐述清楚临床研究的伦理审批情况，也是研究规范性的一个重要方面。

五、可 读 性

科研论文写作要简明扼要、逻辑性强、文章阅读顺畅无障碍是可读性的重要体现。论文的可读性一般取决于论文撰写人员的语言文字功底和逻辑思维能力。在论文写作时要努力做到：①文章结构严谨，符合逻辑思维习惯；②层次分明，要按照论文的格式约定，依次表达；③语言简明、用词准确、切忌使用副词和形容词等"散文、小说"式语言表达；

④准确表达本意，看门见山、直截了当；⑤正确使用标点符号；⑥论文中如有图表，要对内容用注解方式进行详细标注。

第二节 科研论文架构

科学研究是一项细致、规范、严谨的工作，因此对于呈现科学发现和研究成果的科研论文撰写有着严格的要求和规定。与作家写小说不同，科技工作者撰写科研论文不仅要体现研究成果的创新性和新颖性，更应该遵循科研论文写作对规范性的严格要求。无论研究人员撰写中文科研论文还是英文科研论文，均需要在严格的框架规定范畴内完成。如图31-1所示，中文科研论文的架构一般包括题目、中文摘要和关键词、英文题目、英文摘要和关键词、导言/前言/背景、材料与方法、结果、讨论和结论、参考文献等部分。英文科研论文的架构一般包括题目（title）、摘要（abstract）、关键词（key words）、前言/背景（introduction/background）、方法（methods）、结果（results）、讨论（discussion）/不足和展望（limitation）、结论（conclusion）、参考文献（reference）、致谢（acknowledgment）等内容。整体上看，中文科研论文与英文科研论文在架构上存在一些差异，但总体架构和要求一致，研究人员要按照这些框架要求撰写论文，往往可以起到事半功倍的效果。需强调指出的是，研究人员撰写论文时，特别是完成论文撰写准备投稿之前，一定要认真阅读目标杂志的"投稿须知"或"For Authors, Preparing your manuscript"的内容，对文章进行必要的修改和调整。特别是SCI英文论文投稿，个别杂志对文章结构或参考文献有特殊的规定和要求，研究人员一定要按照要求修改，否则可能会被直接拒稿。

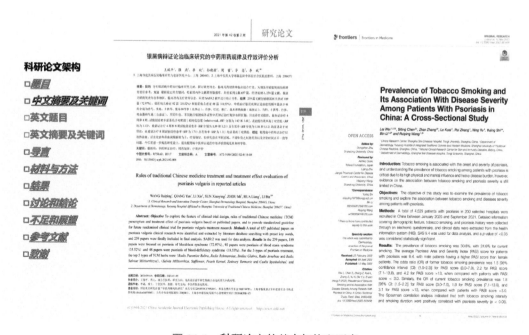

图 31-1 科研论文的基本架构和要素

第三节 科研论文中各构成部分的撰写要点和注意事项

一、题目（title）

题目是科研论文的"眼睛"，是吸引读者阅读和文章发表后数据库检索的关键。无论是中文科研论文还是英文科研论文，一般均要求题目具备简洁、新颖、清晰、概括、凝练等特征。一个好的科研论文题目，既可凝练概括文章的核心内容，又可把研究的设计特点、创新性进行清晰明确的表述。例如，2018年发表在 The Lancet 上的一篇临床试验研究，其题目为 Efficacy and safety of risankizumab in moderate to severe plague psoriasis （UltlMMa-1 and UltlMMA-2）: results from two double-blind, randomised, placebo controlled and ustekinumab controlled phase 3 trials，该论文题目不仅明确地表述了研究的目的是评价瑞莎珠单抗治疗中重度斑块型银屑病的疗效和安全性，同时把研究的特点和创新性进行了描述，即分别以乌司奴单抗和安慰剂为对照的随机、双盲、Ⅲ期临床试验。此外，对于论文题目的长度，有些杂志有明确的规定，研究人员在投稿前认真阅读一下"投稿须知"或"For Authors，Preparing your manuscript"，根据要求对题目进行适当的修改和调整即可。

二、摘要（abstract）

研究人员除需要重视科研论文题目外，文章的摘要同样具备举足轻重的作用。阅读文章摘要往往是读者获取一篇文章核心内容最便捷的方式，也是决定读者后续是否会下载全文认真阅读的关键。科研论文的摘要一般包括两种撰写类型，即结构式和一段式。目前，大多数的中文期刊和英文期刊均要求研究人员采用结构式撰写摘要，结构式摘要包括目的、方法、结果和结论四个部分，一般要求研究人员用350～500字的篇幅通过上述四个部分把文章的核心内容表述清楚。相比于结构式摘要的框架式规定，一段式摘要给予研究人员更大的自由空间去完成论文核心内容的提炼和表述。尽管一段式摘要没有条条框框的限制，但同样要求研究人员用350～500字的篇幅把研究背景、研究目的、研究方法和过程、结果和结论等文章的核心内容进行凝练概括，其撰写难度和要求与结构式摘要没有本质上的差异，研究人员根据目标投稿杂志的具体要求撰写即可。

三、关键词（key words）

关键词是科研论文录用发表后，被同行研究人员检索的核心词汇。好的关键词能够概括和展现论文的核心内容和特点，可以扩大科研成果传播的广度和影响力。一般情况下，一篇科研论文中设置3～8个关键词为妥，不宜过多。关键词可以参考论文的题目确定，因为一个好的论文题目具备简洁、新颖、清晰、概括、凝练等特征，是文章核心内容的凝练概括，是论文相关科研工作设计特点、创新性的清晰表述。

四、前言 / 背景（introduction/background）

前言和背景是科研论文正文的第一部分，需要清楚表述论文中相关科研工作的执行背景、研究进展、研究目的和意义等内容，在内容安排上应体现言简意赅、层层推进的特点。如图31-2所示，撰写规范的前言和背景应阐述以下五个方面的内容：①本论文研究的"疾病"或科学问题是什么；②该"疾病"或科学问题的严重程度和危害性如何，这部分可以用疾病发病率、患病率、病死率、疾病负担、伤残调整寿命年、质量调整寿命等指标展现；③针对上述疾病和科学问题，目前国内外的研究进展如何，做了哪些工作，研究结果如何；④基于前期研究结果，研究人员认为还仍存在哪些问题，或者该研究领域的瓶颈问题是什么；⑤本研究准备解决什么问题，本研究的科学假设是什么，以及本研究的目的是什么。在篇幅长度上，中文科研论文的前言部分一般要求500字左右，研究人员需要具有高度概括凝练内容的功底，在有限的篇幅内把上述五个方面的内容交代清楚。英文科研论文一般对前言篇幅长度不做具体要求，研究人员用适当的篇幅把上述五个问题逐步递进地交代清楚即可。一般情况下，研究人员可安排3～5个段落，篇幅长度以小四号字体、单倍行距A4纸1～2个页面为宜，其中研究目的单独成为一段更佳。

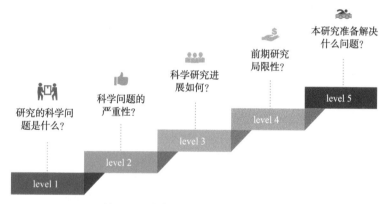

图 31-2 科研论文前言和背景部分应包含的内容和要素

五、方法（methods）

科研论文中，方法学部分是保障研究内容和研究结果可重复性的核心和关键。撰写良好的方法学部分不仅要做到内容翔实、操作步骤清晰易懂，还应该保证整个研究过程的逻辑性、规范性和可复制性。

对于实验类论文，方法学部分应包括以下几个方面：①实验动物或细胞/组织等，应详细说明研究中所使用的动物类别（大鼠、小鼠、豚鼠等）、窝别、雌雄、月龄、体重、分组等信息；对于细胞和病理组织等材料，应描述获取途径、培养条件、细胞传代等内容；②实验仪器和试剂，要描述研究中所用到的主要实验仪器名称和生产厂家，试验试剂名称、浓度和生产厂家等信息；③实验技术，要对研究中主要实验技术和操作过程进行概括描述，包括试剂稀释配制、操作流程、主要实验观察节点、实验结果读取方式等内容；④统计分析，应交代清楚数据分析所用的统计软件（SAS、SPSS、Stata等）、统计学描述（定量变量和定性变量用什么指标描述）、统计学推断、检验水准（$\alpha < 0.05$或0.01）等内容。

对于临床研究类论文，方法学部分应包括以下几个方面的内容：①研究现场，说明临床研究项目实施的地点，还要把整个研究项目实施的时间周期交代清楚；②研究对象，包括诊断标准、纳入标准、排除标准等；③样本量估算和分组，研究人员需交代清楚研究设计类型、样本量的计算依据，纳入研究对象如何分组，若采用随机化分组还应说明具体的随机化方案，分配隐藏等内容；④临床研究是否采用盲法，具体的设盲方案和揭盲方案；⑤干预方法和数据采集方式，研究人员需要详细交代干预方案的具体内容，同时阐述研究中数据的采集方法（CRF、电子数据采集平台等）；⑥研究结局的评价指标，临床试验研究应区分主要疗效指标（一般仅设置1个）和次要疗效指标；⑦数据集（全因子集、符合方案集、安全集等），分析指标的定义和分类标准等（如吸烟、饮酒、年龄分组依据等）；⑧统计分析方法，应交代清楚数据分析所用的统计软件（SAS、SPSS、Stata等）、统计学描述（定量变量和定性变量用什么指标描述）、统计学推断、检验水准（$\alpha < 0.05$或0.01）等内容。同时，对于临床研究论文，还需要交代研究的伦理审批和研究对象的知情同意的情况，不能遗漏。

在篇幅长度上，中文科研论文的方法学部分一般在500～1000字，研究人员需要在有限的篇幅内把上述4～8个方面的内容写清楚。而英文科研论文对方法学部分的篇幅长度不做具体要求，但要求内容翔实，越细越具有可重复性越好，最佳的效果是其他研究人员可以根据方法学描述的内容将整个研究过程完全重复出来，操作过程无异议。

六、结果（results）

科研论文结果部分是呈现研究成果的重要地带，无论是中文论文还是英文论文，一般对结果部分都没有太多的限制和规定。因此，研究人员可以充分利用这部分内容的自由度，把研究结果用规范的图表和描述展示出来，体现出研究成果的规范性、新颖性、科学性和可读性。一般来讲，经验丰富的科研人员完全可以根据自己的思路和想法展示结果，只要保证内容的逻辑性和科学性即可；但对于初学者或缺乏写作经验的研究人员，可以参照一般人口学特征、结局变量的单因素分析和结局变量的多因素分析这三个层次撰写。在图表制作方面，一定要遵守统计学对图表制作规范的要求。科研论文中，表格要采用三线表绘制，特殊情况在表格下面用备注说明；图的绘制要遵守绘图要求，基本要求包括：①多余元素一个都不要留；②必要元素一个不能少；③刻度线在图形之外；④匀称简洁大方，纵横坐标交叉点为"0"；⑤图表标题放在图形的下方；⑥按照一定的顺序排列横坐标元素；⑦合理标注。此外，结果部分的描述应根据统计分析结果进行概括性叙述，把数据的特征和特点用规范的语言讲清楚即可，不要对数据背后所反映的信息进行解释和讨论，否则就会出现结果和讨论混在一起的现象，研究人员一定要引起重视并避免上述情况的发生。

七、讨论（discussion）

讨论部分是研究人员根据统计分析结果，结合项目团队前期研究或既往其他研究人员发表的文献，来比较分析研究结果的异同点，阐述出现这些异同点的原因，并结合既往理论知识对研究结果数据背后的信息进行分析的阶段；同时也是凝练总结，阐述研究创新性、科学新发现、临床新应用，以及后期推广前景、未来科研方向的重要领地。对于讨论部分，很多研究人员反应难以下笔，不知道如何写以及写什么。对于这些情况，笔者也同样有这样的感受，审稿过程中也发现许多论文作者的讨论部分存在要么寥寥几句，要么洋洋洒洒却不知所云等问题。对于讨论部分的撰写的确存在难度，初学者或经验相对缺乏的研究人员很难写出比较满意的论文讨论。对于这个部分，可以参考以下几个步骤和顺序来撰写。首先，讨论第一段，研究人员可以对本研究中的重要发现和内容进行概括总结，初步指出研究的特点和优势。其次，从第二段开始，研究人员可以根据研究结果，挑选出论文中的新发现和重要信息，然后针对这些新发现和重要信息，查阅文献，阐述前期研究与本研究中的新发现和重要信息存在异同点的原因，并结合既往理论知识对研究结果数据背后的信息进行分析，每个知识点都可以单独成段。最后，安排1～2个段落阐述本研究的创新点和不足，指出未来该领域需要改进或努力的方向。需指出的是，对于创新点和不足这个部分，中文科研论文不做强制性要求，但英文科研论文必不可少，研究人员撰写论文时一定要注意。

八、结论（conclusion）

科研论文的结论部分是对整篇文章内容的进一步凝练和概括，一般200字左右。相比于讨论，研究结论部分是对文章精华内容再次升华提炼，一般要总结性地给出文章明确的研究发现，还可以简单阐述研究成果的后期临床应用和推广前景。

九、参考文献（reference）

参考文献是科研论文框架中的最后一个部分，是研究人员在前言、方法、讨论等内容撰写时所引用的文献资料的汇总。对于参考文献，很多研究人员没有给予足够重视，在审稿中经常发现参考文献方面的问题。对于参考文献，提出以下建议供研究人员参考：①参考文献应尽可能选择近5年内发表的文章，英文文献可选择近10年内发表的文献；②参考文献中的内容应与被引用的文字描述一致，不能随便添加参考文献；③参考文献的格式要规范，应根据杂志社要求书写，具体内容可参考"投稿须知"或"For Authors，Preparing your manuscript"，一般中文论著参考文献20篇以内；英文论著40篇左右为宜，研究人员可以根据具体情况确定。

第四节 科研论文撰写常见错误示例

在方法部分，常见的错误包括研究时间段缺失、无样本量计算、研究对象纳排标准不规范等问题。如图31-3所示，有些研究人员和研究生撰写论文时，通常容易忘记描述研究对象纳入时限；在样本量计算方面，通常存在无样本量计算公式、样本量公式选择错误、样本量公式中的符号无解读，无法核实计算是否正确、样本公式和实际计算不符等方面的问题，需引起重视，避免这些常见错误。

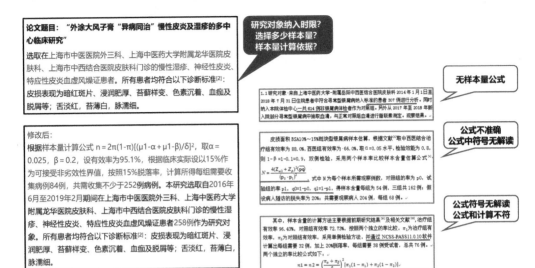

图 31-3   科研论文写作方法部分常见问题示例

在统计表制作方面，需采用三线表。论文中常见的不规范和错误如表31-4所示，包括非规范三线表、表格内容散不概括、表格表达不规范、表格跨页未添加表头、统计分析错误、小数点位数不统一、直接复制粘贴统计结果等情况。

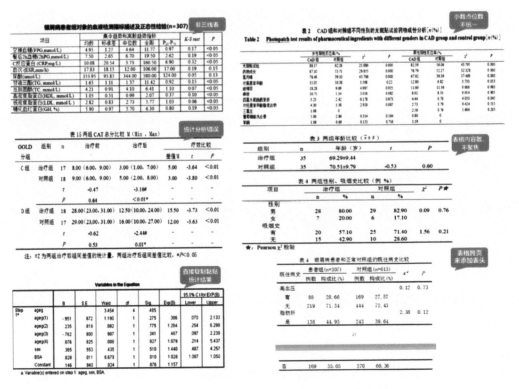

图 31-4   科研论文写作常见的表格制作不规范示例

在图绘制方面，如图31-5所示，一个规范的图需要包括的要素包括：图标题、横坐标轴和名称、纵坐标轴和名称、图例、数据、坐标轴刻度线。而论文中常见的不规范现象包括：图形表达形式不规范、缺少图表要素、网格线未去除、坐标轴刻度不规范、坐标轴交叉点不规范、直接复制粘贴统计图等，见图31-6。

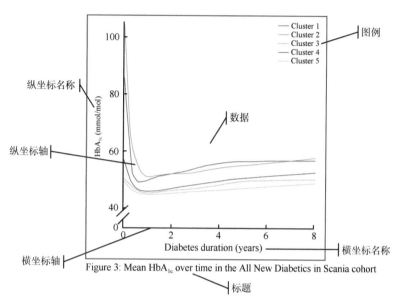

图 31-5 科研论文写作规范的图包含的要素

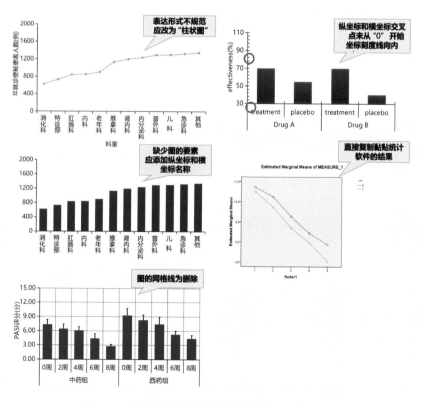

图 31-6 科研论文写作常见的图制作不规范示例

参 考 文 献

程琮，刘一志，王如德.Kendall 协调系数 W 检验及其 SPSS 实现 [J].泰山医学院学报，2010，31（7）：
　487-490.

邓伟，贺佳.临床试验设计与统计分析 [M].北京：人民卫生出版社，2012.

方积乾.卫生统计学 [M].6 版.北京：人民卫生出版社，2008.

巩浩雯，熊殷，刘玉秀，等.几种非线性混杂变量校正方法的性能比较 [J].中国卫生统计，2023，40（3）：
　326-330.

国家药品监督管理局药品审评中心.CDE 临床试验多重性问题指导原则（试行）[E].2020.

国家药品监督管理局药品审评中心.CDE 药物临床试验富集策略与设计指导原则（试行）[E].2020.

黄智濒.现代决策树模型及其编程实践：从传统决策树到深度决策树 [M].北京：机械工业出版社，2022.

姜慧勇，娄冬华.临床试验既往病史、不良事件和合并用药数据清理的方法 [J].南京医科大学学报（自然
　科学版），2018，4（10）：1463-1466.

赖春廷.决策树分类算法研究 [J].信息与电脑（理论版），2020，32（14）：59-62.

李立明.流行病学 [M].5 版.北京：人民卫生出版社，2003.

李仁忠，梁明理，陈诚，等.德尔菲法筛选耐多药结核病诊断治疗管理评价体系研究 [J].中华预防医学杂
　志，2012，46（4）：348-351.

李业棉，赵芃，杨崀惠，等.队列研究中纵向缺失数据填补方法的模拟研究 [J].中华流行病学杂志，
　2021，42（10）：1889-1894.

罗剑锋，金欢，李宝月，等.限制性立方样条在非线性回归中的应用研究 [J].中国卫生统计，2010，27（3）：
　229-232.

孙振球，徐勇勇.医学统计学 [M].4 版.北京：人民卫生出版社，2014.

汪靖翔.决策树算法的原理研究和实际应用 [J].电脑编程技巧与维护，2022（8）：54-56，72.

王瑞平.临床研究规范设计 PICO 原则 [J].上海医药，2022，43（3）：67-72.

王瑞平.随机对照临床试验设计中的样本量估算方法 [J].上海医药，2023，44（1）：48-52.

王瑞平.真实世界临床研究的分类和设计要点浅谈 [J].上海医药，2022，8（23）：63-67.

王瑞平，郭晓芹，毕安华.2010 年松江区上海世博会传染病风险评估分析 [J].疾病监测，2011，26（4）：
　305-309.

王瑞平，李斌.临床研究理论规范和实践 [M].上海：上海科学技术出版社，2023.

王瑞平，李斌.临床研究数据采集策略和要点 [J].上海医药，2022，43（9）：37-42.

王瑞平，李斌.临床医学研究数据库的创建和质量控制要点 [J].上海医药，2022，43（1）：10-14.

王瑞平，李斌.临床医学研究选题的规范和要点 [J].上海医药，2023，44（17）：47-50.

王瑞平，李斌.随机对照临床试验 CONSORT 声明解读 [J].上海医药，2022，43（5）：58-62.

王瑞平，肇晖，李斌.分析性临床医学研究：病例对照研究的设计要点 [J].上海医药，2023，44（21）：
　23-25，29.

王瑞平，肇晖，李斌.随机对照临床试验设计要点和规范 [J].上海医药，2022，43（7）：72-77.

王瑞平，肇晖，吴颖，等．分析性临床医学研究：队列研究的设计要点 [J]. 上海医药，2023，44（23）：30-31，39.

王晓晓，陶立元，李楠，等．限制性立方样条在非线性关联分析中的应用 [J]. 中华儿科杂志，2020，58（8）：652.

颜艳，王彤．医学统计学 [M]. 5 版．北京：人民卫生出版社，2020.

杨焕．新药上市前临床试验安全性数据的分析与评价 [J]. 中国临床药理学杂志，2009，25（5）：464-466，470.

詹思延．临床流行病学 [M]. 2 版．北京：人民卫生出版社，2015.

张良均．R 语言与数据挖掘 [M]. 北京：机械工业出版社，2016.

张燕．基于决策树的老年心血管疾病住院患者衰弱预测模型构建 [D]. 汕头：汕头大学，2021.

周蓓，于浩．临床试验逻辑核查的分类及应用 [J]. 中国临床药理学与治疗学，2019，24（6）：670-674.

周蓓，于浩．临床试验中严重不良事件一致性核对的优化 [J]. 中国临床药理学与治疗学，2018，23（4）：428-433.

Begg C，Cho M，Eastwood S，et al. Improving the quality of reporting of randomized controlled trials：The CONSORT statement [J]. JAMA，1996，276（8）：637-639.

CCTS 工作组．临床试验统计分析计划及统计分析报告的考虑 [J]. 中国卫生统计，2015，32（3）：550-552.

Chan A W，Altman D G. Epidemiology and reporting of randomised trials published in PubMed journals[J]. The Lancet，2005，365（9465）：1159-1162.

CONSORT transparent reporting of trials[J]. http：//www. consort-statement. org[2022-1-18].

DeVellis R F. Scale Development：Theories and Applications[M]. Newbury Park：Sage，1991.

Dong C Y，Zhou C M，Fu C Y，et al. Sex differences in the association between cardiovascular diseases and dementia subtypes：a prospective analysis of 464，616 UK Biobank participants [J]. Biology of Sex Differences，2022，13（1）：211.

Gamble C，Krishan A，Stocken D，et al. Guidelines for the content of statistical analysis plans in clinical trials[J]. JAMA，2017，318（23）：2337-2343.

Gurrin L C，Scurrah K J，Hazelton M L. Tutorial in biostatistics：Spline smoothing with linear mixed models[J]. Statistics in Medicine，2005，24（21）：3361-3381.

Harrell F E. Regression Modeling Strategies：with Applications to Linear Models，Logistic Regression，And Survival Analysis[M]. New York：Springer-Verlag，2010.

Jüni P，Altman D G，Egger M. Systematic reviews in health care：Assessing the quality of controlled clinical trials [J]. BMJ，2001，323（7303）：42-46.

Kakkar A K，Padhy B M，Sarangi S C，et al. Methodological characteristics of clinical trials：Impact of mandatory trial registration [J]. Journal of Pharmacy and Pharmaceutical sciences，2019（11），22：131-141.

Lee D H，Keum N，Hu F B，et al. Predicted lean body mass，fat mass，and all cause and cause specific mortality in men：Prospective US cohort study[J]. BMJ，2018，362：k2575.

Li Y Z，Sahakian B J，Kang J[J]，et al. The brain structure and genetic mechanisms underlying the nonlinear association between sleep duration，cognition and mental health[J]. Nature Aging，2022，2（5）：425-437.

Mintzker Y，Blum D，Adler L. Replacing PICO in non-interventional studies[J]. BMJ Evidence-based Medicine，2023，28（4）：284.

Moher D，Hopewell S，Schulz K F，et al. CONSORT 2010 Explanation and Elaboration：Updated guidelines for reporting parallel group randomised trials [J]. BMJ，2010，340：c869.

Moher D，Schulz K F，Altman D G. The CONSORT statement：Revised recommendations for improving the quality of reports of parallel-group randomised trials [J]. The Lancet，2001，357（9263）：1191-1194.

Nunnally J C. Psychometric Theory[M]. 2nd ed. NewYork：McGraw-Hill，1978.

Plint A C，Moher D，Morrison A，et al. Does the CONSORT checklist improve the quality of reports of randomised controlled trials? A systematic review [J]. Medical Journal of Australig，2006，185（5）：263-267.

Schiavenato M，Chu F. PICO：what it is and what it is not[J]. Nurse Education in Practice，2021，56：103194.

Schulz K F，Altman D G，Moher D，et al. CONSORT 2010 statement：Updated guidelines for reporting parallel group randomised trials [J]. BMJ，2010，340（3）：698-702.